Nos caminhos de
Reich

Dados Internacionais de Catalogação na Publicação (CIP)
(Câmara Brasileira do Livro, SP, Brasil)

B63n   Boadella, David.
       Nos caminhos de Reich / David Boadella [tradução: Elisane Reis Barbosa Rebelo, Maria Sílvia Mourão Netto, Ibanez de Carvalho Filho]. São Paulo: Summus, 1985.

       Título original: Wilhelm Reich.
       Bibliografia.
       ISBN 85-323-0208-4

       1. Orgonomia 2. Psicoterapia 3. Reich, Wilhelm, 1897-1957 I. Título.

                                    17. CDD-616.891
                                    18.   -616.8914
                               17. e 18.   -615.856
85-0031   NLM-WM 420

Índices para catálogo sistemático:

1. Orgonomia : Terapêutica : Medicina   615.856
2. Psicoterapia : Medicina   616.891 (17.)
                                         616.8914 (18.)

Compre em lugar de fotocopiar.
Cada real que você dá por um livro recompensa seus autores
e os convida a produzir mais sobre o tema;
incentiva seus editores a encomendar, traduzir e publicar
outras obras sobre o assunto;
e paga aos livreiros por estocar e levar até você livros
para a sua informação e o seu entretenimento.
Cada real que você dá pela fotocópia não autorizada de um livro
financia o crime
e ajuda a matar a produção intelectual de seu país.

Nos caminhos de Reich

Dᴀᴠɪᴅ Bᴏᴀᴅᴇʟʟᴀ

summus
editorial

Do original em língua inglesa
WILHELM REICH
The evolution of his work
Copyright© 1973 by David Boadella
Direitos desta tradução adquiridos por Summus Editorial

Tradução: **Elisane Reis Barbosa Rebelo** (caps. 1 a 6)
Maria Sílvia Mourão (cap. 7)
Ibanez de Carvalho Filho (caps. 8 a 13 e Apêndices)
Revisão técnica: **Rubens Kignel**
Capa: **Claudio Rocha**

Summus Editorial
Departamento editorial:
Rua Itapicuru, 613 – 7º andar
05006-000 – São Paulo – SP
Fone: (11) 3872-3322
Fax: (11) 3872-7476
http://www.summus.com.br
e-mail: summus@summus.com.br

Atendimento ao consumidor:
Summus Editorial
Fone: (11) 3865-9890

Vendas por atacado:
Fone: (11) 3873-8638
Fax: (11) 3873-7085
e-mail: vendas@summus.com.br

Impresso no Brasil

ÍNDICE

Apresentação da Edição Brasileira 9

Prefácio 11

Agradecimentos 13

Capítulo Um — A energia dos impulsos: o desenvolvimento da teoria do orgasmo 15

A teoria freudiana da libido, 17; A tensão do prazer, 20; O conceito de potência orgástica, 21; A teoria econômico-sexual da angústia, 23; Como foi recebida a teoria do orgasmo, 25; Reich, Kinsey e os relatórios Master-Johnson, 31; Desenvolvimento da teoria do orgasmo, 35; Referências, 36.

Capítulo Dois — A estrutura do caráter: o nascimento da análise do caráter 39

A teoria freudiana da repressão e da técnica terapêutica, 39; O trabalho do Seminário de Terapia Psicanalítica de Viena, 42; O objetivo terapêutico, 46; A formação do caráter e a infância, 50; Como a análise do caráter foi recebida, 54; 1. Aclamação entusiasta, 55; 2. Aceitação parcial, 56; 3. Ataque crítico, 58; A influência da análise do caráter, 59; Referências, 60.

Capítulo Três — A doença da sociedade: o desenvolvimento da política social 63

O materialismo dialético e a psicanálise, 66; O movimento de higiene mental, 70; A visita à U.R.S.S., 73; O debate cultural com Freud, 75; Wilhelm Reich em Berlim, 79; O movimento político sexual, 82; A luta contra o fascismo, 85; Um ano de crise social, 87; A escola cultural da psicanálise e o marxismo freudiano, 90; A revolução sexual depois de Reich, 95; O que é o caos sexual, 96; O que não é o caos sexual?, 97; Referências, 98.

Capítulo Quatro — Os ritmos do corpo: O fluxo da vida vegetativa 101

A resposta vasomotora, 101; A química da angústia e o sistema nervoso autônomo, 103; Eletrofisiologia, 106; Movimentos plasmáticos, 107; A mudança para a Suécia, 108; A ruptura final com a psicanálise, 110; A linguagem do corpo, 113; Como a vegetoterapia foi recebida, 119; Referências, 124.

Capítulo Cinco — A pulsação biológica: O desenvolvimento da pesquisa dos bions 127

A atividade elétrica da pele, 127; A base para os experimentos biológicos, 132; Primeiro estágio dos experimentos sobre o bion: infusão, 135; Comprovação da pesquisa de Reich sobre os bions, 141; Explicação e controles, 142; A pesquisa dos bions, estágio II: experimentos com camundongos, 145; Como os experimentos sobre os bions foram recebidos na Noruega, 147; Os experimentos dos bions, estágio III: efeitos de irradiação, 149; Referências, 151.

Capítulo Seis — Organismo e atmosfera: A descoberta da energia do orgônio 153

1. Evidência visual da energia orgônica, 155; 2. O efeito do calor, 157; 3. O efeito eletroscópico, 158; 4. O efeito fluorométrico e o experimento XX, 159; 5. Um estudo preliminar do experimento XX de Reich por A. McDonald, 160; 6. O efeito em chapas fotográficas, 163; 7. O efeito sobre a temperatura do corpo, 164; Experimentos com o acumulador de orgônio, 164; Experimentos-controle, 167; 8. Reações subjetivas ao acumulador de orgônio, 168; i. Resposta plasmática, 169; ii. Impressões visuais, 172; Explicações e interpretações, 173; Paralelos à pesquisa de Reich sobre a energia do orgônio, 177; Referências, 179.

Capítulo Sete — O tratamento das doenças: conceito de biopatia 181

Tecidos saudáveis e doentios, 183; Os testes sangüíneos reichianos, 185; Comparação entre os dados de Reich sobre os tecidos e as outras pesquisas sobre o câncer, 187; Antecedentes bionergéticos do câncer, 189; Confirmações das contribuições de Reich ao entendimento da biopatia do câncer, 191; Terapia experimental do câncer, 193; Como foi recebida a pesquisa do câncer, 197; Desenvolvimento da terapia pelo orgônio, 200; Referências, 204.

Capítulo Oito — Livre crescimento: Em direção à democracia do trabalho e à auto-regulação 207
A praga emocional, 209; Auto-regulação, 214; A cisão esquizofrênica, 218; O Centro de Pesquisa Infantil Orgonômico, 222; "O Assassinato de Cristo", 226; Referências, 229.

Capítulo Nove — Razão e Natureza: Uma Introdução ao Funcionalismo 233
Referências, 243.

Capítulo Dez — Energia Cósmica: Teoria e Prática 245
Desenvolvimentos na Física Orgônica, 246; "O conceito de éter" e a orgonomia, 248; Sentimentos oceânicos, 252; A experiência antinuclear, 254; 1. Reação atmosférica, 255; 2. Reações biológicas, 255; 3. Reações emocionais, 256; Referências, 257.

Capítulo Onze — Conspiração: A História de uma Campanha 258
A campanha norte-americana, 259; Ataques e rumores psiquiátricos, 259; Ataques da Associação Médica Norte-americana, 261; A investigação da Food and Drug Administration (Agência Norte-americana de Controle de Alimentos e Drogas), 262; Os efeitos da perseguição a Reich, 267; Referências, 275.

Capítulo Doze — Clima e Paisagem: Auto-regulação atmosférica 277
Experiências sobre modificações do tempo, 278; Confirmação das mudanças meteorológicas de Reich, 283; Desenvolvimento de desertos, 285; O hiato científico, 286; Contato com o espaço, 288; A expedição ao deserto do Arizona — outubro de 1954 a abril de 1955, 294; O deserto emocional, 296; Referências, 299.

Capítulo Treze — Criação ou Destruição: O Último Ano ... 301
Referências, 307.
Apêndice Um — O Julgamento de Wilhelm Reich
Myron R. Sharaf 309
Antes do julgamento, 309; O julgamento, 311.
Apêndice Dois — O Homem Reich
A. S. Neill 325

Bibliografia 334

APRESENTAÇÃO DA EDIÇÃO BRASILEIRA

Apresentar David Boadella aos leitores brasileiros é uma tarefa que me honra. David Boadella foi o diretor da Abbotsbury Primary School desde 1963 até recentemente. Em 1970 fundou a revista *Energy and Character* (revista que é dedicada ao estudo da saúde emocional como um processo energético e biológico e artigos para o entendimento da expressão em movimentos corporais e comportamento social). Atualmente, David trabalha como terapeuta e desenvolve grupos de treinamento em várias partes do mundo, inclusive no Brasil.

Sua capacidade de exploração e pesquisa da vida humana lhe permitiu entrar profundamente na vida e na obra de Wilhelm Reich, criando um livro que atravessa sua obra de uma forma total. Para este empreendimento, ele contou, ainda, com a participação de 14 estudantes e colegas de Reich, que inclusive contribuíram com textos para o livro.

Como diz Myron Sharaf em seu livro *Fury on Earth,* "Boadella conseguiu percorrer a vida e a obra de Reich, apresentando-nos um tesouro de fatos e interpretações."

É um livro importante para leigos, psicanalistas e psicoterapeutas de todas as áreas, principalmente para os psicoterapeutas da área de abordagem corporal.

Já conhecendo Boadella há oito anos, considero que — além de tudo — esta obra não é capaz de conter o seu trabalho, mas é além do próprio livro que se encontra o que seja um enunciado e não uma enunciação para o que é Boadella.

Rubens Kignel

PREFÁCIO

A figura de Wilhelm Reich apresenta contrastes extraordinários. Embora possua reputação internacional como cientista íntegro, foi difamado publicamente como chantagista e charlatão. Seu trabalho produtivo abrangeu um período de quarenta anos por seis países. Tornou-se alvo de polêmica em cada campo que abordou.

Em Viena, Freud o considerou um clínico brilhante, contudo foi excluído da Sociedade Psicanalítica quando suas opiniões se tornaram bastante radicais do ponto de vista social.

Em Berlim, como marxista, foi um lutador no movimento contra o fascismo; os comunistas, entretanto, destruíram suas obras em virtude de sua psicologia mais profunda. Hitler pôs sua cabeça a prêmio.

Em Oslo, fundou uma nova escola de terapia psicossomática, mas a imprensa o acusou de "judeu pornográfico".

Na França, seu trabalho de cunho biológico foi confirmado pela Universidade de Nice e aceito para publicação pela Académie des Sciences contudo foi forçado a emigrar em conseqüência da campanha de um jornal maldoso, na Noruega, que afirmou serem os seus resultados tão fantásticos que deveriam ser falsos.

Na América, descobriu uma radiação na atmosfera. Einstein confirmou duas de suas descobertas e disse que seria uma grande surpresa para a física se as alegações de Reich fossem verdadeiras. Trinta doutores aplicavam a nova forma de tratamento médico criada por ele e que foi declarada por um departamento do governo americano como uma farsa, tendo todo material de pesquisa sido confiscado e destruído por ordem judicial.

Durante os melhores anos de seu trabalho, circulavam rumores de que estivesse louco, porém no final de sua vida, quando a perseguição gerou um desgaste emocional severo, ele foi considerado mentalmente são em termos legais.

Reich dizia muitas vezes que havia descoberto "em excesso". Sua atividade psiquiátrica rompeu fronteiras estabelecidas, levando-o à sociologia e à biologia. Seus estudos conduziram-no do organismo aos limites da atmosfera e finalmente às implicações planetárias da ecologia humana, onde o problema da poluição se tornou a preocupação principal. A "excessividade" resultou no fato de que a maior parte das pessoas tiveram conhecimento de Reich, senão inteiramente, pelo menos em uma ou duas áreas e foram incapazes de acompanhá-lo em outras.

O fato de Reich ter iniciado o seu trabalho no campo da sexologia, com suas investigações sobre o orgasmo, tornou-o de modo especial vulnerável a ataques moralistas e difamações de ordem pornográfica. Referências negativas ao seu trabalho é algo comum e tão contagiante que se estende a escritores em geral respeitados, que o ridicularizavam, embora não o ignorassem. A evidência de *stress* nos últimos anos de Reich tem sido utilizada retrospectivamente, como uma arma para destruir e arruinar um trabalho que foi realizado ao longo de uma ou duas décadas anteriores a isto. Os equívocos sobre Reich surgidos em publicações extrapolam os fatos numa proporção de dez para um. Seus livros foram queimados por ordem judicial em 1956. Faleceu um ano depois de ataque cardíaco. Mas sua obra permanece. Hoje sua influência tem se estendido por toda parte.

Como Ronald Laing escreveu recentemente em uma resenha na *New Society* (1968): "Embora a presença de Reich ainda se faça sentir — ridícula, ameaçadora, deplorável, de acordo com a projeção feita — afastando-se além dos limites da ortodoxia da psiquiatria e da psicanálise, parece haver uma reavaliação sutil ocorrendo entre as pessoas mais abertas de todas as idades. Mesmo seu trabalho posterior sobre o que denominou de biofísica não pode ser chamado tão facilmente de excentricidade sem valor como o foi há dez anos atrás. Quanto mais conheço a respeito do que Reich falava, em primeira mão, mais seriamente o considero".

Reich percebeu que por trás de toda complexidade das ciências sociais, psicológicas e biológicas do ser humano, havia um simples fio condutor: "O tema da função bioenergética da excitabilidade e motilidade da substância viva". Desenvolver esse fio, ele acreditava, era uma tarefa crucial da nossa época.

Abbotsbury, janeiro de 1972.

AGRADECIMENTOS

Somos gratos aos editores abaixo relacionados por permitirem a reprodução de extensas citações das seguintes fontes:

A Ritter Press, pela utilização de três capítulos da obra *Wilhelm Reich Memorial Volume* e por um outro material publicado anteriormente no jornal *Orgonomic Functional Functionalism*.

A Derek Eastmond por permitir citações da tradução de *Die Bione* patrocinada pela Biotechnic Press, Londres, feita por ele e Michael Bullock em 1948.

Ao *Bangor Daily News*, Maine, pela reportagem *"Tem os cientistas de Maine a resposta para a fabricação da chuva?"*.

As fontes das citações menos extensas acham-se indicadas nas referências bibliográficas anexadas a cada capítulo (o segundo número de cada referência corresponde ao número da página).

Sou grato especialmente a Paul Ritter por sua amizade, ajuda e estímulo quando me iniciei no estudo da obra de Wilhelm Reich; também a Myron Sharaf que acompanhou atentamente o desenvolvimento deste livro, sempre pronto a dar colaborações preciosas a partir do seu conhecimento pessoal e do trabalho com Reich.

Minha gratidão a Jenny James pela leitura cuidadosa e correção final do manuscrito; e a Kenneth Tynan por seus comentários e sugestões valiosas durante a fase de provas.

CAPÍTULO UM

A ENERGIA DOS IMPULSOS
O Desenvolvimento da Teoria do Orgasmo

Nenhuma idéia preconcebida determinou o desenvolvimento do trabalho científico de Reich, mas ele sempre assegurou que uma lógica consistente o conduziu a cada campo sucessivo de exploração. Considerando suas pesquisas iniciais em Viena, é provável que Reich as descrevesse comparativamente como se fossem uma faixa litorânea de exploração que lhe possibilitou penetrar, gradativamente, todo um continente novo de experiência.

Durante sua infância Reich esteve profundamente interessado em biologia. Cresceu na fazenda de seu pai, em Jujinetz, na parte ucraniana da Áustria e teve um papel ativo na administração da mesma. Seus anos iniciais foram descritos biograficamente por sua esposa, e aqui é suficiente relatar apenas que a experiência chegou a um final abrupto, com a eclosão da Primeira Guerra Mundial. Reich serviu no exército austríaco de 1915 a 1918 e foi promovido a tenente após o primeiro ano.

Quando no outono de 1918 retornou a Viena, a princípio ingressou na faculdade de direito da Universidade de Viena, mas durante o primeiro trimestre decepcionou-se com a forte abordagem formalista dada aos problemas humanos e entrou então na faculdade de Medicina. Seu interesse pelo direito não retornaria até a fase final de sua vida.

Após a ociosidade mental forçada pela guerra, Reich voltou-se com grande entusiasmo e energia a seu novo campo de estudo. Devido à sua experiência na guerra, pôde reduzir os seis anos normais de formação médica para quatro. Mostrou-se um estudante excepcional, capaz de aprender rápida, meticulosa e sistematicamente. Desde o início de sua vida profissional, revelou essa tendência quase voraz pelo trabalho intenso. Despendeu pouco tempo com reuniões sociais, mas foi absorvido pelo desejo de enfrentar de modo contundente os problemas científicos e filosóficos de sua época.

A questão "O que é a vida?" permaneceu subjacente a tudo que Reich estudou. Recusou desde o início a se especializar, ou seja, enquanto se mostrava com maior capacidade que a maioria de seus contemporâneos em mergulhar em assuntos complexos até que os dominasse, nunca se permitiu olhar unicamente para as árvores, pois do contrário esqueceria a floresta. E na mente de Reich havia sempre a questão do que permaneceria além da floresta quando dela saísse. Assim, enquanto estudante de medicina, leu não apenas biologia, filosofia, literatura, sexologia, textos psicanalíticos e a história do materialismo. As primeiras influências nas suas tentativas de compreender os processos orgânicos e o modo pelo qual a realidade subjetiva da experiência humana surge a partir destes, incluíram o trabalho de Bergson sobre a evolução criativa, *Peer Gynt* de Ibsen, o conceito de Kammerer da energia biológica específica, os estudos de Driesch sobre as *Filosofias do orgasmo,* o trabalho de Semon sobre a memória, a pesquisa de Forel sobre o comportamento instintivo das formigas, o *Buddha* de Grimm e o estudo de Bloch em relação ao comportamento sexual em nossa época.

Reich tomou conhecimento da psicanálise por acaso. Em janeiro de 1919, alguns estudantes de medicina organizaram um seminário sobre sexologia, cuja finalidade era contra-atacar a negligência do curso em relação à sexualidade humana. Foi neste contexto que Reich veio a ler Freud pela primeira vez.

No verão de 1919, Reich apresentou um ensaio ao seminário de sexologia sobre *Conceitos da libido de Forel a Jung* no qual expôs o contraste entre o uso do termo "libido" pelos autores pré-freudianos e o uso pelo próprio Freud. Enquanto que o uso inicial parecia identificar libido com o desejo sexual consciente, Freud a via mais como a energia da pulsão sexual. Reich neste ensaio empregou a analogia da energia elétrica como processo objetivo fundamental responsável pelas experiências subjetivas de, por exemplo, luz e choque. Os membros do seminário ficaram tão satisfeitos com suas interpretações que o elegeram coordenador do seminário naquele outono e, no ano seguinte, candidatou-se a membro da Sociedade Psicanalítica de Viena. Não era comum naquela época admitir pessoas não formadas como membros, mas o seu entusiasmo e energia causaram uma profunda impressão. Em 13 de outubro, apresentou um artigo sobre *"O conflito libidinal e a ilusão de Peer Gynt"* e, logo após, com a idade de 23 anos, foi aceito como membro.

O contato de Reich com as idéias psicanalíticas determinou a sua escolha profissional. Iniciou a prática psicanalítica privada no final de 1919. Daí em diante, o seu pensamento teórico sobre os conceitos psicanalíticos e sua experiência clínica iriam se completar e se reforçar mutuamente.

Considerando esse período, Reich via suas preocupações iniciais se restringirem a quatro questões que continham o germe de tudo quanto veio a ser chamado, depois, "economia sexual". Consistiam em:

1. Está completa a teoria da etiologia da neurose de Freud?
2. É exata e completa a sua teoria do instinto?
3. É possível uma teoria científica da técnica?
4. O que tornou a repressão sexual necessária?

Se estas perguntas iniciais fossem formuladas conscientemente naquela época, Reich acreditava que elas o afastariam de qualquer tipo de pesquisa. Ele não sabia, mas a resposta à primeira pergunta deveria conduzi-lo à biologia e à bioenergética; a resposta à terceira deveria levá-lo ao campo da medicina psicossomática; a quarta conduziu-o diretamente à revolução política e à sociologia. Foi por não compreender as conseqüências básicas destas questões inconscientes que Reich pôde prosseguir, tranqüilamente, o seu trabalho clínico e teórico, acreditando que o realizava em nome de Freud, e para o trabalho de sua vida. Ao mesmo tempo, prosseguia de modo implacável à busca de respostas para as questões levantadas e, desde muito cedo, revelou uma capacidade bastante desenvolvida para um pensamento radical, no sentido literal de ir até à raiz das coisas.

Visto que a primeira teoria científica de Reich, a teoria do orgasmo, surgiu com um desenvolvimento lógico e extensão da teoria de Freud sobre a libido, uma revisão desta se faz necessário, para que a contribuição de Reich seja vista neste contexto.

A teoria freudiana da libido

Em 1892, Freud colaborou com o Dr. Josef Breuer em um estudo sobre sintomas histéricos. As técnicas e as teorias da psicanálise surgiram como respostas aos problemas apresentados pelos pacientes histéricos. Descobriu-se que se as reminiscências infantis subjacentes à histeria pudessem ser recordadas com emoção, os sintomas histéricos desapareceriam. Ambos publicaram um artigo sobre suas descobertas em 1893, que postulava o princípio teórico de que é a presença da emoção associada à recordação que produz o efeito terapêutico. Freud manifestou sua crença de que "os sintomas representavam uma forma anormal de descarga para determinadas quantidades de excitação que não haviam sido descarregadas de outro modo" (2.289). No artigo original, o que significava esse "outro modo" se esclarece a partir da discussão do que é que faz com que algumas lembranças esquecidas resultem em sintomas, enquanto outras não:

"O esquecimento de uma recordação ou do afeto a ela associado depende de vários fatores. Antes de mais nada, depende de se uma *reação energética* (descarga de sentimento) sucede a uma experiência efetiva ou não" (2.30).

Já nos primórdios da psicanálise foi descoberta essa compreensão fundamental da relação entre a doença física e a energia emocional. Se a energia pudesse ser descarregada, a doença física não ocorreria.

Nos anos iniciais da psicanálise Freud ficou bastante absorvido com o conceito de *energia física*. Sua formação biológica implantou nele a aspiração de traduzir em termos fisiológicos sua compreensão do funcionamento psíquico. Interessou-se pelas idéias de Johannes Müller, Brücke e Helmholtz, que havia aplicado o princípio da conservação da energia à fisiologia. Esta experiência, sem dúvida, influenciou o uso de Freud do termo "quantidade de excitação" para descrever a energia aparente das emoções e sintomas dos pacientes. Por volta de 1894, chegou a visualizar esta excitação "como capaz de aumentar, diminuir, deslocar e descarregar, e que se estende através de traços de memória de uma idéia como uma carga elétrica na superfície do corpo. Podemos aplicar esta hipótese no mesmo sentido que o físico se utiliza da concepção de uma corrente elétrica" (2.75).

A análise dos sintomas histéricos revelou a origem sexual desta excitação: "O resultado mais importante a que se chegou através da busca contínua pela análise é que qualquer que seja a causa e o sintoma tomados como ponto de partida, no final, caímos infalivelmente no campo da experiência sexual" (2.193). Freud comentou, em 1894, quando primeiro chegou a essa conclusão, que era fácil perceber porque idéias intoleráveis deveriam surgir precisamente em relação à vida sexual.

Prosseguindo os primeiros estudos sobre a histeria, Freud voltou sua atenção para um outro tipo de neurose no qual a relação com a experiência sexual era mais óbvia: "a neurose de angústia". Descobriu que os sintomas físicos da angústia que a caracterizam, sempre ocorrem associados a um número específico de distúrbios da vida sexual das pessoas em questão, tais como: abstinência, *coitus interruptus*, impotência, etc.; em outras palavras, todas ocasiões de "excitação frustrada". Freud percebeu que em situações nas quais os sintomas de angústia apareciam e em seguida desapareciam novamente, só para ressurgir, "é possível se demonstrar que cada oscilação desse gênero de neurose está ligada à falta de satisfação no *coitus*" (2.92).

Sua conclusão sobre a neurose de angústia foi que enquanto os sintomas histéricos eram causados por um desvio de excitação proveniente de um distúrbio na vida sexual passada, os sintomas de angústia se deviam a um distúrbio na vida sexual atual. Quando mais tarde a etiologia sexual das fobias e obsessões já havia sido demonstrada, pôde afirmar com segurança que toda neurose era causada especificamente por um "distúrbio na economia nervosa" e que não era possível haver neurose na presença de uma vida sexual normal.

A afirmação de Freud em 1894 de que a excitação poderia se propagar como uma carga elétrica sobre a superfície do corpo e não apenas nos órgãos sexuais foi confirmada pela descoberta de que a excitação sexual — libido como Freud a chamou — poderia se concentrar em partes não genitais do corpo, nas zonas erógenas. As reminiscências de seus pacientes gradualmente revelaram que as crianças e os bebês têm não só experiências sexuais neste sentido, como sentimentos e fantasias sexuais. O termo "sexual" foi aqui ampliado para incluir todas as sensações libidinais. "Ninguém que tenha visto um bebê desfalecer saciado pela amamentação", escreveu Freud em 1905, "e adormecer com as bochechas coradas e um sorriso feliz, pode escapar à reflexão de que essa imagem persiste como o protótipo da expressão da satisfação sexual posterior" (3.60).

Assim nasceu a teoria da libido. Reich mais tarde deveria descrevê-la como a "energia viva" da psicanálise. É importante que se compreenda no que consiste essa energia viva para a história subseqüente da psicanálise, como veremos, pois esse ponto de vista foi relegado a um abandono progressivo tanto por Freud quanto por seus colegas. A Reich coube a tarefa de se dedicar a essa teoria inicial, de confirmá-la e de desenvolvê-la; e utilizá-la como trampolim para todo o seu trabalho posterior. Reich deveria perceber, quando começou a considerar a origem deste trabalho, que foi o fator quantitativo, o princípio de energia, que deve a Freud e que o separou dos psicanalistas. A psicanálise e a economia sexual tomaram direções opostas, uma vez que a primeira passou a não dar atenção à quantidade emocional e a se concentrar cada vez mais nos conteúdos da vida psíquica e a se desenvolver em direção a uma psicologia das idéias; enquanto que o foco de Reich na quantidade de excitação deveria levá-lo ao campo da pesquisa da energia física. Mas essas divergências ainda não eram evidentes ao jovem Reich que se encontrava absorvido por certos problemas não resolvidos na teoria da libido.

Havia três questões principais que Freud não foi capaz de solucionar com a teoria da libido e pode ser que seu fracasso em fazê-lo tenha influenciado sua decisão posterior de abandonar a teoria inicial do instinto em direção à psicologia do *ego*. Em contraposição, a solução de Reich para essas questões tornou-se a pedra angular de sua teoria econômico-sexual: a teoria do orgasmo.

A tensão do prazer

A primeira questão diz respeito à relação entre a tensão sexual e a experiência de prazer. "Permanecemos em completa ignorância", escrevia Freud em 1905, "seja da origem ou da natureza da tensão sexual surgida simultaneamente ao prazer, quando as zonas erógenas são satisfeitas. A explicação mais óbvia de que esta tensão surgiria independente do prazer em si, não só é extremamente improvável, mas se torna insustentável se considerarmos que na presença do maior prazer possível, o que acompanha a descarga dos produtos sexuais, nenhuma tensão é produzida. Pelo contrário, toda tensão é removida. Assim, prazer e tensão sexual podem apenas estar relacionados de forma indireta" (3.90-I).

O problema era como a tensão que, em outras situações é experimentada como desagradável, pode no campo sexual estar associada ao prazer. "Se eu viajasse por um território despovoado", Reich escreve, "com procuração de um superior e para um negócio que diz respeito a mim pessoalmente apenas de modo superficial, assim a tensão resultante pressionar-me-ia a realizar o mais rapidamente possível a tarefa assumida, o que seria unicamente desagradável. É uma outra questão se uma pessoa querida esperar por mim no local da chegada; a tensão será talvez mais intensa, porém parte da situação e, em virtude da expectativa do encontro, agradável. A viagem me traz algo de positivo". Assim, o prazer da tensão sexual reside na resolução da expectativa da tensão na relaxação após o orgasmo. "A excitação provém das zonas erógenas do corpo inteiro, atinge seu ponto máximo na concentração nos genitais e diminui de novo pouco a pouco ao seu ponto inicial. É semelhante às ondas do mar arrebentando em vagas sobre a costa rochosa litorânea, que as arremessa novamente sobre áreas extensas. É compreensível que no *coitus interruptus* o impedimento da diminuição da excitação das zonas erógenas deva produzir tensões desagradáveis que conduzem finalmente aos sintomas neurastênicos e aos da neurose de angústia" (4).

A experiência do prazer depende, portanto, da liberação satisfatória da excitação nos movimentos do orgasmo. Não é uma questão de um impulso aqui buscando um prazer ali, ou de um prazer cá procurando um impulso acolá. Ao contrário, as sensações de prazer e a atividade motora são duas formas diferentes de se ver o processo de excitação em si.

Ao desenvolver essas relações, Reich começava, sutilmente e sem perceber, a estabelecer as bases para seu conceito psicossomático posterior de identidade e antítese. A atividade sexual não resulta necessariamente em sentimento sexual, como este não precisa levar à atividade sexual. Essas experiências poderiam, sem dúvida, ser antitéticas uma em relação à outra. Em experiências sexuais satisfatórias, entretanto, foram encontradas fundidas. Reich reconheceu que para explicar a essência do processo de excitação sexual levaria, inevitavelmente, "às profundezas mais obscuras do campo biológico".

Esses conceitos foram apresentados em um artigo denominado *"Zur Triebenergetik"* (Sobre a Energia dos Impulsos) apresentado à Sociedade Psicanalítica de Viena em 1921. Reich recorda que não foram compreendidos e decidiu por algum tempo limitar suas apresentações a material clínico.

O conceito de potência orgástica

Freud havia concluído seu livro *Três Ensaios sobre a Teoria da Sexualidade* com as seguintes observações: "A conclusão insatisfatória que, contudo, surge a partir destas investigações dos distúrbios da vida sexual é que sabemos em grande parte muito pouco a respeito do processo biológico inerente à essência da sexualidade para sermos capazes de construir, a partir de nossa informação fragmentária, uma teoria adequada à compreensão igualmente das condições patológicas e normais" (3.120).

Era evidente que um homem que sofresse de impotência, ou uma mulher de frigidez, tinham um distúrbio sexual. Entretanto, não havia nenhum conceito claro quanto à sexualidade livre de perturbações. Assim, em franca contradição com o ponto de vista de Freud expresso na teoria da libido duas décadas antes, muitos psicanalistas achavam que muitos neuróticos tinham uma vida sexual normal. Se um homem realizasse o ato sexual, era "muito potente". Até aquela época, ninguém havia verificado cuidadosamente os detalhes das fantasias que acompanhavam o ato sexual ou os detalhes do mesmo. A psicanálise estava preocupada com os acontecimentos passados e com as recordações da infância.

Reich decidiu investigar exatamente quais experiências qualitativas reforçavam observações vagas como: "Eu dormi com fulano noite passada". Quanto mais ouvia cuidadosamente as descrições dos pacientes sobre seus comportamentos e sensações no ato sexual, ou na masturbação, mais compreendia que todos eles, sem exceção, sofriam de um distúrbio severo da satisfação orgástica. Desta forma, ele se viu face a face com a sexualidade "normal" da cultura de Viena da década de vinte, com suas atitudes estereotipadas de "masculinidade" associadas ao orgulho pelas conquistas sexuais, embora acompanhadas pela falta de ternura e por sentimentos de repulsa, e a "feminilidade" associada à aceitação passiva da experiência sexual, encobrindo no fundo uma angústia ou uma franca ausência de prazer.

Após três anos de estudo do assunto, Reich apresentou o seu primeiro artigo sobre *"A genitalidade do ponto de vista do prognóstico e da terapia psicanalítica"*, em novembro de 1923 (5). Foi recebido com um silêncio frio, seguido por uma discussão hostil na qual sua confirmação sobre a hipótese original de Freud de que não era possível haver neurose na presença de uma vida sexual normal foi combatida e desabonada.

No Congresso Psicanalítico em Salzburgo no ano seguinte (1924), Reich ampliou essas conclusões baseando-se em um número bem maior de casos para embasar seu ponto de vista, em um artigo sobre *"A importância terapêutica da libido genital"* (6), no qual introduziu formalmente o conceito de "potência orgástica". Definiu-a como a "capacidade para entregar-se ao fluxo da energia biológica sem inibição, a capacidade para a descarga completa de toda a excitação sexual reprimida através de contrações involuntárias do corpo".

Em seu livro *Die Funktion des Orgasmus* (14) Reich apresentou o relato mais completo de seu conceito básico, que tem sido frequentemente mal interpretado, caricaturado e ridicularizado por críticos ignorantes ou incapazes de acompanhar as distinções qualitativas meticulosas que Reich estava fazendo. A receptividade da teoria do orgasmo, seja positiva ou negativamente, será tratada em alguns detalhes logo mais. Antes, porém, daremos uma olhada mais de perto no desenvolvimento da experiência sexual saudável e o seu oposto, baseados nos conceitos de Reich.

	Potência orgástica	*Impotência orgástica*
1. *Fases do desenvolvimento da excitação*	Prontidão biológica. "Excitação calma". Expectativa mútua agradável.	Excitação oscilante. Ereção "fria". Vagina "seca". Prelúdio insuficiente ou muito prolongado.
2. Penetração	Precedida por um desejo espontâneo de penetrar ou ser penetrado pelo parceiro. Ternura real. Aumento do prazer.	Ou: intenso sadismo pelo homem e fantasia de violação pela mulher. Ou: medo de penetrar ou ser penetrado e diminuição do prazer na penetração.

3. Fase voluntária dos movimentos sexuais.	Os movimentos são voluntários, sem esforço, rítmicos e suaves. Pensamentos estranhos ausentes; há envolvimento na experiência. As sensações prazerosas continuam a aumentar. Períodos de descanso não implicam na diminuição do prazer.	Fricção violenta, precipitação nervosa. Pensamentos estranhos ou fantasias presentes de forma compulsiva. Preocupação com sentimento de culpa em relação ao companheiro e medo do "fracasso" ou intenção de ter "sucesso". Período de descanso conduz provavelmente à queda brusca da excitação.
4. Fases involuntárias contrações musculares	A excitação conduz a contrações involuntárias da musculatura genital (que antecede a ejaculação no homem e leva ao clímax). Toda musculatura do corpo participa com contrações vigorosas à medida que a excitação flui do genital para o corpo. Sensação de "fusão" corporal. Anulação da consciência no clímax.	Movimentos involuntários fortemente reduzidos ou em alguns casos totalmente ausentes. As sensações permanecem localizadas nos genitais e não se expandem pelo corpo todo. Respostas involuntárias podem ser simuladas em benefício do parceiro. Compressão e esforço, com contrações espásticas, para atingir o clímax. A mente permanece no controle e a anulação da consciência é ausente.
5. Fase de relaxação	Prazer corporal e relaxação mental. Sentimento de harmonia com o parceiro. Forte desejo de descansar ou dormir. "Sensação de calor".	Sentimento de forte exaustão, nojo, repulsa, indiferença ou aversão em relação ao parceiro. Excitação não totalmente descarregada, algumas vezes levando à insônia. *Omne animal post coitum triste est.*

O conceito de impotência orgástica forneceu a chave que possibilitou a Reich solucionar a terceira questão não resolvida pela teoria freudiana da libido.

A teoria econômico-sexual da angústia

O acúmulo da energia sexual não descarregada havia sido proposto por Freud como a fonte de certas formas de neurose de angústia já em 1895. Nos casos onde a angústia não parecia ter um conteúdo psíquico mas se dever simplesmente à "excitação frustrada", ele usou o termo "angústia atual" em contraposição à angústia psiconeurótica proveniente de experiências infantis. Entretanto, ele nunca foi capaz de resolver o problema de como o sentimento sexual poderia ser "convertido" em angústia; e havia concluído em 1905 que "em relação ao momento presente contudo, nenhum desenvolvimento adicional da teoria da libido é possível a não ser por meios especulativos" (3.96).

Reich considerou seu trabalho como complementação à teoria original de Freud da neurose de angústia, na qual apresentava a origem da energia não apenas da "angústia atual", mas também da psiconeurose. Freud tendia a estabelecer uma distinção nítida entre as duas. As descobertas clínicas de Reich induziram-no à concepção de que toda psiconeurose tinha um cerne neurótico atual e, reciprocamente, toda neurose atual tinha uma superestrutura psiconeurótica.

Reich denominou a angústia atual de "angústia estásica" e dedicou-se à questão de como a estase sexual poderia levar à produção da angústia.

Em 1924, tratou de duas mulheres com neurose cardíaca na clínica psicanalítica. Descobriu que sempre que a excitação genital aparecia, a sensação de constrição de angústia na região do coração diminuía. Inversamente, toda inibição da sensação vaginal, imediatamente, resultava em opressão e angústia na área cardíaca. A segunda paciente, além do mais, apresentava vergões extensos em decorrência de coceiras (urticária) na pele. Não concluiu que havia uma conversão da excitação sexual em angústia, mas que a mesma excitação que aparecia nos genitais como prazer, manifestar-se-ia como angústia se estimulasse o sistema cardiovascular. Isto levou-o a desenvolver um conceito preliminar de angústia como o complemento psíquico à neurose vasomotora (7). O desenvolvimento desta teoria em um conhecimento psicossomático satisfatório requereu muitos anos mais e pesquisas suplementares que serão relatadas no momento adequado.

O esboço fundamental da teoria de Reich sobre o orgasmo acabara de ser apresentado. Para seus valiosos detalhes clínicos e a descrição cuidadosa dos vários tipos de distúrbios orgásticos específicos, devemos naturalmente recorrer às origens.

Vamos agora verificar a recepção desta teoria no meio psicanalítico e, além disso, estabelecermos comparações entre os estudos de Reich sobre o orgasmo e os estudos posteriores bem diferentes, como os de Kinsey e Masters e Johnson.

Como foi recebida a teoria do orgasmo

Quando Reich, pela primeira vez, apresentou a teoria do orgasmo em Salzburgo, Karl Abraham o congratulou por sua bem-sucedida formulação do fator econômico nas neuroses. Mas isso se deu precisamente na época em que a psicanálise começava a deixar de lado a teoria da libido devido a sua falha aparente em fornecer uma compreensão nova dos fenômenos. Um abismo profundo começava a se abrir entre a teoria original do instinto, centrada no conceito de *energia psíquica* e as novas teorias da psicologia do ego, centrada no conceito de *estrutura* psíquica.

A teoria do orgasmo, baseada na compreensão bioenergética da psicanálise inicial, foi desenvolvida durante a mesma época em que Freud apresentava novas hipóteses que envolviam revisões radicais de suas concepções originais. O passo mais crucial em direção ao abandono da teoria inicial da libido foi dado em 1926, com a publicação do livro de Freud *Inibições, Sintomas e Angústia*. Já vimos que um dos problemas não resolvidos pelo método psicanalítico foi o do mecanismo pelo qual a libido era transformada em angústia. Ele agora solucionava a questão, chegando a uma teoria nova sobre a angústia cujas bases contradiziam as conclusões iniciais. Dizia então: "A angústia nunca se origina da libido reprimida" (8.54). O caminho pelo qual a repressão pode ser seguida pela angústia, afirmava Freud neste momento, "não deveria ser explicado do ponto de vista econômico" (8.24). "Considerando que de modo formal julguei que a angústia invariavelmente surge de modo automático através de um processo econômico, minha concepção atual da angústia ...põe fim à necessidade de considerar o fator econômico" (8.III).

Enquanto a teoria original considera a angústia como conseqüência da frustração, a nova teoria enfatiza mais a constituição biológica inata da criança. Susan Isaacs mais tarde expressou isto de forma perfeitamente clara ao escrever: "O se, o quando e o quão profundamente a criança reprime seus próprios desejos dependerá sempre mais do equilíbrio interno das forças do que dos eventos externos como tais... Os valores que as próprias fantasias da criança induzem-na a atribuir ao nosso comportamento determinarão o grau de angústia que ela experienciará em qualquer situação particular e é esta angústia que determina o mecanismo da repressão" (9.424).

Deste modo, a relação entre a libido e a angústia, que pela teoria do orgasmo foi confirmada e entendida mais claramente, passou a ser negada. Clara Thompson assim se referiu a esta passagem: "O interesse de Freud no assunto tornou-se principalmente centralizado na relação da angústia e dos sintomas. A primeira teoria oferecia uma explicação da causa da angústia. Era o resultado da interferência no orgasmo ou de eventos externos ou inibições. Com a nova teoria, as bases fisiológicas da angústia permanecem obscuras" (10.116).

"A questão da natureza da angústia", Freud deveria descrever dentro de alguns anos, "perde o interesse para nós" (11.113). No lugar de uma teoria do instinto fundamentada em abundantes observações clínicas e no conceito de energia física, desenvolveu-se uma mitologia. "A teoria do instinto é, como foi, nossa mitologia", Freud escrevia por volta de 1933. "Os instintos são entidades míticas, soberbos em sua indefinição" (11.124).

Freud nunca rejeitou formalmente a teoria do orgasmo, mas sua recepção da mesma quando Reich lhe apresentou o manuscrito a 6 de maio de 1926, foi decididamente fria. "Denso demais", disse ele, olhando para o manuscrito: reação diante da qual Reich teve um profundo desapontamento. Freud, como todos os psicanalistas, achava-se decididamente ambivalente em relação à concepção econômico-sexual de Reich. Por um lado, Freud escreveu a ele depois, naquele ano, que o livro era "valioso, rico em observação e idéias" (12); e, por outro lado, referiu-se à teoria do orgasmo por condescendência, como o "passatempo predileto" de Reich.

A partir desse ponto, as reações à teoria do orgasmo assumiram três formas diferentes. Alguns analistas a receberam bem e a reconheceram como uma inovação fundamental de importância considerável. Muitos analistas jovens se incluíam nessa categoria. Uma resenha do professor Arthur Kronfeld, em 1927, sintetiza o entusiasmado acolhimento das idéias de Reich: "Neste trabalho extremamente valioso e instrutivo, o autor foi realmente bem-sucedido na ampliação e aprofundamento da teoria freudiana da sexualidade e da neurose. Amplia-a ao esclarecer pela primeira vez o significado do orgasmo genital para o desenvolvimento e para toda a estrutura da neurose; aprofunda-a ao atribuir à teoria freudiana da neurose atual um significado psicológico e fisiológico adequados. Não hesito em considerar este trabalho de Reich a contribuição mais valiosa desde *O Ego e o Id* de Freud" (13).

Talvez o mais proeminente dos freudianos naquele tempo, em condições de compreender o conceito de potência orgástica e de fazer uso clínico do mesmo, tenha sido Edward Hitschmann, o diretor da Policlínica Psicanalítica.

Em contrapartida, muitos analistas foram contrários a Reich de modo contundente, quer por razões pessoais ou teóricas. Os principais entre esses, na época, foram: Paul Federn, que já havia sido analista didata de Reich, e Hermann Nunberg.

Nenhuma refutação séria às suas conclusões foi jamais publicada, mas é importante ver aqueles que apresentam uma aparência de crítica objetiva e entre essas, as visões de Paul Schilder e de Abram Kardiner requerem ser consideradas de uma forma um pouco mais detalhada.

Ao descrever a história do caso de um homem, sofrendo de neurose de angústia, Paul Schilder escreveu que o paciente também era orgasticamente potente no sentido reichiano do termo. "Tenho visto potência total, comparativamente, muitas vezes em neuroses severas. A correlação entre a qualidade do orgasmo e a severidade da neurose, se é que existe, não é clara. As afirmações de Reich a esse respeito são esquemáticas demais. A neurose não é um distúrbio do orgasmo, mas um distúrbio nas relações humanas e na psicossexualidade" (15). Schilder usa aqui potência orgástica no sentido de "ser capaz de ter um clímax", que precisamente *não* é o sentido reichiano do termo. O paciente, que Schilder discute, tinha uma fixação materna que bloqueava relações mais profundas com mulheres. Ele era potente (eretivamente) em relações casuais com mulheres encontradas na rua, mas apresentava a cisão típica entre sentimentos sensuais e sentimentos idealizados de amor por uma mãe substituta inacessível, uma cisão que tanto Freud quanto Reich haviam reconhecido como tipicamente neurótica.

O argumento de Schilder consistia então em usar o termo reichiano "potência orgástica" para descrever um caso que Reich teria chamado de "impotência orgástica clássica"; e por conseguinte argumentava contra Reich porque o homem em questão era claramente neurótico. A falsa afirmativa entre distúrbios do orgasmo e distúrbios das relações humanas é precisamente a que a teoria do orgasmo supera. Orgasmo completo para Reich é sinônimo de capacidade plena em se relacionar com o parceiro, sem bloqueios de contatos emocionais causados por problemas neuróticos. Orgasmo neste sentido nada mais é do que a área mais sensível das relações humanas que alguém poderia encontrar e era exatamente neste sentido que o paciente de Schilder estava incapacitado. Uma descrição mais completa da confusão de Schilder é feita por Wolfe (16).

Abram Kardiner faz exatamente uma falsa interpretação semelhante ao relatar o caso de um homem de 35 anos, filho único e acrescenta que ele tinha dificuldades no relacionamento com mulheres. Kardiner comenta que "ele não apresentava nenhum distúrbio da potência orgástica ou do desempenho, apenas dificuldades em se relacionar com mulheres" (17.176). Isso equivale dizer que uma pessoa não tem distúrbios digestivos, mas simplesmente sofre de úlcera gástrica, acidez e flatulência (Vide 18).

Não é de se surpreender, talvez, que Kardiner fosse incapaz de compreender o significado dinâmico do conceito de Reich, uma vez que foi um daqueles analistas que havia rejeitado o conceito de libido. "Libido", escreveu ele, "nada acrescenta ao nosso conhecimento e, portanto, deve ser descartado" (17.497).

O auge do absurdo dos equívocos em relação à posição de Reich é realizado por Blum, que dedicou uma parte de seu livro sobre *Teorias Psicanalíticas de Personalidade* ao que ele chamou "a heresia de Reich". "Referindo-se às suas contribuições iniciais, sumamente respeitadas", Blum afirma: "Reich caiu na posição extrema de considerar a sexualidade, como expressa no orgasmo, fundamental na compreensão dos males do indivíduo e da sociedade" (19.183).

Longe de acompanhar suas contribuições iniciais, a teoria de Reich sobre o orgasmo desenvolveu-se entre 1921 e 1924, antecipou e estabeleceu a base para todas as suas contribuições subseqüentes, incluindo a teoria da análise do caráter. Mesmo Anna Freud reconheceu que Reich se destacava dentro do movimento psicanalítico por duas contribuições principais, uma das quais foi sua ênfase nas distinções qualitativas do orgasmo.

Aqueles que atacavam o seu conceito na época eram minoria. As reações mais comuns consistiam em ignorá-lo completamente ou encarregar-se do conceito, como se fosse comumente aceito, sem referência a Reich como seu criador. Quando Blum se referiu à "heresia" de Reich, um crítico de um livro de Reich mais tarde escreveu que "poucos, senão alguns psicanalistas discordarão inteiramente dessas formulações". Kardiner atribuiu a "grande ênfase na. potência orgástica" na psicanálise à Freud e ao movimento feminista. Charles Berg, em um livro intitulado *Clinical Psychology* (20), fez uma observação sobre Reich, que o orgasmo era a "cinderela da ciência", mas usou a teoria econômico-sexual da angústia de Reich como sua, sem qualquer alusão ao fato (21). Otto Fenichel, que trabalhou de perto com Reich no início dos anos trinta, fez muitas referências a certos aspectos da teoria do orgasmo em seu manual de psicanálise, que se tornou um clássico (22). Entretanto, todas as referências foram feitas de uma forma bastante indireta, encobrindo o fato de que essas idéias são contribuições de Reich e, ainda, ocultando os conflitos principais dentro do movimento psicanalítico que elas refletiam (23).

Reich, cuja polêmica com Fenichel será discutida em outra parte, referiu-se ao tratamento de Fenichel em relação à teoria do orgasmo da seguinte forma: "Acontece que Fenichel não possui conhecimento emocional nem científico do significado do problema econômico-sexual. Mas tudo converge para a posição tomada em relação a esta questão, longe daqui e isolado daqui, tudo ou nada do que eu desenvolvi com lutas penosas durante os últimos doze anos poderá ser compreendido. Quem quer compreender o conflito principal na psicanálise deve primeiro compreender o seguinte: se Fenichel estivesse com razão, certamente teríamos ouvido, pelo menos, algum comentário sobre a função orgástica ou nas compilações de Nunnberg ou na segunda série de conferências de Freud" (24.186).

O tema da potência orgástica tem desta forma sobrevivido, mas dissociado dos outros conceitos de Reich que se desenvolveram junto com ele e que o tornaram possível. Assim, foi diluído, minimizado e finalmente incorporado de modo seguro ao corpo da doutrina psicanalítica que, na verdade, nunca o assimilou. Em um dicionário psiquiátrico (25) que se apoiava maciçamente no livro de Fenichel, um verbete maior sobre a potência orgástica apareceu. O conceito tinha afinal ganho respeitabilidade, mas a tal preço em termos de conflitos dentro do movimento e perseguição da comunidade psiquiátrica em geral, que somente a estória subseqüente da evolução do trabalho de Reich poderá esclarecer.

Do *Psychiatric Dictionary* de L. E. Hinsie e R. J. Campbell (Nova York: Oxford University Press, 1970, 4.ª edição), pp. 383-4:

"*Impotência orgástica,*

'Incapacidade de atingir o orgasmo ou o auge da satisfação no ato sexual. Muitos neuróticos não são capazes de conseguir a descarga adequada de sua energia sexual através da relação sexual. Por exemplo, o neurótico 'pode tentar alcançar a satisfação por meio da repetição persistente do ato sexual'. Embora assim dê a impressão de ser muito vigoroso genitalmente, na realidade nunca atinge a satisfação verdadeira e não é capaz de perder o desejo. Também, como resultado da inabilidade para atingir o prazer final verdadeiro, muitos neuróticos despendem muito esforço no mecanismo do pré-prazer.

'Em outros casos o curso fisiológico do ato sexual pode parecer ser normal, mas se uma pessoa cuja sexualidade efetivamente permaneceu infantil, procura defender-se de uma angústia contraditória ingenuamente, desempenhando comportamentos da sexualidade adulta, estes não serão capazes de trazer gratificação completa. O comportamento sexual é rígido e, embora um certo prazer narcisista funcional seja sentido, isto não consiste na relaxação completa do orgasmo pleno. Nesta "pseudo-sexualidade", aspirações narcísicas perturbam a sexualidade verdadeira.

'Finalmente, no neurótico pode haver uma diminuição do interesse sexual consciente. O que reflete sua luta constante com sua sexualidade reprimida que 'diminui sua energia sexual disponível'. Em alguns casos, entretanto, a quantidade em falta é um tanto pequena, assim a vida sexual do paciente parece superficialmente não perturbada e ele sente subjetivamente como se sua sexualidade fosse satisfatória.

'De acordo com Fenichel, um coadjuvante importante na impotência orgástica é que estes pacientes são incapazes de amar. Suas necessidades de amor-próprio, auto-estima, sobrepujam a capacidade deles para fins amorosos. Em explicações suplementares do mecanismo da impotência orgástica, Fenichel cita a análise de Reich do curso da excitação sexual. Segundo Reich, para se obter 'uma descarga economicamente suficiente no organismo, é necessário o desenvolvimento completo da última parte ou "segunda fase" da excitação sexual, na qual há convulsões involuntárias dos músculos do assoalho da pélvis. O auge do prazer acontece no clímax da excitação sexual nesta segunda fase e coincide com a perda do ego. Em egos orgasticamente impotentes o auge do prazer não ocorre. Sem dúvida, é neste ponto importante que o prazer se transforma em angústia e há a perda do controle do ego". (Fenichel, O., *The Psychoanalytic Theory of Neurosis*, W. W. Norton & Company, Nova York, 1945).

Ainda um outro autor psicanalítico que empregou o conceito de Reich, em parte, sem fazer referências a isto, (23) foi Erik Erikson, que escreveu em seu *best seller Childhood and Society*: "A genitalidade, assim, consiste na capacidade bloqueada de desenvolver uma potência orgástica tão livre de interferências pré-genitais que a libido genital (não apenas os produtos sexuais descarregados nas considerações de Kinsey) é expressa em termos de heterossexualidade recíproca, com sensibilidade total do pênis e da vagina, e uma descarga da tensão semelhante a uma convulsão do corpo todo"(26.230).

Mas enquanto Erikson continuou aceito e respeitado, apesar de sua adesão ao conceito "herético" de Reich, a visão de que Reich desenvolveu uma espécie de obsessão sexual particular ganhou terreno. Algumas vezes, a insinuação foi gentilmente apresentada, contudo as más interpretações envolvidas não o foram, como quando Lewis Mumford escreveu que a originalidade de Reich consistiu em "prescrever o orgasmo como uma panacéia para os males da humanidade: o engodo de uma salvação unidimensional"(27). Outras vezes, a insinuação transformou-se numa caricatura selvagem, como quando Reich foi taxado com o rótulo repugnante de "o rei do orgasmo". Muitos dos que reagiram fortemente contra "a preocupação de Reich" com a questão sexual esqueceram que nos primórdios da psicanálise, exatamente, acusações semelhantes foram feitas a Freud. As reações patológicas infladas pela teoria da libido inicial foram sumarizadas por Ernest Jones na sua biografia de Freud.

Quando seguiram-se os estudos de Kinsey e de Masters e Johnson, um quarto de século ou mais depois, o orgasmo repentinamente tornou-se algo respeitável, e o trabalho de Reich poderia se dizer foi substituído ou ultrapassado por essas pesquisas mais modernas. Mas uma comparação entre a teoria de Reich sobre o orgasmo e essas pesquisas leva a conclusões um tanto diferentes.

Reich, Kinsey e os relatórios Masters-Johnson

A publicação dos relatórios Kinsey (1948, 1953) e dos estudos extensos de Masters e Johnson (1966) e as popularizações subseqüentes dos mesmos levaram a uma ampla atenção dada, pela primeira vez, ao fenômeno do orgasmo. Um dos resultados disto é que o orgasmo de repente se tornou uma palavra comum, filmes foram feitos sobre o assunto, a natureza da resposta orgástica tornou-se tópico importante de livros e peças, e um grande número de manuais técnicos proliferaram, dedicados à discussão exaustiva e detalhada sobre técnicas de se excitar o parceiro. O movimento feminista abraçou o tema e muitos livros com títulos dramáticos apareceram dedicados à controvérsia entre o chamado orgasmo "clitoriano" e o "vaginal". É digno de nota em relação a este afã do interesse popular neste período, quando o orgasmo tornou-se "democratizado"(35), que muito poucos autores se referiram ao trabalho de Reich sobre o assunto.

Kinsey logo introduziu uma distinção na introdução teórica de seu primeiro estudo entre "orgasmo" e "prazer orgástico". Visto que ele se refere ao trabalho de Reich na mesma página, pode parecer que ele procura distinguir seu uso do termo "orgasmo" daquele que Reich desenvolveu. "No presente estudo", Kinsey escreve, "todos os casos de ejaculação foram tomados como evidência de orgasmo, sem considerar níveis diferentes em que o orgasmo ocorre"(28.59-60). Em seu livro sobre o comportamento feminino, Kinsey faz uma distinção semelhante bem nítida:

"Muitos psicólogos e psiquiatras, enfatizando as satisfações que podem resultar da experiência sexual, sugerem que os efeitos posteriores à esta liberação das tensões sexuais podem ser a fonte principal dessas satisfações. Contudo, eles tendem a estender o termo orgasmo para abranger tanto o alívio das tensões quanto dos efeitos posteriores desse alívio. Há, entretanto, várias vantagens em restringir o conceito de orgasmo ao alívio repentino e abrupto em si mesmo, e é neste sentido que temos usado o termo"(29.628).

O trabalho de Kinsey é deste modo focalizado no clímax, na anatomia e fisiologia dos processos envolvidos no clímax sexual e nas técnicas usadas para induzir a alguma espécie de descarga de tensão. Em termos da distinção original de Reich, é claro que

Kinsey usa o termo orgasmo para abarcar uma série completa de comportamentos, da saúde relativa ao distúrbio grosseiro.

Ao passo que Reich, como clínico, foi levado a investigar as diferenças entre as respostas orgásticas de seus pacientes a partir de seus relatos, Kinsey limitou seu estudo às diferenças de estágios que precediam o orgasmo.

Ao considerar o clímax orgástico, ele estava interessado em descobrir as semelhanças entre as pessoas em desenvolverem um padrão estabelecido, o clímax.

Nenhuma outra parte tem uma tendência em padronizar e reduzir todas as distinções qualitativas a uma descrição fisiológica consistente e tiveram efeitos mais pronunciados do que as discussões acaloradas surgidas em relação à controvérsia quanto à questão do orgasmo "vaginal" *versus* o "clitoriano".

Freud, em 1905, desenvolveu o que deveria se tornar a doutrina psicanalítica básica em relação à sexualidade feminina. Ele acreditava que no desenvolvimento normal de toda menina sua sexualidade passava de um estágio clitoriano para um estágio vaginal. Identificou a sexualidade clitoriana com a masculinidade e imaturidade, e a sexualidade vaginal com a feminilidade e maturidade. Marie Robinson dedicou um capítulo inteiro em seu livro *The Power of Sexual Surrender* à visão de que o orgasmo da mulher verdadeiramente madura sempre se dá na vagina, enquanto que a mulher que tem apenas orgasmos clitorianos sofre de alguma forma de frigidez. A pesquisa de Kinsey levou-o à questão da existência de um orgasmo "vaginal" em bases fisiológicas devido à ausência de nervos sensitivos dentro da vagina. O que incitou Bergler e Kroger a dedicar um livro inteiro à refutação das conclusões de Kinsey, e à reafirmação do ponto de vista freudiano (30). A pesquisa de Masters e Johnson forneceu suporte, por outro lado, àqueles que reivindicavam ser o clitóris a fonte primária ou principal da excitação e do prazer sexual para muitas mulheres normais e maduras; e Inge e Sten Hegeler foram tão longe a ponto de dizer: "Todo orgasmo feminino é um orgasmo clitoriano, geralmente direto e, de modo menos freqüente, indireto. É muito importante que se compreenda isto, se alguém pretende entender a verdadeira natureza do orgasmo. Um orgasmo é sentido praticamente por todo o corpo: nos músculos e também nas paredes da vagina, que se contraem durante o mesmo. Não se origina dentro da vagina... Durante muito tempo, tem havido a superstição, a má compreensão de que um orgasmo vaginal é mais admirável e nobre do que um clitoriano. Mas o orgasmo vaginal não existe. O que se acredita ser um orgasmo vaginal é na realidade uma estimulação indireta das fibras musculares e terminações nervosas do clitóris, na entrada da vagina!"(31.11).

As dificuldades em reconciliar essas visões contraditórias nascem da restrição artificial do termo orgasmo ao clímax isoladamente. Masters e Johnson, após uma descrição exaustiva da fisiologia do orgasmo, levantaram a questão: "Os orgasmos clitorianos e vaginais são verdadeiramente separados e entidades anatômicas? Do ponto de vista biológico, a resposta é um *não* evidente... Do ponto de vista anatômico não há absolutamente nenhuma diferença entre a resposta das entranhas pélvicas e a estimulação sexual eficiente... Quando qualquer mulher experiencia uma resposta orgástica decorrente de uma estimulação ativa, a vagina e o clitóris reagem com padrões fisiológicos habituais"(32). Ruth e Edward Brecher concluíram, com base neste trabalho, que "não há nem um orgasmo puramente clitoriano nem um puramente vaginal. Há apenas uma espécie de orgasmo do ponto de vista fisiológico... O orgasmo sexual"(33.84).

A distinção que os freudianos tentaram fazer estava baseada numa compreensão incompleta e parcial do processo orgástico. A distinção qualitativa entre sexualidade madura e imatura não era estabelecida clínicamente até que o trabalho de Reich introduziu um critério mais preciso e evidente para distingui-las: o conceito de potência orgástica. Os trabalhos de Kinsey e de Masters e Johnson, ao restringirem suas conclusões àqueles fenômenos que todos os clímax sexuais tinham em comum, não contradizem de forma alguma a posição a que Reich chegou. Eles apenas foram para uma direção oposta, centralizando-se naqueles processos compartilhados pelas respostas orgasticamente potentes e impotentes.

Nenhuma distinção é feita em seus trabalhos entre as respostas genitais locais, com mínimo envolvimento corporal, e respostas mais globais. Um clímax é um auge que é um clímax. Nem a distinção entre movimentos voluntários e involuntários é buscada. Masters e Johnson escrevem: "Os músculos estriados do abdômen e das nádegas freqüentemente são contraídos de modo voluntário pela mulher em um esforço consciente para aumentar as tensões sexuais, particularmente numa tentativa de romper um platô elevado e obter um orgasmo"(34).

Herskowitz, um colega de Reich, escreveu um dos mais inteligentes relatos das pesquisas de Masters e Johnson em contraposição às pesquisas de Reich (35). Comenta que se eles tivessem questionado porque algumas mulheres contraem as nádegas e o abdômen antes do orgasmo enquanto outras não, poderiam ter descoberto a função das couraças musculares que impedem a entrega total ao fluxo de sentimento.

"Muitas pessoas podem exercer algum controle deliberado sobre o curso normal de suas respostas sexuais", Kinsey escreve. "Através do controle do ritmo respiratório, pela manutenção dos músculos em contínua tensão" e por outros meios que ele detalha, "é possível adiar o ponto máximo da resposta que acarreta a resposta fisiológica do clímax"(29.625). O relato de Kinsey das respostas corporais no organismo abarca uma gama de comportamentos muitíssimo contrastantes, visto que algumas pessoas podem inibir suas respostas e produzir uma inibição relativamente localizada e um orgasmo "tranqüilo" de forma não natural, outras podem romper seu sistema de controle normal através de explosões violentas: "Nos tipos mais extremos de reação sexual um indivíduo que experimentou o orgasmo pode dobrar e mexer todo o corpo com movimentos contínuos e violentos, arquear as costas, mexer o quadril, girar a cabeça, empurrar braços e pernas, verbalizar, gemer, suspirar ou gritar, de modo bastante semelhante a uma pessoa que estivesse sofrendo torturas extremas. Na ocasião, o parceiro sexual pode ser apertado, socado violentamente ou chutado durante as respostas não controláveis de uma intensa reação individual"(29.632).

Kinsey, no trecho acima, refere-se à patologia do orgasmo, mas não diz ou indica de modo algum que, exceto em graus, há alguma diferença entre essa espécie de excitação selvagem e o orgasmo natural. As investigações posteriores de Reich em relação às tensões musculares deveriam revelar que tais reações violentas ocorrem apenas quando a resposta convulsiva é bloqueada por anéis de músculos contraídos em várias partes do corpo, da mesma forma que uma serpente que é aprisionada começa a se contorcer.

Em mesas-redondas sobre o orgasmo feminino, esta espécie de resposta é falsamente equiparada, uma vez mais, à potência orgástica, enquanto que a maturidade é aparentemente identificada com o sucesso dos sistemas de controle: "Clinicamente sabemos há muito tempo que não se pode equacionar o orgasmo e a maturidade em qualquer relação direta. Algumas das pessoas que conheci e que apresentam uma potência orgástica forte, vívida e violenta, não poderiam ser encaixadas em qualquer descrição psiquiátrica de alguém emocionalmente maduro nas relações com os outros. Por outro lado, para muitas pessoas que possuem todos os recursos (bem como os estigmas) de maturidade, a "maturidade" parece inibir os prazeres físicos do sexo"(36).

Uma das tentativas mais próximas de se fazer o mesmo gênero de distinção feita por Reich, embora não chegue a uma teoria consistente, é a de Marmor(37), que estabeleceu uma distinção entre os graus de "inibição cortical" ou "facilitação cortical". Se a inibição cortical (medo, angústia, sentimentos de culpa, etc.) fosse forte, apenas uma resposta orgástica a nível espinhal seria possível ou nenhuma resposta sexual em hipótese alguma. Havendo ausência de tal inibição, adequada relaxação física e responsividade psicológica, então "um orgasmo plenamente maduro" poderia ser esperado. Reich deveria estabelecer o termo "excitação tranqüila" para as respostas não inibidas e não explosivas da pessoa madura.

Desenvolvimento da teoria do orgasmo

Para os relatos mais completos das qualidades e características de tal "orgasmo plenamente maduro", o trabalho de Reich constitui leitura fundamental. Enquanto Masters e Johnson separaram a resposta orgástica da globalidade dos relacionamentos e tentaram observá-la como um processo objetivo mensurável e quantificável, Reich viu a experiência orgástica como inseparável do sistema global de resposta de uma pessoa e de sua capacidade de relacionamento. Distúrbios na experiência orgástica refletem distúrbios na personalidade, e envolvem a saúde global do organismo no sentido psicossomático. Por esta razão os dois colegas de Reich, que muito fizeram para a estruturação de seus conceitos e elaboração das suas distinções, lidaram com as funções orgásticas no contexto de estudo das relações humanas.

Tage Philipson, em dois volumes sobre a investigação da vida amorosa natural e não natural, escreveu o seguinte: "É decorrência natural de nosso ponto de vista que em pessoas saudáveis a sexualidade e o amor estarão sempre juntos. O sexo virá do coração e a ele voltará. É bastante compreensível que a condição para uma ligação entre os sentimentos de amor no coração e a sexualidade é um movimento livre dentro do organismo. Somente sob esta condição, a força do amor é capaz de afetar o organismo todo, de modo que o centro anatômico é também um centro funcional para todo o organismo. O que também pode ser expresso da seguinte forma: o sentimento da vida será capaz de se espalhar dentro do organismo do centro e preencher todo o organismo. O que significa dizer que a pessoa totalmente saudável deve ser a pessoa com sentimentos de amor inteiramente livres, capaz de permiti-los fluir livremente em todas as direções dentro do organismo. Desta forma seu amor estará em tudo: coração, olhos, cérebro e em todos os seus sentimentos, corpo e alma. Quando for o caso, outros sentimentos também serão capazes de se espalhar pelo corpo inteiro: raiva, tristeza, angústia, etc. e o orgasmo, como o ponto mais alto da sexualidade, também será capaz de afetar o organismo todo. A pessoa saudável é a pessoa inteira, a pessoa com sentimentos livres e saudáveis, e uma personalidade igualmente livre e completa"(38).

O livro de Alexander Lowen *Love and Orgasm* (39) é um estudo detalhado do funcionamento sexual e seus distúrbios, e as relações destes com experiências infantis e com o desenvolvimento da personalidade. Do princípio ao fim do livro há um contraste evidente entre a falta de satisfação interna experienciada pela pessoa que é sexualmente artificial, podendo ser um bom acróbata no seu desempenho, obtendo um "orgasmo" apenas no sentido limitado do termo de Kinsey, e a riqueza interior, senso de rejuvenescimento e alegria experimentados pela pessoa capaz de entrar como ser humano inteiro numa relação de amor. Lowen reforça a visão de Reich de que a potência orgástica é uma expressão de saúde, não um passaporte para ela, e fornece a resposta mais completa possível àqueles que interpretam mal as conclusões de Reich como um advogado do orgasmo como uma espécie de panacéia.

Enquanto Philipson e Lowen ampliaram a teoria de Reich sobre o orgasmo em um estudo mais minucioso da vida amorosa humana e organização da personalidade, Theodore Wolfe foi um dos primeiros a compreender que a teoria do orgasmo também abriu um novo caminho em direção à medicina psicossomática. Wolfe, junto com sua esposa, Dra. Flanders Dunbar, foi um dos pesquisadores pioneiros da medicina psicossomática na América do Norte. Estava convencido de que a angústia era o problema central não apenas das neuroses mas também da pesquisa psicossomática. Procurou a literatura médica e psicanalística para desenvolver sua compreensão das relações entre a angústia e um certo número de queixas psicossomáticas específicas. Coletou uma centena de referências dispersas, mas eram muito fragmentadas, isoladas umas das outras, e lhe faltava o conceito funcional necessário à compreensão da dinâmica do processo.

Foi no livro de Reich *Die Funktion des Orgasmus* que Wolfe finalmente descobriu a compreensão bioenergética para aquilo que buscava, a chave para o problema psicossomático (46). O modo como a teoria do orgasmo conduziu Reich nesta direção deverá ser revelado pela sua pesquisa sobre o funcionamento vegetativo, na década seguinte.

REFERÊNCIAS

1. Reich, Wilhelm, 'Trieb und Libido Begriffe von Forel bis Jung', *Zeitschrift für Sexualwissenschaft*, 1922.
2. Freud, Sigmund, *Collected Papers*, Vol. 1 (Hogarth Press, 1924).
3. Freud, Sigmund, *Three Contributions to a Theory of Sexuality* (Imago, 1939).
4. Reich, Wilhelm, (*a*) 'Zur Triebenergetik', *Zeitschrift für Sexualwissenschaft*, 10, 1923;
   (*b*) 'On the Energy of Drives', *Orgonomic Medicine*, Vol. 1, N.º 1, 1955.

5. Reich, Wilhelm, 'Ueber Genitalitat vom Standpunkt der psycho-analytischen Prognose und Therapie', *International Zeitschrift für Psa,* 10, 1924.
6. Reich, Wilhelm, 'Die therapeutische Bedeutung der Genital libido', *Int. Zeit. f. Psa,* 10, 1924.
7. Reich, Wilhelm, (*a*) 'Die Rolle der Genitalitat in der Neurosentherapie', *Zeitschrift für Arztliche Psychotherapie,* 1925;
   (*b*) 'The role of genitality in the therapy of the neuroses', *Orgonomic Medicine,* Vol. 2, N.º 1, 1956.
8. Freud, Sigmund, *Inhibitions, Symptoms, Anxiety* (Hogarth Press, 1948).
9. Isaacs, Susan, *Social development of children* (Routledge & Kegan Paul, 1933).
10. Thompson, Clara, *Psycho-analysis: its evolution and development.* (Allen & Unwin, 1952).
11. Freud, Sigmund, *New introductory lectures on psycho-analysis* (Hogarth Press, 1949).
12. Freud, Sigmund, carta a Reich, citada em *The Function of the Orgasm* by Wilhelm Reich (Nova York, 1942).
13. Kronfeld, Arthur, resenha de *Die Funktion des Orgasmus, Archiv. fuer Frauenkunde,* 14, 1927.
14. Reich, Wilhelm, *Die Funktion des Orgasmus: zur Psychopathologie und zur Soziologie des Geschlechtslebens* (Viena, 1927).
15. Schilder, Paul, 'Types of anxiety neuroses', *Int. Journal of Psa* (Hogarth Press, Londres, 1941).
16. Wolfe, Theodor, resenha de Paul Schilder, *Int. Journal of Sex-economy and Orgone Research,* Vol. 1, Nova York, 1942.
17. Kardiner, Abram, *Sex and Morality* (Routledge & Kegan Paul, 1955).
18. Boadella, David, resenha de Abram Kardiner, in *Orgonomic Functionalism,* Vol. 3, Nottingham, 1956.
19. Blum, G., *Psychoanalytic Theories of Personality* (Nova York, 1953).
20. Berg, Charles, *Clinical Psychology* (Allen & Unwin, 1948).
21. Sharaf, Myron, resenha de Charles Berg in *Orgone Energy Bulletin,* Vol. 1, N.º 2 (Nova York, 1949).
22. Fenichel, Otto, *The Psycho-analytic Theory of Neuroses* (Nova York, 1945).
23. Sharaf, Myron, resenha de Richard Sterba, in *Orgonomic Medicine,* Vol. 1, N.º 1 (Nova York, 1955).
24. Reich, Wilhelm, carta de 21 de julho de 1934 in *Reich speaks of Freud,* ed. Mary Higgins and Chester Raphael (Nova York, 1967: Souvenir Press, Londres, 1972).
25. Hinsie, L. E. and Shatsky, J., *Psychiatric Dictionary* (Oxford University Press; Nova York, 1953, 2.ª edição).
26. Erikson, Eric, *Childhood and Society* (Nova York, 1950).
27. Mumford, Lewis, *The Conduct of Life* (Londres, 1952).
28. Kinsey, Alfred, e outros, *Sexual Behaviour in the Human Male* (Nova York, 1948).
29. Kinsey, Alfred, e outros, *Sexual Behaviour in the Human Male* (Nova York, 1953).
30. Bergler, E., & Kroger, W. S., *Kinsey's Myth of Female Sexuality* (Nova York, 1954).

31. Hegeler, Inge & Sten, 'Marriage in the balance' in *I Accuse* by Mette Eljersen (Londres, 1969).
32. Masters, W. H., & Johnson, V. E., 'The sexual response cycle of the human female III. The Clitoris: anatomic and clinical considerations', *West. Jo. Surg. Obst. & Gynec.*, 1963.
33. Brecher, Ruth & Edward, *An Analysis of 'Human Sexual Response'* (Londres, 1967).
34. Masters, W. H., & Johnson, V. E., *Human Sexual Response* (Boston, 1966). (Existe edição brasileira.)
35. Herskowitz, Morton, 'Orgasm in the human female: a contemporary view', *Journal of Orgonomy,* Vol. 3, N.º 1 (Nova York, 1969).
36. Salzman, Fogel *et al.*, 'Female Orgasm', *Medical Aspects of Human Sexuality*, Vol. 2, N.º 1.
37. Marmor, J., 'Some considerations concerning orgasm in the female', *Psycho-somatic medicine*, Vol. 16, 1954.
38. Philipson, Tage, *Kaerlighedslitet: natur eller unnatur* (Copenhague, 1952).
39. Lowen, Alexander, *Love and Orgasm* (Nova York e Londres, 1966).
40. Wolfe, Theodore, Prefácio do tradutor a *The Function of the Orgasm* (Nova York, 1942).

CAPÍTULO DOIS

A ESTRUTURA DO CARÁTER
O Nascimento da Análise do Caráter

Sobre a atividade psiquiátrica central de Reich ligada ao seu trabalho caracterológico em Viena, na década de vinte, resta sua obra principal para se destacar aos olhos dos que consideram herético o seu outro trabalho. O livro de Reich *Character Analysis* (I) é hoje um clássico reconhecido da psicanálise, mas quando surgiu em 1933, precisou ser impresso privadamente. Mesmo neste campo, à medida que acompanharmos a evolução das suas idéias, descobriremos que as técnicas da análise do caráter, surgindo como um desenvolvimento perfeitamente lógico dentro do curso básico da psicanálise, deveriam conduzir igualmente de forma lógica a direções que o mundo analítico relutou em seguir.

Para que a originalidade da contribuição de Reich seja compreendida, é necessário primeiro verificarmos como a teoria de Freud da repressão e da técnica da terapia haviam se desenvolvido, e até que ponto haviam chegado no início da década de vinte.

A teoria freudiana da repressão e da técnica terapêutica

Foi uma compreensão prematura de Freud que se uma *reação energética* sob a forma de descarga de sentimentos pudesse ser obtida de seus pacientes histéricos, seus sintomas melhorariam. Ele dá um exemplo do que quer dizer com "descarga de sentimento", nas seguintes palavras: "Queremos dizer aqui a ampla gama de reflexos voluntários e involuntários pelos quais, de acordo com a experiência, os afetos são habitualmente descarregados — do pranto a um ato efetivo de desforra. Se esta reação ocorre com intensidade suficiente uma grande parte do afeto desaparece; a linguagem comum dá testemunho desses fatos da observação do dia a dia, em expressões tais como: 'acesso de choro', 'acesso de raiva' (*sich austoben*)"(2.30).

No lugar da técnica inicial da hipnose, introduziu o que chamou de "técnica de concentração", cuja regra principal consistia em que o paciente deveria relatar todos os pensamentos involuntários que passassem por sua mente, mesmo se fossem perturbadores, e comumente repelidos. Desta forma o princípio da "associação livre", a técnica terapêutica da psicanálise, nasceu. Sua eficiência dependia do grau em que poderia produzir "descargas de quantidades de excitações".

A técnica da associação livre levou rapidamente à descoberta do fenômeno da *resistência*, um obstáculo à análise sob a forma de uma firme repressão de certas idéias e lembranças. A partir da descoberta de que os pacientes resistiam desta forma, Freud concluiu que as experiências esquecidas são o resultado de um processo que ele a princípio chamou defesa e, mais tarde, repressão. A função da repressão era transformar idéias emocionalmente fortes em fracas, despojando-as da quantidade de energia com que estavam carregadas. A conseqüência disso era proteger o paciente da experiência dolorosa da emoção.

"A doutrina da repressão", Freud escreveu, "é a pedra fundamental sobre a qual assenta toda a estrutura da psicanálise"(2.297). Somente pôde ser descoberta quando a técnica da hipnose, que encobria a resistência, foi abandonada.

Um segundo fenômeno descoberto pela técnica da associação livre foi o que Freud chamou de *transferência*, que consiste na evocação pelo analista de uma atitude emocional intensa do paciente, que pode ser de forma sexual, afetiva ou hostil. Toda a teoria posterior da psicanálise foi, segundo Freud, meramente uma tentativa de explicar os dois fatos observados da resistência e da transferência, que ocorrem sempre que se procura estabelecer uma relação entre os sintomas neuróticos e sua origem no passado.

A transferência e a resistência estavam intimamente relacionadas, pois o processo de autodefesa implícito na resistência caminhava de mãos dadas com a atitude negativa subjacente para com o analista, ficando encobertas pela boa vontade em cooperar e buscar ajuda. Foi assim que Freud passou a ver a transferência como estabelecendo "a mais forte resistência à cura"(3.312).

Por volta de 1910, Freud havia chamado a atenção para a necessidade de alterar o procedimento terapêutico para lidar com a resistência, ao invés dos sintomas diretamente: "Na época do tratamento catártico nos propusemos o objetivo de esclarecer os sintomas, então desviamos dos sintomas para a descoberta dos 'complexos' — agora, entretanto, nosso trabalho está dirigido diretamente para a descoberta e superação das resistências, e podemos confiar com justificação nos complexos que vêm à luz à medida que as resistências são reconhecidas e removidas"(3.288).

Freud não conseguiu desenvolver um método sistemático de trabalhar as resistências. Mesmo embora já em 1913 tivesse reconhecido que a *forma da expressão,* o "como" do comportamento, era de importância analítica, nunca seguiu esse *insight* inicial.

Em setembro de 1922, no Congresso Psicanalítico Internacional em Berlim, Freud falou a respeito do *ego* e do *id*. Seu livro sobre o assunto deveria surgir um ano depois. Introduziu uma mudança fundamental da preocupação que passou dos instintos reprimidos para as forças defensivas, que eram em si mesmas inconscientes. Freud também discutiu um fenômeno chamado de "reação terapêutica negativa". Este foi o nome dado ao fato de que muitos pacientes respondem ao tratamento analítico não através do progresso, mas piorando. Freud concluiu que havia uma força inconsciente no *ego* do paciente que se opunha à sua cura, e esta força poderia ser mais tarde identificada com o hipotético "instinto de morte", que ele postulou em 1920.

Havia duas maneiras de tentar responder ao difícil problema dos pacientes que não melhoravam: uma consistia em entregar-se a especulações e a explicação para o apego obstinado do paciente à neurose como o produto de um suposto "desejo de sofrer" primário; a outra, em olhar atentamente para os detalhes da técnica terapêutica com a finalidade de compreender mais, de forma prática, sobre a natureza das resistências dos pacientes e as técnicas de trabalhá-las. Essas duas abordagens logo iriam entrar agudamente em conflito uma com a outra.

No final do Congresso de setembro, Freud propôs como tema de um ensaio que concorreria a um prêmio, a questão da relação da teoria analítica com a técnica terapêutica. Reich não entrou na competição mas, na volta do congresso, propôs a formação de um "seminário técnico" para o estudo dos problemas terapêuticos e uma verificação cuidadosa dos casos clínicos difíceis.

O seminário de Viena para a terapia psicanalítica recebeu a aprovação de Freud e foi marcado naquele mesmo mês sob a direção de Edward Hitschmann, que já era diretor da Policlínica Psicanalítica de Viena. No ano seguinte, Nunberg assumiu a direção do seminário, e de 1924 até 1930, quando mudou-se para Berlim, o seminário foi dirigido por Reich.

Em 1924, quando assumiu a liderança do mesmo, Reich encontrava-se excepcionalmente bem qualificado para o estudo dos problemas clínicos em profundidade. Já estava exercendo a psicanálise de forma privada há cinco anos. No ano final de seu curso médico, dedicou-se ao trabalho clínico em medicina interna no Hospital da Universidade de Viena, e seguiu-se a isto dois anos de trabalho de pós-graduação em neuro-psiquiatria na Clínica Universitária de Neurologia e Psiquiatria, sob a orientação de Wagner-Jauregg e Paul Schilder. Mais ou menos na mesma época, Reich também se tornou membro do Instituto Psicanalítico de Viena. Durante os dois anos anteriores, havia também sido primeiro assistente clínico no Hospital Beneficente Psicanalítico sob a orientação de Hitschmann, onde foi oferecido tratamento gratuito por parte de todos os analistas durante uma hora por dia. A ligação próxima de Reich com a clínica, que sempre estava lotada de trabalhadores, estudantes, fazendeiros e pessoas com baixa remuneração, tornou-o capaz de extrair um conhecimento mais amplo da distribuição da enfermidade neurótica do que a maioria de seus colegas. A teoria do orgasmo já havia germinado, mesmo antes daquele ano, no Congresso de Salzburgo, e Reich era agora, com vinte e sete anos, um líder reconhecido da geração mais jovem de analistas. Com a direção do seminário técnico, além disso, estava em condições de exercer uma influência dominante sobre a teoria e a prática psicanalítica.

O trabalho do Seminário de Terapia Psicanalítica de Viena

O seminário técnico se reunia uma vez cada quinze dias. A situação era confusa porque, embora muitos analistas concordassem teoricamente com a importância de se evitar as resistências, não havia nenhum método sistemático disponível para fazê-lo. Nunberg, o diretor anterior do seminário, foi um destacado defensor do ponto de vista de que o melhor meio de garantir a cooperação do paciente e superar sua defesa era estabelecer uma forte transferência positiva — isto é, cultivar sua boa vontade no sentido do processo "educacional", como o professor depende da cooperação e prontidão para aprender da parte do aluno, caso pretenda obter uma aprendizagem efetiva. Nunberg seguiu a técnica terapêutica original e considerou a tarefa importante a ser feita, a de trazer o material reprimido à consciência. Entretanto, reconheceu que "quanto mais fundo a análise vai, mais forte se tornam as resistências; isto é, cada vez mais dessa forma, mais perto se chega da situação patogênica original". A visão de Reich era diametralmente oposta a essa. Reconhecia que grande parte das situações de tratamento à medida que normalmente transcorriam, degeneravam em uma "situação caótica" na qual uma grande riqueza de memórias, sonhos e idéias inconscientes eram desenterrados a fim de que o paciente os colocasse para fora, mas os sentimentos fortes não eram liberados e o paciente recebia pouco benefício e não melhorava.

Reich trouxe para o seminário a inovação de que durante o primeiro ano as discussões clínicas deveriam ser dedicadas exclusivamente à consideração dos aspectos dos padrões típicos de resistência experienciados na prática efetiva do dia a dia. Tal exame agudo do processo de análise foi uma inovação assustadora e envolvia necessidades difíceis da capacidade dos participantes de serem autocríticos. Reich conduziu a direção neste sentido, admitindo livremente ter cometido muitos erros na forma de lidar com os casos durante os cinco anos anteriores e baseando as discussões em exemplos de situações falhas características.

Alguns dos analistas do seminário acharam este exame minucioso da abordagem técnica estimulante e gratificante, outros foram mais incrédulos e perguntavam o que havia de errado com sua forma costumeira de agir.

Cada vez mais Reich estava apto a mostrar, através de exemplos clínicos, que as resistências surgiam na transferência como uma *hostilidade latente*, disfarçada e sutilmente sentida em relação ao analista. Ele ponderou que se essa camada oculta de negativismo não fosse interpretada implacavelmente até que o paciente se tornasse consciente dela (e a experienciasse diretamente como ódio ou medo do analista), qualquer outro trabalho interpretativo visando resolver os conflitos infantis dos pacientes estava fadado a falhar.

A ênfase em postergar o trabalho analítico sobre os conteúdos inconscientes até que esta camada defensiva hostil ativa do dia a dia fosse descoberta, levou Reich a um papel bastante ativo como terapeuta. Cada vez mais, descobria no trabalho terapêutico que teria de se expor e revelar a ingenuidade da submissão superficial do paciente à terapia. Tal submissão assumia muitas formas: alguns exemplos típicos dados por Reich nas discussões do seminário foram:

1. Pacientes amigáveis em excesso e igualmente confiantes e que tendiam a idealizar o seu terapeuta.

2. Pacientes convencionais e corretos que dedicavam um respeito excessivo às formalidades dos relacionamentos.

3. Pacientes que eram bastante calmos e insensíveis mesmo na presença de idéias perturbadoras.

4. Pacientes que revelavam uma falta de autenticidade em suas expressões, sob a forma de um "sorriso interior" que sugeria que nada poderia de fato tocá-los.

Reich apresentou muitos desses conceitos sistematicamente pela primeira vez numa reunião do seminário em junho de 1926, após dois anos de trabalho paciente sobre os problemas técnicos do tratamento (5).

À medida que as resistências eram estudadas de forma mais rigorosa, tornou-se evidente que cada paciente se defendia contra a análise, e a exploração de seus sentimentos mais profundos, de um modo *característico*. Assim, a atenção deslocou-se do estudo das resistências individuais para o estudo dos *padrões de resistência* específicos: seis meses após, em uma reunião de analistas na casa de Freud, Reich falou pela primeira vez sobre a técnica da análise do caráter. Levantou a questão do que deveria ser interpretado primeiro no caso de um paciente com desejos incestuosos e uma desconfiança latente: os desejos eróticos infantis ou a defesa atual na relação com o analista. Freud contestou o ponto de vista de Reich e disse: "Por que você não deveria interpretar o material na ordem em que surge? Naturalmente, temos que analisar e interpretar sonhos incestuosos logo que surgirem"(4.124).

Foi logo evidente que a abordagem de Reich sobre o caráter era radicalmente diferente da psicanalítica. A essência dessa diferença consiste em:

A caracterologia antes de Reich era uma mistura de avaliação moral e descrição teórica. Freud havia postulado, já em 1908 em um artigo, a idéia de que a organização, a obstinação, a avareza estariam relacionadas a fixações anais. Karl Abraham apoiou isso com descrições de alguns traços encontrados em caracteres "orais" e "genitais". Entretanto, esses estudos limitaram-se a investigações da origem de traços de caráter individuais. Não houve nenhuma resposta sistemática às seguintes questões em particular:

1 — Qual é a função da formação do caráter? Ela pode ser reversível? Finalmente, é possível uma terapia do caráter?

2 — Que espécie de estrutura de caráter emerge se as fixações neuróticas puderem ser dissolvidas? Finalmente, como é o comportamento saudável?

3 — Quais são as condições da formação e da diferenciação do caráter? Especialmente, que condições na infância determinam a "peculiaridade" do comportamento?

Ninguém antes de Reich havia tentado sistematicamente alterar o modo típico de se comportar e de expressar de uma pessoa através da interpretação contínua de seu funcionamento defensivo. A mais precoce descrição de uma atitude de caráter observada na transferência e nela surgida sob a forma de resistência, e a sugestão de que as estruturas de caráter deveriam ser interpretadas analiticamente, foi feita por Abraham em 1919. Mas ele não seguiu a sugestão na prática, e no trabalho clínico era propenso a defender o uso da "técnica passiva" no procedimento analítico.

Na clínica psicanalítica gratuita, Reich havia tratado durante os três anos anteriores de um certo número de pacientes que não eram normalmente considerados acessíveis à análise, em virtude de seus caracteres fracos. Consistiam principalmente de pessoas impulsivas e parcialmente de psicopatas, que tendiam à atuação, sob formas variadas de comportamento anti-social. Em 1925, Reich publicou um livro sobre suas experiências com estes casos, diante dos quais pela primeira vez expressou a necessidade de abandonar a análise dos sintomas em função de uma terapia do caráter (6).

Por volta de 1927, Reich estava pronto para introduzir no mundo psicanalítico uma apresentação ordenada de seus pontos de vista e de como seria a terapia do caráter. No décimo Congresso Psicanalítico, em Innsbruck, ele introduziu o conceito de "blindagem do caráter", e fez uma descrição clara e precisa de como esta poderia ser dissolvida pela análise sistemática do caráter.

Naquela época, estava ainda convencido de que os fundamentos da análise do caráter haviam sido estabelecidos quando Freud, pela primeira vez, chamou atenção para a importância de se superar as resistências. Somente a recepção subseqüente da análise do caráter deveria convencê-lo, afinal, de que havia ingressado em uma área com a qual poucos analistas desejam comprometer suas conclusões teóricas ou por ela se aventurar por sua evidente confrontação direta com o negativismo reprimido do paciente, como a técnica de Reich cada vez mais exigia. Apesar de Reich ter advertido, no seu primeiro artigo publicado sobre a análise do caráter que: "Em qualquer caso em que é aplicada a análise do caráter ocasiona violentas explosões emocionais, freqüentemente, sem dúvida, situações delicadas, de maneira que devemos sempre ser tecnicamente senhores da situação. ... Por esta razão, muitos analistas talvez rejeitarão o método da análise do caráter; neste caso terão que renunciar à esperança de sucesso a não ser numa proporção mínima de casos. Muitas neuroses não são acessíveis a medidas suaves"(7).

Reich mais tarde expressou a sua compreensão do papel da blindagem do caráter como uma "história congelada". Um conflito básico que uma pessoa experienciou num determinado estágio da vida deixava sua marca em seu caráter sob a forma de uma rigidez defensiva de atitude, comportamento e expressão. A rigidez do caráter aprisionaria a carga emocional do conflito original, e protegeria contra as fortes emoções surgidas na ocasião. Se agora a rigidez do caráter poderia ser interpretada e dissolvida, a emoção congelada poderia fluir novamente. Havia assim uma relação precisa entre a teoria econômico-sexual da emoção aprisionada e o conceito de estrutura do caráter: a emoção era aprisionada na estrutura do caráter; nenhum alívio emocional pleno ou cura psicanalítica seria possível enquanto a estrutura de caráter original mantivesse sua função defensiva de proteger o paciente contra sentimentos fortes. Estrutura e energia tinham uma relação inversa: quanto mais compacta a estratificação do caráter, menos fluido e espontâneo era o comportamento do paciente.

A caracterologia de Reich envolvia três pontos principais:

1 — Uma técnica sistemática de interpretar as atitudes de caráter a fim de fazer sair as emoções reprimidas subjacentes a elas.

2 — Uma formulação clara do objetivo da terapia, uma distinção econômico-sexual entre saúde e comportamento neurótico.

3 — Uma descrição sistemática de vários tipos diferentes de caráter e de situações conflitantes típicas na infância que os produzisse.

Sobre os primeiros desses, ele escreveu muito pouco em termos gerais, principalmente porque "a técnica analítica não pode ser aprendida através de livros de qualquer forma, pois na prática as coisas são sempre muito mais complicadas; o que é necessário é um estudo completo de casos em seminários e análise didática"(8.XX). Os dois últimos pontos serão abordados separadamente em seguida.

O objetivo terapêutico

Em seu livro *Sobre a análise do caráter*, Reich havia feito a pergunta: até que ponto uma alteração do caráter é necessária em análise? E até que ponto pode ser efetuada?

Respondeu à primeira questão, dizendo que a formação neurótica do caráter deve ser modificada até onde fosse neurótica. Reich imaginou a neurose como um *iceberg*, no qual os sintomas neuróticos correspondiam àquela parte *do iceberg* visível acima da superfície, mas estes em todos os casos seriam mantidos por uma reação caracterológica básica, que não seria visível e ficaria abaixo da superfície. Enquanto que muitos analistas ficavam satisfeitos se pudessem aliviar os sintomas, as tentativas de Reich em dissolver a blindagem neurótica do caráter subjacentes a eles, conduziu a uma mudança de personalidade de alcance mais efetivo na qual todos os aspectos do funcionamento de uma pessoa eram passíveis de apresentar melhora.

Em resposta à segunda questão, até que ponto modificações no caráter poderiam ser efetuadas, Reich foi a princípio muito cuidadoso. Em suas primeiras formulações, disse: "O grau em que o resultado atual se aproxima do desejado depende em cada caso de um grande número de fatores. Mudanças qualitativas de caráter não podem ser diretamente alcançadas pelos métodos psicanalíticos vigentes. Um caráter compulsivo nunca se tornará um caráter histérico, um caráter paranóide nunca se transformará num compulsivo; o temperamento colérico nunca se modificará para um fleumático, nem um sanguíneo em melancólico. O que pode ser alcançado são mudanças quantitativas que, se em grau suficiente, são equivalentes a mudanças qualitativas Assim, por exemplo, a atitude sutilmente feminina e o comportamento de nossa paciente compulsiva sofreu um aumento consistente durante a análise, enquanto que suas tendências masculinas agressivas tornaram-se menos aparentes"(7.123).

A extensão até onde tais mudanças qualitativas poderiam ser efetuadas, dependia de até que ponto a técnica da análise do caráter fosse capaz de penetrar na couraça resistente e liberar os pensamentos destrutivos e patológicos e os sentimentos que nela se encontravam aprisionados.

Por baixo deles, Reich descobriu o que ele descreveu como "um mundo não sonhado", um mundo simples, decente, a natureza humana espontaneamente verdadeira. À medida que as estruturas de caráter neurótico eram dissolvidas e a hostilidade latente aliviada, gradualmente emergia uma pessoa madura, autenticamente adulta, com capacidade de controlar seus próprios impulsos de um modo pronto e responsável, uma pessoa que havia reconquistado sua capacidade para a alegria no amor e no trabalho.

Como Reich imaginou, havia três estratos no desenvolvimento do caráter com os quais se deparava em seus pacientes. Havia o superior, o estrato mais superficial, a aparência que a pessoa escolhia apresentar ao mundo. Era esse estrato, associado ao controle, polidez compulsiva e submissão, que fazia com que o processo de análise fracassasse se tomasse como base segura para a interpretação de sintomas e sonhos. Abaixo desta havia uma camada secundária de impulsos e fantasias perigosas, grotescas e irracionais, o mundo do tormento do inconsciente freudiano. O sucesso do método da análise do caráter reside na sua capacidade de penetrar por baixo dessa camada em direção a uma outra fundamental onde os impulsos não são mais distorcidos e patológicos mas, de forma espontânea, decentes. Esta camada principal era tão saudável quanto as secundárias e na superfície havia doença emocional.

Em um artigo (9) publicado em 1929, Reich estava em condições, pela primeira vez, de estabelecer a diferença entre as estruturas de caráter de uma forma fundamental: com base no seu grau de doença ou saúde. Reservou o termo "caráter neurótico" para todas as formas qualitativamente variadas de caracteres diversos que eram formados a partir da repressão dos impulsos naturais. Para a pessoa que era capaz de agir a partir de sua primeira camada diretamente, de uma forma madura, usou os termos: "caráter auto-regulado", "caráter genital" e "caráter não blindado".

O termo "caráter genital" já estava em uso, mas Reich adotou-o em um sentido mais específico, ou seja, como sinônimo de seu conceito de potência orgástica. À medida que seus pacientes caminhavam em direção a relações sexuais mais satisfatórias e gratificantes, tornavam-se incapazes de manifestar os distúrbios da função sexual apresentados antes. Pessoas que haviam sido anteriormente promíscuas de forma neurótica, ou eretivamente potentes de uma maneira sádica com sentimentos de desprezo pelo parceiro, descobriram em si mesmas uma ternura e sensibilidade verdadeiras com as quais haviam perdido contato desde a infância. De modo semelhante, mulheres que haviam anteriormente dormido com homens não amados sem um senso de respeito, descobriram que, à medida em que recuperavam seu senso natural de preferência, não podiam mais fazê-lo. Com a dissolução dos sentimentos de culpa, as pessoas se tornavam mais aptas a mergulhar nas relações com entrega real e sem as cisões neuróticas que realizavam antes. Este senso de entrega é totalmente diferente da necessidade compulsiva de buscar gratificação sexual de todas as espécies e de qualquer modo que caracterize a pessoa na qual os sentimentos de culpa não foram erradicados mas, ao invés disso, reprimidos, assim ela é na aparência sexualmente esclarecida e permissiva. Tal espécie de caráter foi bem descrito por Alexander Lowen (10), como o "sexualmente artificial" e é a antítese do que Reich entendia por caráter genital.

Visto que o caráter genital tem capacidade de se relacionar muito mais totalmente, e está em contato com suas necessidades primárias e sentimentos, descobre que é capaz de regular sua vida e de solucionar os conflitos de uma forma não-neurótica. No lugar de sua estrutura neurótica de controle, apresenta uma capacidade para *auto-regulação*. Somente em termos de tal capacidade podemos compreender porque, de uma só vez, uma pessoa promíscua se torna mais monogâmica, e a vítima estruturalmente compulsiva de uma união neurótica se torna menos monogâmica. Uma das características da pessoa auto-regulada é ser *naturalmente moral,* enquanto o caráter neurótico seria limitado por uma moralidade compulsiva. No primeiro caso, as origens da ação nasceriam espontaneamente do interior como desejos e vontades; no outro caso, a inclinação real da pessoa foi sufocada, desta forma as origens da ação se encontram fora, sob a forma de submissão a algum código, princípio ou necessidade estabelecidos por outras pessoas, grupos, organizações, etc.

As mudanças nos relacionamentos sexuais neuróticos ou na abstinência neurótica ocorriam paralelamente às modificações de atitudes frente ao trabalho. Onde havia uma incapacidade neurótica para o trabalho, desenvolvia-se uma forte necessidade de encontrar alguma área de atividade que fosse satisfatória e de real interesse pessoal. Se, por outro lado, o trabalho antes havia sido compulsivo e mecânico ou tedioso e não produtivo, havia uma revolta saudável contra isso, que freqüentemente resultava numa mudança de ocupação ou uma tentativa radical de melhorar as próprias condições de trabalho. A escolha do trabalho se modificava em função de utilidade social maior; pessoas que tinham trabalho anteriormente apenas pelo senso de obrigação, descobriam que estavam agora procurando trabalhar pelas possibilidades prazerosas da atividade, e se a situação na qual se encontravam não proporcionasse isso, mobilizavam esforços para modificá-la.

Havia contrastes similares entre o pensamento do caráter neurótico e o do caráter genital. Enquanto que o primeiro era propenso ao pensamento estereotipado, à racionalização e a certas *idées fixes*, o segundo revelava uma capacidade bem desenvolvida para agir e reagir racionalmente. Por estar em contato total com a sua subjetividade, era capaz de reagir com objetividade (11). Enquanto o neurótico percebia seu mundo através da rede limitada de atitudes de caráter, o caráter genital tinha a capacidade de estabelecer contatos imediatos naturais com o seu ambiente, bem como com seus impulsos. Neste sentido ele foi mais inteligente do que os etologistas William e Claire Russell, que definiram a inteligência como sinônimo de capacidade elevada para aproveitar a vida (12).

Reich não estava estipulando nenhuma nova forma idealizada do homem natural de Rousseau. Reconheceu que as pessoas poderiam existir em todos os pontos do espectro da saúde, desde os pontos extremos da cristalização completa em fixações neuróticas a fluidez e produtividade do caráter auto-regulado não estratificado. Uma das distinções mais importantes que introduziu é a de que o caráter neurótico se encontrava aprisionado por seus padrões defensivos. A pessoa saudável, reconheceu, freqüentemente necessitará também de se defender contra um ambiente hostil. Ao fazê-lo, precisará às vezes se armar de autoproteção. Mas tal armadura é temporária e reversível e demonstra sua falta de neurose, primeiro na consciência de estar se defendendo, e em segundo lugar, por sua habilidade em abandonar a defesa logo que a situação de ameaça se modifique.

A terapia de Reich estava, desse modo, ajudando a liberar uma nova espécie de ser humano: aquele que poderia se realizar de uma forma madura como adulto, pois não era mais dirigido pelas necessidades urgentes surgidas a partir de necessidades infantis não satisfeitas. Tal indivíduo não era dividido pelas cisões que perturbam a média das pessoas, entre a natureza humana por um lado e a civilização de outro, ou entre comportamento instintivo e comportamento moral; ou comportamento animal e racional. Seria mais racional, pois estaria em contato mais próximo com sua natureza animal; mais moral de forma natural porque os seus impulsos não seriam mais tão violentos e perigosos que teriam de ser reprimidos, mais civilizado porque mais plenamente humano.

Não foi fácil para Reich apresentar tais pontos de vista ao mundo psicanalítico. Muitos interpretaram a sua análise das atitudes e atividades do caráter neurótico como um ataque ao seu modo de vida. Desvendar completamente a estrutura do caráter como Reich estava fazendo, deveria levar inevitavelmente ao questionamento da *estrutura social*, que enfatizava certos tipos de rigidez neurótica e que foi identificada de modo tão rigoroso às forças repressivas e controladoras da personalidade.

Mais tarde, os psicanalistas deveriam sustentar que Reich "desviou-se" de seu trabalho "valioso" dentro da análise do caráter, fugindo para a sociologia. As implicações sociais eram, entretanto, fundamentais para o trabalho da análise de Reich sobre o caráter. Influenciar a estrutura de seus pacientes em direção à auto-regulação era, de uma só vez, ameaçar as bases da moralidade tradicional, enraizada na repressão dos instintos; o casamento tradicional, enraizado num juramento de fidelidade sustentado por um contrato legal, e o trabalho tradicional, enraizado em conceitos de obediência, dever e eficiência mecânica. Como poderiam os defensores da ordem social existente não se sentirem ameaçados pelas afirmações radicais de Reich de que uma nova espécie de ser humano seria possível, e com um novo tipo de ordem social?

A formação do caráter e a infância

A teoria analítica do caráter havia demonstrado clinicamente que a formação do caráter era produto do choque entre os impulsos naturais da criança e as frustrações impostas a elas por uma educação repressiva. Todo caso bem-sucedido de análise do caráter revelava que as atitudes de caráter haviam surgido como tentativas da criança se defender em situações conflitantes com os pais. Desta forma, a interpretação correta das defesas atuais, e a dissolução cuidadosa da blindagem conduziria necessariamente ao campo da experiência infantil.

Reich admitiu seis fatores como decisivos na determinação do tipo de defesa do caráter que uma criança adquiriria:

1 — *O momento em que um impulso é frustrado*. Se um impulso fosse reprimido muito cedo e de modo consistente, o desenvolvimento do caráter seria caracterizado por fortes defesas contra o impulso (formação de reação). Assim, a repressão prematura do prazer anal e da iniciativa levariam à organização compulsiva e ao controle. Quando um impulso era totalmente desenvolvido antes de ser frustrado, não se conseguia bloqueá-lo completamente. O resultado era alguma forma de caráter impulsivo, onde o impulso era

acionado de modo impetuoso numa tentativa de anular os fortes sentimentos de culpa.

2 — *A extensão e intensidade das frustrações.* Reich verificou que a blindagem tinha vários graus de intensidade. Frustrações fortes requeriam defesas de caráter muito firmes e rígidas; frustrações mais suaves poderiam permitir uma barreira de resistências menos impenetrável.

3 — *Os impulsos contra os quais a frustração central é dirigida.* Freud havia distinguido três camadas de impulsos no desenvolvimento infantil: a oral, a anal e a genital. Na época em que a princípio desenvolveu a análise do caráter, Reich estava preocupado com os dois últimos, que consistiam em preocupações importantes da psicanálise daquela época. Mais tarde ele deveria focalizar grande parte de seu interesse nas necessidades orais da criança e estender o período da formação do caráter aos dias mais prematuros da vida da criança e de seu primeiro contato com a mãe. Essa concentração na fase mais inicial da vida da criança será considerada posteriormente em um contexto à parte.

4 — *A razão entre a permissão e a frustração.* Os pais não só frustram os impulsos primários, como podem também estimulá-los até um certo ponto. Principalmente no campo dos sentimentos sexuais, alguns pais apresentam uma tendência inconsciente de superestimular a criança de uma maneira sedutora. Nos casos em que as mães tratam seus filhos como maridos substitutos, ou os pais às suas filhas como esposas substitutas, os complexos de Édipo e Electra são vistos de forma bem clara. Tais relações necessariamente conduzem a complicações de caráter diferentes daquelas onde a defesa contra tais ligações próximas se dá pela formação de seus opostos.

5 — *O sexo da principal pessoa frustradora.* Nos dois primeiros anos de vida, é normal que principalmente a mãe esteja mais ligada à educação e disciplina da criança. Uma vez que esta se transforme de bebê em uma miniatura de menino ou menina, sua futura masculinidade ou feminilidade dependerá em grande parte da natureza da identificação que ele ou ela faça, ou fracasse em fazer, com o genitor do mesmo sexo.

6 — *As contradições das frustrações em si.* As frustrações a nível infantil podem ser reforçadas na época da puberdade ou podem ser negadas. Dessa forma uma menina pode ser rejeitada pelo pai enquanto criança, assim o seu desejo de contato com ele é frustrado, e pode ser respondido sedutoramente por ele na puberdade.

Todas as formas de inter-relações entre todos os fatores acima resultam nas complexas diferenças individuais no desenvolvimento do caráter. Reich distinguiu nesta época basicamente as seguintes:

1 — *O caráter fálico-narcisista.* A constelação típica aqui consistia no tipo "rigidamente" masculino da mãe que induzia seu filho a reprimir seus sentimentos originais de amor por ela, assim que o menino deixasse a primeira infância. O fálico-narcisista era motivado por sentimentos de desprezo e atitudes de vingança em relação às mulheres, e por um desejo reprimido de se voltar para o homem em busca de calor e contato.

2 — *O caráter passivo-feminino.* Se a mãe fosse excessivamente rígida na fase anal, uma estrutura de caráter caracterizado por conformidade e submissão se desenvolvia, que era acompanhada, se outros fatores estivessem presentes, por perversão masoquista. Um tipo diferente de comportamento passivo-feminino seria decorrente da severidade excessiva por parte do pai. Nesse caso, o menino seria forçado a reprimir os sentimentos fortes de hostilidade em relação ao pai e ocultá-los por trás de um padrão feminino de submissão de atitudes de caráter.

3 — *O caráter agressivo-masculino.* O padrão típico gerador deste seria o do pai severo que rejeita a feminilidade de sua filha. A menina reprime suas atitudes femininas e se identifica com a severidade e rigidez de seu pai.

4 — *O caráter histérico.* Se a mãe é excessivamente moralista e repressora face às manifestações de amor da menina em relação ao pai, então a angústia genital seria a emoção dominante. A sexualidade mais tarde na vida tenderia a tomar a forma de busca do pai proibido e seria caracterizada por flertes avançados e recuo diante do compromisso real pelo medo do desapontamento.

5 — *O caráter compulsivo.* Aqui a repressão do interesse e da atividade genital segue-se ao treino prematuro de toalete muito rígido. Necessidades sádicas e violentas são originadas pela repressão, mas são estritamente controladas e realizadas na fantasia. O compulsivo menospreza a si mesmo por suas necessidades sádicas e desenvolve padrões compensatórios de organização e controle para mantê-las em guarda. O autocontrole que aprendeu na fase anal é utilizado a serviço de reter sua agressão sexual.

(A todos os tipos de caráter precedentes, Reich acrescentou muitíssimo à compreensão dos detalhes da principal defesa de caráter e à natureza dos conflitos primários nas relações que os produziram. Suas formulações foram particularmente úteis na resolução de um difícil problema teórico e clínico que preocupou os psicanalistas por um tempo considerável, o problema do masoquismo.)

6 — *O caráter masoquista.* Em 1928, Reich teve oportunidade de tratar de um homem com uma perversão masoquista. O tratamento durou três anos. Os pacientes masoquistas eram particular-

mente difíceis para serem tratados com prioridade naquela época, pois pareciam ser motivados por uma *necessidade de sofrer* específica que se opunha à tendência normal para buscar prazer e evitar angústia. Foi a existência de pacientes que não melhoravam em análise que constituiu uma das razões principais de Freud ter estipulado um "instinto de morte". Ao introduzir este conceito em 1920, escreveu que "temos que estar prontos para deixar o caminho que vínhamos seguindo por algum tempo se este parece não conduzir a nada de bom". Ao fazê-lo, entretanto, seu caminho saiu do campo clínico para o metafísico. "Você talvez encolherá seus ombros", Freud salientou e disse: "Isto não é ciência natural, é a filosofia de Schopenhauer"(13.139). E, além do mais, admitiu que "não há outro meio de trabalhar esta idéia exceto pela combinação de fatos com pura imaginação muitas vezes e sucessivamente, e em conseqüência disso afastou-se da observação... Podemos por esse meio fazer uma brilhante descoberta ou nos enganar infamemente"(14.77). A princípio, ele admitiu que o instinto de morte era uma hipótese estranha à experiência clínica. Mais tarde, acreditou que a resistência à melhora poderia ser explicada como conseqüência do instinto de morte.

Originalmente Freud havia explicado o masoquismo como sadismo voltado para o ego. Era incapaz de revogar isto terapeuticamente, porque naquela época os métodos analíticos do caráter não haviam sido desenvolvidos. Ele necessitava da percepção crucial de que o sadismo estava ligado a toda expressão caracterológica. Então, apresentou sua primeira formulação em um artigo, "O problema econômico no masoquismo", introduzindo o conceito de masoquismo primário. A tendência a sofrer era agora vista como uma manifestação primária e instintiva do instinto de morte. O sadismo, por sua vez, foi visto como deslocamento para o exterior do masoquismo primário.

Reich, por algum tempo, aceitou teoricamente o conceito de um instinto de morte, mas nunca deixou que afetasse sua prática clínica. O conceito tinha cada vez menos relevância, quanto mais era capaz de mostrar que a reação terapêutica negativa se devia à blindagem do caráter e poderia ser superada se a segunda camada pervertida de emoções destrutivas fosse penetrada. Agora, no seu artigo "Masoquismo" surgido em 1932 (15), apresentava uma "refutação clínica" à teoria do instinto de morte, através da descrição, pela primeira vez em ricos detalhes, da dinâmica e energética do caráter masoquista.

Sua conclusão foi que o masoquista apresenta particularmente uma forte inibição dos sentimentos de prazer, que originaram nele extrema angústia e se encontram no momento atual associados a desejos de romper-se. Na situação de aguda estase sexual, não há nada que o masoquista queira mais do que descarregar a sua tensão, ser capaz de relaxar. A fantasia de apanhar ou a atividade sexual masoquista teria a função: "bata-me, dessa maneira posso relaxar sem ser responsável por isso". Assim, o masoquista, como outros caracteres, também buscava alívio prazeroso, mas estaria dependente de atividade violenta do meio externo para alcançar esse fim.

O tratamento de Reich do paciente masoquista foi um sucesso. Atribuiu isso ao fato de ter interpretado consistentemente todo traço de caráter masoquista surgido na transferência como sadismo invertido: um desejo reprimido de ferir. O artigo não foi muito otimista, entretanto Reich apresentou muitas causas como o grau em que era possível esperar êxito no tratamento do masoquismo. Ao mesmo tempo, há pouca dúvida de que a sua brilhante análise dos problemas do masoquismo era um dos mais excelentes resultados do seu método de análise do caráter.

A controvérsia originada pela publicação do artigo "Masoquismo" será descrita mais tarde. Antes é necessário rever a recepção pelo mundo psicanalítico da caracterologia de Reich como um todo.

Como a análise do caráter foi recebida

A maneira pela qual as idéias da análise do caráter foram recebidas devem ser vistas dentro do contexto da época. Deve ser lembrado que, com a publicação de *O Ego e o Id,* Freud chamou atenção para a necessidade de se estudar mais rigorosamente as forças defensivas. Dois caminhos de desenvolvimento foram abertos, como decorrência: um deles foi o desenvolvimento da análise do caráter, descrito acima. O outro foi a busca de certas implicações da teoria do instinto de morte e o abandono progressivo da teoria da libido, sem a qual a análise do caráter no sentido de Reich seria impensável.

Vários analistas, naquela época, estavam ansiosos por interpretar a hostilidade evidente nas resistências como expressões do instinto de morte. Assim, Theodor Reik, em um livro intitulado *The Repetition Compulsion and the Need for Punishment*, publicado em 1925, adotou o ponto de vista de que a tendência do organismo de se apegar à sua neurose, se devia ao "desejo de sofrer" primário. Franz Alexander sucedeu-o com a teoria de que o crime geralmente é motivado por um desejo inconsciente de punição. Em um artigo denominado "O desenvolvimento da psicologia do ego", ele escreveu: "De 1921 em diante podemos falar na evolução de uma nova psicologia analítica do ego... logo se tornou evidente que o medo é a força motivadora subjacente à repressão. Característico deste medo, contudo, é o fato de que não é de forma alguma racional ou inteiramente consciente do perigo externo ou real, mas um medo interno que surge na consciência como culpa." Se esta consciência não existisse, Alexander afirma que "a ordem social poderia apenas ser mantida, estipulando-se para cada cidadão um policial para fazê-lo adequar-se ao comportamento social vigente"(17.215). (Vide 18 e 19).

Esses conceitos e a teoria da angústia instintiva introduzida por Freud em 1926, conduziram a uma dessexualização progressiva do conceito de defesas do ego. "Dentro de poucos anos após o trabalho de Freud *O Ego e o Id*", escreve Clara Thompson, "os psicanalistas iriam se tornar menos preocupados com o que ocorre com a libido e muito mais preocupados com as maneiras pelas quais o ego se defende. A análise da estrutura do caráter foi um resultado direto do novo interesse. No final da década de vinte, Wilhelm Reich já estava ensinando novos métodos para se lidar com as complicadas defesas do ego"(20.6314).

O que Thompson não salientou é que a análise de Reich sobre o caráter não resultou de uma diminuição da preocupação em relação ao que se passa com a libido, mas de uma intensificação dessa preocupação. Onde Reich via a estrutura como energia solidificada, o mundo analítico como um todo amplamente dissociava energia de estrutura. Logo a teoria e a técnica da análise do caráter passaram a ter o mesmo destino que a teoria do orgasmo: foram "aceitas" em algumas direções de forma parcial e criticadas em outras, porque continham desvios básicos. Reich apontou claramente a inseparabilidade de suas concepções sobre o caráter e a teoria da libido quando contrastou seu trabalho com o de Adler.

"A diferença entre a minha técnica e as tentativas caracterológicas de Adler consiste em ser a minha uma análise do caráter através da análise do comportamento sexual. Adler, entretanto, havia dito: 'Análise não da libido, mas do caráter' "(21.109).

As reações à análise do caráter se enquadram em três grupos principais:

1. *Aclamação entusiasta*

A primeira edição da *Análise do Caráter* apareceu na Alemanha em 1933. Em inglês, surgiu apenas em 1945. Ninguém que lesse os comentários da edição americana poderia supor que apenas quinze meses após sua publicação original, Reich deveria ser excluído da Sociedade Psicanalítica. Este evento será relatado oportunamente.

"A publicação da tradução inglesa desse livro", disse um editor no *Journal of Educational Sociology,* "é um evento excepcional em psicanálise... As contribuições de Reich à técnica analítica são ímpares na literatura. Poucos estudantes ou analistas jovens podem deixar de ler suas páginas sem a sensação de estímulo que acompanha percepções novas e gratificantes. Há, por exemplo, uma análise soberba do masoquismo".

Esses pontos de vista tiveram ressonância em Robert Fliess, que editou uma antologia de artigos essenciais em um livro chamado *Psycho-analytic Reader* (23), onde três artigos de Reich sobre a análise do caráter foram reeditados. "O significado dos três ensaios sobre a caracterologia psicanalítica a seguir... todos por Wilhelm Reich... pode dificilmente ser superestimado", escreveu Fliess. "Há poucas contribuições a serem consideradas sem vacilação como esta, uma "obrigação" para os estudantes... poucas para ser enfaticamente recomendadas para releituras periódicas na primeira década do trabalho clínico de um analista, e poucas que pouparão o principiante em análise com tanto desapontamento evitável"(24.104).

Até mesmo o jornal conservador *Psichiatric Quarterly*, que mais tarde deveria abrir suas colunas a muitos ataques sobre o trabalho de Reich no período americano, admitiria: "Muitos dos seus oponentes mais ferrenhos seriam os primeiros a admitir seu brilhantismo, sua integridade científica e sua grande coragem pessoal em sustentar perigosamente teses sociais e científicas não populares... uma figura excepcional em psiquiatria."

Harry Guntrip (25), em sua síntese magistral das teorias psicodinâmicas, foi tão longe a ponto de dizer que a importância prática de *O Ego e o Id* de Freud somente apareceu com a publicação de Reich da *Análise do Caráter* e de *O Ego e os Mecanismos de Defesa*, de Anna Freud, porque apenas nestes livros de fato ficou claro que a análise do ego havia assumido um lugar central na terapia psicanalítica.

2. *Aceitação parcial*

Anna Freud havia participado regularmente dos encontros semanais do seminário técnico de Viena, sob a direção de Reich, e é evidente que o seu livro não teria sido possível sem a base das discussões técnicas que Reich fornecera nas reuniões do seminário. "As defesas encontram nossos olhos", ela escreveu em 1936, "em um estado de petrificação quando analisamos a armadura permanente do caráter" (isto é, rigidez de hábitos de postura, etc.) em larga escala e novamente em estado de fixação, quando estudamos a formação dos sintomas neuróticos (26.36).

Richard Sterba (27) é de opinião que o valor principal do trabalho de Reich consistia em estímulo ao tipo de empreendimento que o livro de Anna Freud representa. Ainda a principal realização de Anna Freud em seu livro consistiu em utilizar muitas das descobertas da análise do caráter sobre os mecanismos de defesa, e então destituí-las de qualquer valor real, omitindo toda menção de suas bases sob a forma de energia sexual represada. (Vide 28).

Theodor Reik procurou, por outro lado, sugerir que o que há de valor na análise do caráter não é na verdade contribuição de Reich. "Onde encontraremos um analista que não tenha atribuído total importância ao comportamento de um paciente?" ele pergunta. Por outro lado, sugere que dar total importância às resistências é infrutífero. "Contanto que haja veracidade interna... é de menor importância se nossa escolha de material se refere à memória ou à esfera atual, ou se estamos preocupados com a interpretação do significado das resistências"(29.30).

Se a análise do caráter não foi contribuição de Reich, alcançada através de muitos anos difíceis de trabalho clínico e teórico, de quem foi então? Em um artigo "Estrutura e desordens do caráter", de Joseph I. Michaels no *American Handbook of Psychiatry* (31), parágrafos inteiros da descrição feita por Reich sobre o caráter histérico e o compulsivo foram incorporados em grande escala ao texto, sem a mais leve referência a sua origem ou qualquer coisa indicando não serem as observações de Michaels. Assim, os analistas tentaram admiti-la de duas formas, usurpando de Reich o que poderiam usar, subentendendo ser propriedade particular; em outro contexto, ridicularizando a teoria do orgasmo e as conclusões que formavam parte integral da caracterologia de Reich.

Franz Alexander desenvolveu um método de "psicanálise da personalidade total" que denominou de "análise do caráter", mas que não mantém nenhuma relação com a análise do caráter, exceto no nome. Alexander via o processo analítico como um grande esforço no sentido de produzir "*insight* intelectual profundamente agudo". Tal método, como o estudo microscópico dos sonhos, ele nos diz, "e a avaliação cuidadosa da intensidade dos sentimentos do paciente, oferece subsídios valiosos para se decidir quando uma análise ampla do caráter deve ser encerrada"(32.91).

Theodore Wolfe dedicou uma longa revisão ao livro de Alexander com a finalidade de chamar atenção para as muitas distinções importantes entre a abordagem de Reich e a de Alexander. Concluiu sua revisão, dizendo: "Gostaria de repetir que não tenho a menor intenção em criticar os conceitos de Alexander. Apenas por ele chamar seu procedimento de "análise do caráter", tentei mostrar que os seus conceitos e a prática nada têm a ver com a análise do caráter. Cada um tem o direito de construir seu próprio alicerce de conceitos; tem que dá-los à luz; *ele* deve assumir a responsabilidade pelas conseqüências terapêuticas de seus conceitos. Mas não tem o direito de dar ao seu alicerce nosso nome"(18.93-4).

No Congresso Internacional de Psicanálise, em 1934, em Lucerna, George Gerö falou sobre "a teoria e a técnica da análise do caráter". Estava convencido da correção da abordagem de Reich, mas naquela época já começava a ser um problema estar ligado ao nome de Reich de forma tão próxima. A única referência a Reich no artigo inteiro foi: Ferenczi, Fenichel e Reich enfatizaram a importância do conteúdo formal. Reich nos diz que "quando meu trabalho sobre o reflexo do orgasmo apareceu, e os conteúdos de sua tese apropriados do meu trabalho e dele completamente extraídos, ele declarou que eu havia me perdido"(33.191).

3. *Ataque crítico*

Richard Sterba, um dos mais jovens analistas participantes do seminário de Viena, fez uma crítica ampla à análise do caráter, de Reich (27), que foi objeto de uma revisão cuidadosa feita por Myron Sharaf (28), a quem se deve o esclarecimento a seguir. Sterba utilizou o tema central da hostilidade latente, segmento básico que era o pré-requisito essencial para a caracterologia inteira de Reich, e sugeriu que a ênfase dada por Reich na transferência negativa era "resultado de seu próprio caráter desconfiado e da atitude beligerante deste emanada". Prossegue apresentando de muitas outras formas, tudo o que Sharaf expôs com muito cuidado, visto não ter assimilado de fato as contribuições de Reich, e então passa a comparar o trabalho de Reich em contraposição ao de Anna Freud: "Sentimos a influência da técnica de Reich até mesmo na leitura de seus artigos. É como se, após sermos arremessados com violência em um barco através de torrentes impetuosas, saímos (lendo Anna Freud) numa imensa massa de águas tranqüilas, onde as montanhas se encontram à distância"(28).

As razões destas diferenças são bastante claras. A técnica psicanalítica, na época em que Sterba estava escrevendo, havia se modificado no sentido de reforçar os mecanismos de defesas inadequados. As defesas acabaram sendo vistas como inevitáveis, pois a angústia contra a qual formavam uma proteção se acreditava ser "instintiva". "A essência da situação analítica", Freud escreveu no final de sua vida, "consiste em que o analista estabeleça uma aliança com o ego do seu paciente para subjugar certas partes não controladas do seu id, isto é, incluí-las na síntese do ego"(34.337). Porque isto deveria resultar em "águas tranqüilas" não é difícil explicar: a blindagem do caráter estaria sendo consolidada e não dissolvida. Os impulsos que começassem a se romper sob a forma de sintomas neuróticos seriam todos reprimidos quanto mais efetivamente o caráter neurótico fosse auxiliado a fazer sua nova "síntese". O resultado disso é que, como poderíamos esperar, "não deveríamos ficar surpresos se a diferença entre uma pessoa que não foi e uma que tem sido analisada não for, afinal, tão radical como procuramos torná-la". Algumas vezes, o efeito da análise, Freud percebeu, "é simplesmente aumentar o poder da resistência levantada através de inibições, de maneira que após a análise há uma resistência equivalente ou mais forte do que antes"(34.329).

Tais conclusões contribuíram para uma visão mais pessimista do resultado da terapia psicanalítica. As forças hostis que Reich aprendeu a liberar da blindagem são, precisamente, os impulsos que a psicanálise, da forma como se desenvolveu, procurava conter. "Podemos bem acreditar naquilo que nossas experiências diárias sugerem", escreveu Freud em 1936, "que o resultado da psicanálise depende principalmente da força e da profundidade das causas da resistência... Uma vez mais, percebemos a importância do fator quantitativo e somos lembrados que a análise tem apenas uma certa quantidade limitada de energia da qual pode se utilizar para competir com as forças hostis. E parece mesmo como se a vitória fosse realmente a maior parte do tempo em relação a uma grande batalha"(34.342).

É porque ele não apenas compreendeu a importância do fator quantitativo, mas aprendeu como utilizá-lo, que a terapia de Reich dá a impressão de "ser arremessado violentamente num barco em águas turbulentas". Foi a adesão firme a esse fator que o levou da blindagem do caráter à descoberta de sua identidade funcional na couraça muscular, ao conceito de identidade funcional das manifestações psíquicas e somáticas, e da ampliação da análise do caráter para a vegetoterapia. Os princípios terapêuticos permanecem os mesmos hoje em dia: mobilização e liberação da energia reprimida. O avanço de Reich nesta direção será visto posteriormente.

A influência da análise do caráter

A análise do caráter poderia ter se desenvolvido em três direções principais: na direção de uma investigação mais próxima dos aspectos físicos da estrutura do caráter sob a forma de postura corporal e estados de tensões musculares, na direção dos procedimentos de análise de grupo, ou estabelecendo, de forma mais detalhada do que Reich fez, a origem das atitudes de caráter resultantes de experiências infantis bem mais prematuras do que aquelas com as quais ele estava lidando naquele tempo.

A primeira dessas direções foi a que Reich seguiu por si mesmo. Este caminho será traçado em detalhes abaixo. A segunda direção conduziu aos grupos de encontro. Em 1951, Fritz Perls juntamente com Paul Goodman e Ralph Hefferline, publicou um livro intitulado *Gestalt Therapy* (35) no qual muitos conceitos derivados de Reich foram associados a outras técnicas com o objetivo de aumentar a consciência de atitudes de caráter enraizadas e aliviar emoções reprimidas. Nos últimos dez anos de vida, até sua morte em 1970, Perls usou essas técnicas inteiramente em experiências de grupos de encontro. No Instituto Esalen, Califórnia, onde as técnicas de gestalt-terapia são usadas, também têm sido combinadas com certas técnicas bioenergéticas de Alexander Lowen. A experiência de grupo de encontro possivelmente oferece uma das únicas formas alternativas à terapia individual, que permite às pessoas confrontar suas defesas de caráter analiticamente em um contexto que possibilita alívio emocional e normalmente o extravasamento da hostilidade latente sob a superfície das relações sociais.

Os problemas relativos à formação do caráter foram estudados largamente por Alexander Lowen (36), que talvez tenha sido o analista que vem aplicando o conhecimento analítico do caráter de forma mais sistemática do que todos aqueles treinados por Reich. Ampliou a caracterologia de Reich, incluindo descrições completas da estrutura do caráter esquizóide e oral e desenvolveu o conhecimento clínico e teórico das estruturas que Reich descreveu. Seu trabalho tem sido valioso pela extensão em que estabeleceu ligações com o trabalho de alguns dos mais especuladores terapeutas da América, tais como John Rosen e Frieda Fromm-Reichmann. Há muita necessidade de se fazer uma ligação semelhante entre a abordagem de Reich e a escola britânica da "psicologia das relações objetais" (Fairbairn), e com o trabalho de analistas altamente originais como Winnicott e R. D. Laing, que têm se centrado intensamente nas sutilezas da situação transferencial.

Mais recentemente, o Dr. Elsworth Baker, um colega próximo de Reich, e terapeuta a quem designou a tarefa de treinar outros na sua abordagem, escreveu um livro compreensivo (37), descrevendo os vários tipos diferentes de estrutura do caráter originados a partir de traumas infantis específicos.

REFERÊNCIAS

1. Reich, Wilhelm, *Charakteranalyse: Technik und Grundlagen. Für studierende und praktizierende Analytiker. Im Selbstverlage des Verfassers* (Viena, 1933).
2. Freud, Sigmund, *Colleted Papers*, Vol. 1 (Hogarth Press, 1924).
3. Freud, Sigmund, 'The dynamics of transference', *Collected Papers,* Vol. 2 (Hogarth Press, Londres, 1953).
4. Reich, Wilhelm, *The Function of the Orgasm* (Nova York, 1942).

5. Reich, Wilhelm, 'Zur Technik der Deutung und der Widerstands-analyse', *Int. Zeit. f. Psa.*, 13, 1927.
6. Reich, Wilhelm, *Der Triebhafte Charakter* (Viena, 1925).
7. Reich, Wilhelm, 'On character analysis', *Psycho-analytic Reader*, ed. Robert Fliess (Hogarth Press, Londres, 1950).
8. Reich, Wilhelm, *Character Analysis,* 3rd edition (Nova York, 1949: Vision Press, Londres, 1950).
9. Reich, Wilhelm, 'Der genitale und der neurotische Charakter', *Int. Zeit. f. Psa.*, 15, 1929. Traduzido em 'The genital and the neurotic character' in *Psychoanalytic Reader*, Londres, 1950. O capítulo em *Character Analysis* (Nova York, 1949) é uma ampliação deste texto.
10. Lowen, Alexander, *Love and Orgasm* (Nova York e Londres, 1966).
11. Lowen, Alexander, *Pleasure* (Nova York, 1970). (Existe edição brasileira: *O Prazer,* Summus Editorial.)
12. Russell, W. M. S. & Claire, *Human Behaviour* (Londres, 1961).
13. Freud, Sigmund, *New Introductory Lectures on Psycho-analysis* (Londres, 1949).
14. Freud, Sigmund, *Beyond the Pleasure Principle* (Hogarth Press, Londres, 1948).
15. Reich, Wilhelm, 'Der masochistische Charakter. Eine sexualokonomische Widerlegung des Todestriebes und der Wiederholungszwanges', *Int. Zeit. f. Psa.*, Vol. 18, 1932. Traduzido em *Character Analysis* (Nova York, 1949; Vision Press, Londres, 1950).
16. Reik, Theodor, *Geständniszwang und Strafbedürfnis* (Viena, 1925).
17. Alexander, Franz, 'Development of the Ego Psychology', in *Psychoanalysis Today*, ed. Sandor Lorand (Nova York, 1944).
18. Wolfe, Theodore, Resenha de 'The voice of the intellect is soft', de Alexander, *Int. J. of Sex-Economy and Orgone Research*, Vol. 1, 1942.
19. Meyer, Gladys, Resenha de *Psychoanalysis Today*, de Sandor Lorand, *Int. J. Sex-Economy and Orgone Research*, Vol. 3, 1944.
20. Thompson, Clara, *Psycho-analysis: its evolution and development* (Allen & Unwin, Londres, 1952).
21. Reich, Wilhelm, *The Function of the Orgasm* (Nova York, 1942).
22. Dodson, D. W., Resenha de *Character Analysis in Journal of Educational Sociology*, janeiro de 1946.
23. Fliess, Robert, *The Psycho-analytic Reader* (Londres, 1950).
24. Anon., Resenha de *Character Analysis*, 3rd edition, in *Psychiatric Quarterly*, outubro de 1949.
25. Guntrip, Harry, *Personality Structure and Human Interaction* (Hogarth Press, Londres, 1961).
26. Freud, Anna, *The Ego and the Mechanisms of Defence* (Hogarth Press, 1948).
27. Sterba, Richard, 'Clinical and therapeutic aspects of character resistance'. *Psychoanalytic Quarterly*, janeiro de 1953.
28. Sharaf, Myron, Resenha do artigo de Sterba em *Orgonomic Medicine,* Vol. 1, N.º 1, 1955.
29. Reik, Theodor, *Listening with the Third Ear* (Nova York, 1949).
30. Wolfe, Theodore, Resenha de Theodor Reik, *Orgone Energy Bulletin*, Vol. 2, 1950.

31. Michaels, Joseph J., 'Character structure and character disorder', in *American Handbook of Psychiatry,* Vol. 1, ed. Silvano Arieti (Nova York, 1939).
32. Alexander, Franz, 'The voice of the intellect is soft', *Psycho-analytic Review,* 28, 1941.
33. Reich, Wilhelm, *People in Trouble* (Nova York, 1952).
34. Freud, Sigmund, 'Analysis terminable and interminable', *Collected Papers,* Vol. 5 (Hogarth Press, Londres, 1950).
35. Perls, Fritz, Goodman, Paul & Hefferline, Ralph, *Gestalt Therapy* (Nova York, 1951).
36. Lowen, Alexander, *Physical Dynamics of Character Structure* (Nova York e Londres, 1958). (Edição brasileira: *O Corpo em Terapia,* Summus Editorial.)
37. Baker, Elsworth, *Man in the Trap* (*Collier-MacMillan,* Londres: Macmillan, Nova York, 1967). (Existe edição brasileira: *O Labirinto Humano,* Summus Editorial.)

CAPÍTULO TRÊS

A DOENÇA DA SOCIEDADE
O Desenvolvimento da Política Social

Quando as idéias psicanalíticas conseguiram aceitação geral pela primeira vez, os seus oponentes não dissimularam o fato de que as sentiram como uma ameaça a toda sociedade civilizada estabelecida.

Ernest Jones, no segundo volume da biografia de Freud, escreveu o seguinte: "As teorias de Freud foram interpretadas como incitamento direto à entrega a todas as repressões, regredindo a um estado de desordem primitiva e selvageria. Nada menos do que a civilização estava em jogo"(1).

Na sua infância a psicanálise continha uma crítica implícita à moral tradicional: "O não iniciado", Freud escreveu, "dificilmente é capaz de crer na escassez em que a potência normal pode ser encontrada nos homens, e a freqüência da frigidez nas mulheres, entre os casais casados vivendo sob o domínio de nossa moral sexual civilizada; o grau em que a renúncia se encontra associada em geral para ambos os parceiros com o casamento, e na raridade em que o casamento traz a felicidade que foi tão ardentemente desejada"(2.96-97).

No artigo intitulado "Análise de uma fobia em um menino de cinco anos de idade", Freud salientou que até agora ninguém perguntou "os meios pelos quais e a que preço a supressão dos instintos inconvenientes foi alcançada... Que conclusões práticas podem se seguir a isso e até onde a experiência pode justificar a aplicação dessas conclusões ao nosso meio social atual, são questões cujo exame deixo a outros"(3.287).

Em 1907, discutindo as falhas da educação sexual e a necessidade de reformulação nesta área, Freud apontou a inadequação de uma reformulação limitada a apenas esta área: "Percebemos claramente a não sabedoria em se colocar vinho novo em garrafas velhas, e a impossibilidade de se empreender uma mudança em particular sem alterar as bases de todo o sistema"(4-44).

Apesar desta prematura crítica implícita, a introdução posterior de Freud da teoria da angústia instintiva e da teoria do instinto de morte e do conceito de um desejo biológico de sofrer, deveria demonstrar que a psicanálise não estava em desacordo com a cultura tradicional mas, de fato, viria apoiá-la.

Assim como na área da psicologia do instinto, a teoria inicial da libido foi concretizada e desenvolvida pela teoria de Reich sobre o orgasmo, numa época em que Freud começava a descartar alguns de seus ingredientes principais; e assim como no campo da técnica terapêutica o conceito de resistência foi confirmado e ampliado pelas descobertas da análise do caráter, num período em que o pessimismo de Freud face aos resultados analíticos levou-o a postular um "masoquismo primário", assim também a crítica social inicial implícita na psicanálise foi absorvida por Reich num momento em que o mundo analítico como um todo estava ansioso por demonstrar sua respeitabilidade.

Reich via as implicações sociológicas decorrentes de seu trabalho se restringirem a três problemas básicos:

1. O problema da prevenção das neuroses: a questão da educação e criação das crianças.

2. O problema das atitudes sexuais negativas na sociedade: a questão da reforma sexual.

3. O problema da repressão autoritária na sociedade: a questão da reformulação social como um todo.

Esses três problemas estavam intimamente relacionados. Reich percebeu as três fases principais na vida em que as neuroses eram geradas: *a primeira infância,* quando as principais atitudes de caráter seriam formadas, *a adolescência,* quando as necessidades sexuais estariam no seu auge e ao mesmo tempo nenhuma saída viável seria permitida; e o *casamento compulsivo,* onde as necessidades econômicas e sexuais estariam em conflito.

A preocupação de Reich com a criação das crianças levou-o a contribuir com uma série de três artigos no *Zeitschrift für Psychoanalytische Pädagogik* (5-7). Além desses, deveria desenvolver seus conceitos posteriores da auto-regulação no cuidado inicial e na educação das crianças, um tema ao qual deveria dedicar uma soma crescente de energia e atenção à medida que envelhecia. Esses conceitos serão assunto de um parágrafo à parte.

Quanto mais profundamente Reich olhou para as relações entre os pais e os filhos, mais se interessou pela *função social da família*. Muitos sociólogos, em particular os marxistas, eram conscientes do uso repressivo a que os laços econômicos do casamento estavam vinculados. Engels, por exemplo, em seu livro clássico *The Origin of the Family* disse: "A família individual moderna está baseada na escravidão doméstica aberta e descarada da mulher; e a sociedade moderna é uma massa composta unicamente de famílias individuais formando suas moléculas. Hoje, na grande maioria dos casos, o homem tem que ser o provedor, o ganha-pão da família, pelo menos entre as classes proprietárias, o que lhe dá uma posição dominante que não requer nenhum privilégio legal. Na família ele é o burguês; a esposa representa o proletariado"(8.106).

Cada vez mais, Reich percebia que o processo da repressão sexual, que havia sido o ponto de origem das descobertas da psicanálise, era complementado pelo processo de repressão econômica exposto pelos sociólogos marxistas. O ponto de contato entre eles se encontra na família patriarcal que Engels descreveu tão brilhantemente.

Quando Reich, a princípio, se dedicou à psicanálise, fê-lo com grande eficácia. Deixou-se absorver por experiências clínicas de grande diversidade, em vários tipos diferentes de clínicas e na prática privada. Ao mesmo tempo, tornou-se fundo conhecedor dos problemas teóricos na literatura. Acima de tudo, estava preocupado com as relações entre a teoria e a prática: os meios pelos quais as compreensões teóricas poderiam melhorar a prática clínica, e em que a experiência clínica poderia conduzir a classificações teóricas. Agora, ao ingressar na sociologia, o fez de forma teórica e prática.

"A prática sociológica" para Reich significava comportar-se de uma forma não muito acadêmica. Em 1927, Viena se encontrava em estado de mudança política. Em meados de julho daquele ano, houve um motim socialista inspirado pela absolvição de um grupo de militares que havia atirado a esmo numa concentração popular no início do ano e matado duas pessoas. Foi uma situação tão carregada de emoção e com influências políticas, como a do tiroteio na Universidade de Kent, em Ohio, em 1970. Nos motins de julho em Viena, o Palácio da Justiça foi incendiado, cerca de cem pessoas foram mortas e perto de mil foram feridas, em um holocausto mais comparável ao tiroteio cruel contra a multidão caracterizado por Sharpeville. Reich não apagou esses incidentes de sua mente e nem se refugiou no santuário de seus aposentos profissionais. Pelo contrário, acreditou ser importante familiarizar-se diretamente com o processo de violência política e contra-violência que se sucediam nas ruas. As experiências de Reich como observador desses incidentes foram as suas primeiras em "sociologia prática" e deixaram uma marca indelével em sua mente. Resolveu aliar-se politicamente àqueles que de forma mais ativa desafiavam o autoritarismo daquele governo, preparado para matar a tiros aqueles que protestavam contra suas ações. No dia seguinte em que Reich se alistou no *Arbeiterhilfe* (Ajuda aos Trabalhadores), um grupo médico se filiou ao partido comunista austríaco.

Apesar de Reich ter permanecido ligado ao partido comunista por um período curto de seis anos, tornou-se mais tarde um dos críticos mais inteligentes e ainda posteriormente um oponente fanático à política comunista. Nunca lamentou sua filiação ao partido, pois este lhe ensinou muito mais sobre a irracionalidade do comportamento político do que algum dia pudesse aprender através do estudo acadêmico. Seu campo de trabalho sociológico nos primeiros anos após os motins de Viena ocorrerem nas ruas, constituiu-se em marchas de protesto e demonstração, e em concentrações populares. Como sempre, quando entrava em uma área nova de experiência, o fazia de forma plena. A partir do que aprendeu nas fileiras dos movimentos de protestos em sua época, obteve o discernimento do que viria mais tarde inspirar sua exposição brilhante da natureza das estruturas do poder político e das contradições na consciência de classe que deveria ser desenvolvida no seu livro *The Mass Psychology of Fascism*.

Ao lado de sua participação ativa nos movimentos de protesto, Reich também enfrentou os conflitos teóricos entre a psicanálise e o marxismo. Daqui em diante, ao discutir a família, vai lidar com sua função política em associação aos seus efeitos na vida pessoal dos pais e das crianças. Em uma palestra, no outono de 1927 sobre *"A angústia sexual das massas"* para a Associação Médica Estudantil na Universidade de Viena, Reich chamou atenção pela primeira vez para os problemas que iriam conduzi-lo à sua posterior *crítica ao moralismo burguês*. Em um segundo e mais amplo encontro de estudantes em 1928, levantou pela primeira vez a questão da "Relação entre a psicanálise e a sociologia marxista". Naquele encontro um professor russo de psicologia também havia sido convidado e declarou que toda a teoria psicanalítica das neuroses era uma ficção e era não-marxista. Foi a recusa por um lado da psicanálise em aceitar as implicações sociológicas de suas descobertas, e por outro lado dos marxistas em aceitarem as descobertas clínicas da psicanálise que levou Reich a escrever depois naquele ano (1928) o manuscrito de seu livro *Dialectical Materialism and Psycho-Analysis*.

O materialismo dialético e a psicanálise

Ao discutir as relações da psicanálise com o marxismo, Reich primeiro diferenciou os conceitos marxistas econômico e sociológico do método do materialismo dialético. Seu objetivo era mostrar que não havia algo intrinsecamente não-marxista (neste último sentido) em psicanálise.

Reich colocou de maneira bastante clara exatamente o que compreendia pelo método dialético sob a forma de sete "princípios fundamentais":

1. As idéias sobre o mundo, a sociedade ou sobre si mesmo teriam uma origem material. As interpretações subjetivas da realidade surgem sob condições objetivas específicas.

2. Os processos de desenvolvimento não surgem desvinculados de um princípio progressista e "determinista", mas livre de contradições internas e conflitos entre si. Engels deu muitos exemplos de tais contradições em diferentes campos científicos em seu livro *Anti-Dühring*.

3. Os resultados do desenvolvimento dialético seriam estágios necessários em um processo, e seriam inevitáveis e imprescindíveis.

4. Devido a esse processo dialético de desenvolvimento, nada é constante. O velho contém a semente do novo que dele surge como parte de um processo interno de contradição.

5. O desenvolvimento é uma negação de uma negação. Engels via todas as conseqüências geológicas e orgânicas, juntamente com todas as formas de crescimento social, como ilustrações do conceito da dupla negação.

6. Os processos não mutuamente interdependentes. Toda causa tem um efeito e é ao mesmo tempo um efeito de um efeito, que é também uma causa. Sob certas condições um fenômeno pode se transformar no seu oposto.

7. O desenvolvimento é caracterizado por uma evolução gradual seguido de períodos de transformação repentina. Mudanças quantitativas durante um certo período de tempo resultariam em alterações qualitativas. O exemplo clássico de Engels era a adição de calor à água até que se transformasse "subitamente" em vapor.

Uma das razões principais para a aparente irreconciliação entre o marxismo e a psicanálise era que cada um desses sistemas se caracterizava por um ponto de vista particular fazendo frente a implicações básicas do sistema. Assim o marxismo conduziu a uma doutrina conhecida como "economismo" que pretendia explicar todos os eventos sociais e históricos através de uma redução grosseira a processos econômicos. Reich foi um dos críticos mais contundentes desse tipo de "marxismo vulgar". A psicanálise estava também propensa, como vimos, a desenvolver uma psicologia metafísica do ego que parecia explicar os eventos psicológicos em termos de entidades hipotéticas cuja existência não poderia ser verificada. Entre o marxismo e a psicanálise meta-psicológica não havia de fato nada em comum.

A tarefa de Reich consistiu em demonstrar, primeiro, que a psicanálise tinha base materialista e, em segundo lugar, que aquilo que a psicanálise descobriu sobre os processos emocionais e mentais representava um desenvolvimento dialético.

Demonstrar as bases materialistas das descobertas psicanalíticas não foi difícil. Afinal de contas, Freud havia obtido efeitos materialistas importantes sobre os seus pacientes histéricos, quando através do método da associação livre removeu os seus sintomas físicos de conversão. O fato de que os movimentos que Freud chamou "libido" pudessem ter esses efeitos materiais, sustentava o ponto de vista de que a libido era mais do que um conceito mental. O próprio Freud a princípio imaginou que sua origem estivesse em processos químicos, porém mais tarde admitiu a inadequação dessa visão. Por toda vida, Freud permaneceu consciente da necessidade de dar às suas descobertas uma fundamentação biológica. Em uma carta a Fliess antes da virada do século, comentou que "a terminologia da psicanálise é provisória, válida apenas até ser substituída pela fisiologia"(9.45). Em 1916, escreveu: "O edifício da doutrina psicanalítica por nós erguido é na realidade meramente uma superestrutura cuja base orgânica teremos de estabelecer num momento ou outro; mas esta base nos é ainda desconhecida"(10.324-5).

Mesmo já em 1933, quando um grande número de revisões haviam sido feitas em relação a essas formulações e atitudes iniciais, Freud seria capaz de apontar ao psiquiatra americano Joseph Wortis: "A análise não é tudo. Há outros fatores, forças dinâmicas, que chamamos de libido, que constitui o impulso subjacente a toda neurose. A psicanálise não pode influenciá-la, pois ela tem uma base orgânica... Podemos esperar que a parte orgânica seja desvendada no futuro. Enquanto os fatores orgânicos permanecerem inacessíveis, a psicanálise deixa muito a desejar"(11.195).

Reich, na época de seu panfleto sobre o materialismo dialético, já estava bem adiantado no desenvolvimento de seu conceito de libido, quer teoricamente com os seus conceitos econômico-sexuais e o da neurose vasomotora e praticamente na forma da liberação caractero-analítica da energia reprimida da blindagem do caráter. Desta maneira, era lógico que Reich acima de qualquer pessoa deveria, naquele momento, estar enfatizando a natureza orgânica dos processos libidinais. Também, enquanto Freud havia suposto um "instinto de morte" sem fundamentação clínica, Reich já havia desenvolvido sua visão de que a destrutividade é resultado da libido frustrada e reprimida.

Para cada item do compêndio psicanalítico, Reich estava apto a mostrar a sua base materialista. O princípio de realidade foi demonstrado nas exigências reais feitas por um certo tipo de sociedade à criança em desenvolvimento. O "id" derivaria de processos orgânicos profundos do corpo. O "ego" surgiria a partir do sistema motor perceptual, o "superego" seria forjado através das proibições das figuras paternas. O próprio "complexo de Édipo" poderia ser demonstrado variar de acordo com uma dada estrutura de família em uma forma particular de sociedade, ponto que Reich deveria desenvolver em minúcias no livro *Der Einbruch der Sexual Moral*. Muitas dessas fundamentações orgânicas dos conceitos psicanalíticos foram descritas em detalhes mais amplos há poucos anos atrás no livro de Alexander Lowen *The Physical Dynamics of Character Structure* (12).

Ao chegar à questão de se a vida emocional seria governada por leis dialéticas, Reich deu muitos exemplos de contradições internas e de identidade, num nível de fenômenos que seriam antitéticos (negação) a outros. Escreveu especialmente sobre a dinâmica dialética do interjogo entre as necessidades humanas e as exigências sociais ("instinto" e "mundo externo"), entre a libido e a angústia, entre a tensão e a relaxação; processos conscientes e inconscientes; o id e o ego; amor-próprio e pelos outros; amor e ódio. Muitos desses constituíam-se em antíteses que ele deveria estudar de forma mais detalhada em fases posteriores de seu trabalho.

Na conclusão deste ensaio Reich tinha algo a dizer em relação à posição sociológica da psicanálise. Primeiro, mostrou que assim como o marxismo era a expressão da *tomada de consciência* pelo homem das leis da repressão econômica e política, também a psicanálise era a expressão da *tomada de consciência* pelo homem da repressão social da sexualidade. Então apontava a contradição interna dentro do movimento psicanalítico: por um lado, suas descobertas foram uma "bomba" cultural que parecia representar uma ameaça intolerável aos valores tradicionais. Por outro lado, certos pontos de vista desenvolvidos em nome da psicanálise se prestaram a sustentar o *status quo* e os valores tradicionais. Uma vez Freud comentou que perguntava a si mesmo se as pessoas aceitavam a psicanálise com a finalidade de preservá-la; e a conclusão de Reich foi que, na Viena conservadora, pelo menos, muitos dos seus defensores estavam no processo de destruí-la, visto que cada vez mais abandonavam a teoria da libido e a crítica social implícita na psicanálise.

Naquela época, ele esperava que no socialismo a psicanálise seria aceita sem essas revisões e a necessidade de obter "respeitabilidade". Esperava, na Rússia, poder alcançar seu pleno potencial revolucionário para abrir caminho para seres humanos e formas de sociedade mais saudáveis e criativos. E seu desengano em relação a isso só se daria ainda dentro de uns cinco anos.

O movimento de higiene mental

Contemporaneamente às suas tentativas teóricas em ligar a psicanálise ao marxismo, sua nova descoberta da atuação sociológica encontrou sua expressão mais clara e desenvolvida em seu trabalho no campo da saúde mental. A Policlínica Psicanalítica, da qual Reich se tornou vice-diretor em 1928, fornecia tratamento psicanalítico gratuito às pessoas que não podiam arcar com os encargos da análise. Mas Reich queria criar uma forma de clínica que pudesse ter uma função educacional e orientadora para lidar com problemas sexuais diários, maritais e paternos, pois suas experiências com grupos de classe-operária haviam lhe mostrado serem disseminados em todos os grupos sociais. Freud foi encorajador e disse: "Vá em frente, simplesmente vá em frente". Após vários meses de preparação, Reich formou, em janeiro de 1929, o *Sozialistiche Gesellschaft für Sexualberatung und Sexualforschung* (Sociedade Socialista para Consulta Sexual e Pesquisa Sexológica). Sob seus auspícios, seis clínicas de Higiene Sexual para trabalhadores e empregados (*Sexualberatungsklinik für Arbeiter und Angestellte*) foram abertas. Quatro jovens médicos psicanalistas, Annie Angel, Richard Sterba, Edward Bergler, Annie Reich e três obstetras, se associaram a Reich nesta aventura. A idéia era dar informação gratuita e conselhos sobre métodos de criação de filhos, problemas conjugais, controle de natalidade, problemas sexuais e educação sexual. As clínicas eram também centros de palestras mensais e discussões em grupo.

As seis clínicas eram abertas durante períodos de duas horas e recebiam pessoas que o centro de aconselhamento oficial tivesse recusado. Havia em Viena, por exemplo, um Centro de Aconselhamento Sexual, fundado em 1922 sob a supervisão do ginecologista Dr. Karl Kautsky, filho de um famoso democrata social. Max Hodann comentou sobre o conservadorismo de tais centros o seguinte: "Assim que o Centro de Informação Sexual se tornou parte da máquina administrativa da cidade ou do estado, a instituição do casamento e as características hereditárias e biológicas do indivíduo eram enfatizadas ao invés do direito individual ao saber e o significado psicológico e sexual exato do conhecimento". Um dos jornais de Berlim daquela época tinha um *cartoon* extremamente inteligente: uma mulher com uma criança de cada lado, empurrando um carrinho com um forte bebê; um homem segue o pequeno grupo e um vizinho amigavelmente se adianta e os cumprimenta: "Olá, para onde vocês estão indo?" A criança mais velha responde: "Vamos ao Centro de

Informação Matrimonial. Mamãe quer saber se pode se casar com papai!"(13.137).

As clínicas de Reich foram abertas para solteiros e adolescentes. Sua função era oferecer ajuda, apoio e informação a todos aqueles que necessitassem, e Reich achava que oferecer tal ajuda era por si só a forma mais "moral" de se agir, um contraste notável com a visão conservadora de que era "imoral" incluir pessoas solteiras e adolescentes no trabalho. Alguns dos problemas com que Reich se deparava nas clínicas são apresentados abaixo:

1. *Interrupção da gravidez.* Os médicos conservadores estavam preparados para recomendar a interrupção da gravidez apenas com base em indicações médicas precisas, tais como um risco de integridade física para a mãe e para a criança. O ponto de vista de Reich era que fatores sócio-econômicos e *caracterológicos* deveriam ter peso igual na determinação de se a recomendação de aborto deveria ser feita. "Desde o início", Reich escreve, "assumi a posição de que toda mulher que tivesse ficado grávida contra sua vontade tinha o direito de interromper a gravidez, com ou sem esta ou aquela indicação... Enviava toda mulher que tivesse engravidado sem sabê-lo ou desejá-lo às clínicas de obstetrícia oficiais. Eu sabia exatamente o que estava fazendo. Assumir eu mesmo este risco foi um fato natural"(14). Assim Reich lutou, praticamente com certo risco profissional para si mesmo, pelo direito de toda mulher sobre seu corpo. Isto ocorreu quase quarenta anos antes dessas idéias serem melhor aceitas na Inglaterra com a ampla discussão quanto à ética do aborto legalizado que ocorreu durante os anos sessenta.

2. *Contracepção.* Nessa época a idéia da contracepção dentro do casamento estava ainda lutando por respeitabilidade. O livro de Marie Stopes *Married Love* havia surgido apenas oito anos atrás e foi imediatamente banido da América como obsceno. Em 1923, o panfleto de Margaret Sanger, *"Limitação da Família"* foi processado em Londres. Ao menos Reich, em 1929, estava preparado para enfrentar a "batata quente" do problema da juventude: "Eu neste momento tinha que lidar com os jovens que eram considerados "saudáveis". A maior parte das vezes eles apenas me procuravam para pedir informação sobre a contracepção. Em regra eram jovens entre quatorze e vinte anos de idade. Imediatamente o problema se configurou: Devemos fornecer contraceptivos a jovens de quatorze ou quinze anos? Esta única questão levantava todo o problema da juventude de forma consistente e implacável. Era algo comum não apenas vê-los nas clínicas ou dispensá-los, consolando-os dizendo que deveriam esperar até que fossem "mais maduros". Naturalmente, esse era um procedimento inviável se quiséssemos abranger a questão da prevenção das neuroses"(14.80).

Ao reivindicar, como ele fez, o direito dos adolescentes, que de qualquer forma já estavam engajados em atividades sexuais, em obter informação contraceptiva, Reich estava novamente décadas à frente de sua época. Em 1970, pela primeira vez na Inglaterra, um grupo de doutores integrantes do corpo médico conservador, a Associação Médica Britânica, recomendou que as facilidades contraceptivas deveriam se achar disponíveis como algo natural para os adolescentes, embora a razão para a visão deles fosse, sem dúvida, puramente negativa e esta representava dos males o menor (a outra seria gravidez em adolescentes). Assim, hoje é possível se esperar que a posição de Reich produza menos horror do que em 1929.

3. *Educação sexual positiva*. Max Hoddan, no livro *The History of Modern Morals*, descreveu a educação sexual que prevaleceu em geral no final da década de vinte na Europa como caracterizada por:

(I) Limitação estrita aos aspectos reprodutivos e paternos do sexo e ênfase sobre a vida das plantas e dos animais. Omissão de comparações com seres humanos. (N.B.: *The London County Council, Memoranda sobre Curriculum I*, julho, 1935, recomendava que "a instrução em classe em escolas não deveria incluir mamíferos neste tópico").

(II) Aterrorização sistemática em relação às doenças venéreas em particular e aos "perigos" do sexo em geral. Advertências contra a masturbação.

(III) O cultivo da prática de hábitos de constrangimento e sentimento de culpa nas crianças.

Em 1970, pela primeira vez, a BBC tomou a iniciativa de transmitir uma série de programas de televisão destinados a apresentar alguns elementos de uma abordagem mentalmente saudável caracterizados por sanidade, simplicidade e a evitação de muitos erros cometidos pela educação sexual "tradicional" (onde houve alguma) no passado. Algumas escolas secundárias haviam avançado a ponto de ser possível a discussão das relações de amor entre os sexos. Em alguns países escandinavos, em contraste, uma educação sexual clínica bastante completa, detalhada e quase obsessiva se encontrava disponível em quase todo tipo de enciclopédia.

O aconselhamento de Reich nas clínicas de higiene era qualitativamente diferente, tanto em relação ao tipo de educação reprodutiva-formalista ou da abordagem enciclopédica sexual. Centrava-se simplesmente na qualidade da vida amorosa do adolescente e as condições sob as quais eram mantidas. Munido clinicamente do conceito de potência orgástica, estava agora numa posição em que poderia conseguir algum efeito sobre as condições sociais que promoviam a perturbação orgástica.

"Tornou-se claro", escreveu, ao relatar seu trabalho na clínica, "que estes jovens eram mais ou menos neuróticos no início da puberdade; mas que a neurose atual se desenvolveu apenas após vários anos de conflitos sexuais adolescentes. A fixação nos tabus sexuais da infância atuava como um freio desde muito cedo, mas era basicamente a inibição do passo final em direção a uma vida amorosa natural em sua maturidade que os arremessava de volta aos conflitos de sua infância"(14.82).

Reich reconheceu que havia apenas três espécies de conselhos disponíveis que poderiam ser dados a esses adolescentes: abstinência; masturbação; ou a afirmação do seu direito à vida amorosa. Ao optar pela terceira dessas possibilidades Reich reconheceu que se defrontava com uma "enorme ameaça" à sua vida profissional.

Esta ameaça começou a se delinear três anos antes da publicação de seu primeiro artigo sobre educação sexual no *Zeitschrift für Psychoanalytische Pädagogik*. Circulavam rumores de que ele arranjava para os adolescentes observarem intercursos sexuais e de que dormia com suas pacientes durante as sessões analíticas. "Eram reações típicas", escreveu ao analisar este fragmento de patologia, "de indivíduos sexualmente doentios à luta pela felicidade sexual por parte de indivíduos saudáveis. Eu sabia que nada poderia se comparar em ódio e amargura a essa reação, nada nesse mundo poderia a ela se igualar em sua incitação cruelmente silenciosa do sofrimento humano"(15.143).

Tais rumores, em todas as variações possíveis e combinações de distorção, invenção, falsa alegação e meia-verdade, tiveram vida própria e uma tenacidade peculiar. Eram parte do preço, e bastante caro, que Reich foi forçado a pagar pela sua opção em se comprometer com o problema adolescente, e de colocar sua segurança e respeitabilidade pessoais antes da necessidade humana de clareza em termos de saúde e doença sexuais.

Dentro de poucos meses de trabalho na clínica de higiene sexual, Reich sentiu que havia aprendido mais do que nos dez anos de prática médica privada.

Nessa época Reich ainda se via como psicanalista marxista e como tal esperava encontrar alguma medida de apoio ao trabalho de higiene mental no qual estava engajado, tanto nos círculos marxistas como psicanalíticos. É necessário agora descrever a visita que fez à Rússia no outono de 1929, e uma discussão importante que se deu em casa de Freud no final daquele ano.

A visita à U.R.S.S.

O ensaio de Reich *"O materialismo dialético e a psicanálise"*(16) surgiu em 1929 simultaneamente com *Unter dem Banner des Mar-*

xismus na Alexanha e seu correspondente soviético *Pod Znamienem Marxisma* (N.º 718) em Moscou. Após o surgimento em Moscou, o nome de Reich se tornou bem conhecido por lá, e ele foi convidado para visitar Moscou em setembro daquele ano. A situação lá era confusa. Por um lado, havia aqueles marxistas que estavam convencidos de que a psicanálise era uma "filosofia idealista burguesa", por outro lado, a psicanálise naquela época já era praticada, e a Rússia também havia introduzido uma legislação sexual e familiar gradual que em muitos aspectos englobava o tipo de visão que Reich apoiava com base no seu trabalho de higiene mental.

No transcurso de sua viagem, Reich visitou o Professor Rosenstein do instituto neuropsicológico, onde o tratamento psicanalítico era oferecido pelo analista do Instituto oficial, o Dr. Friedmann; lá, Reich fez uma palestra sobre *"Psicoterapia ou profilaxia das neuroses"* e encontrou maior receptividade do que estava acostumado nos círculos psicanalíticos. O Instituto Marx-Lenin em Kharkov, onde se realizava pesquisa psicanalítica, convidou-o a contribuir com artigos regularmente. Visitou o dispensário venerológico do Dr. Batkis no Instituto Moscou de Higiene Social, onde grande interesse foi demonstrado pelas explicações de Reich em relação ao seu trabalho nas clínicas em Viena. Na Academia Comunista em Moscou fez conferência sobre *"Sociologia e Psicologia"*.

As impressões mais fortes de Reich foram de seus encontros com Vera Schmidt, uma psicanalista de Moscou que havia fundado um jardim de infância em 1921. Ela havia publicado uma narrativa de sua experiência no local em um artigo denominado *A educação psicanalítica na União Soviética* em 1934 (17). A norma principal do local era que não deveria haver punição ou julgamentos morais. Era julgado apenas o resultado objetivo da ação da criança e não a criança em si. Todo o ambiente era adaptado à sua idade e necessidades especiais. Os brinquedos e materiais eram escolhidos pelo valor criativo e estavam relacionados às necessidades, interesses e habilidades das crianças. "Se a criança deve se ajustar à realidade externa sem maiores dificuldades", Vera Schmidt escreveu no panfleto acima referido, "o mundo externo não deve mostrar-se à criança como algo inamistoso. Tentamos, contudo, tornar a realidade tão prazerosa quanto possível para ela e substituir todo prazer primitivo que se supõe, aprende a renunciar, por prazeres mais racionais."

A manipulação do treino de toalete e da atividade genital era excepcionalmente avançada e positiva. "A atitude das crianças em relação à questão da limpeza", escreveu Vera Schmidt, "é consciente e natural. Não há sentimento de 'vergonha' ligado a esses processos. Nosso método parece apto a salvá-las das experiências traumáticas severas usualmente ligadas ao treino do controle esfincteriano." Na sua instituição havia uma incomum abordagem positiva das atividades sexuais, conversas e perguntas a partir das próprias crianças. Reich reconheceu que o trabalho dela estava inteiramente no caminho da afirmação da sexualidade infantil, e que vinha praticando por quase dez anos o tipo de educação que ele veio independentemente a considerar como sexualidade economicamente saudável. Encontrou no trabalho dela a primeira demonstração prática de seu princípio da auto-regulação na infância. Ele assim o registrou: "O trabalho de Vera Schmidt foi a primeira tentativa na história da educação de dar à teoria da sexualidade infantil um cunho prático. Como tal, é de importância histórica. Sem dúvida, Vera Schmidt foi a primeira educadora que, puramente de forma intuitiva, compreendeu a necessidade bem como a natureza da alteração da estrutura humana de uma maneira prática"(18). Um meio prático de prevenir o choque traumático entre as necessidades infantis e o princípio autoritário havia sido demonstrado. Mais tarde Reich deveria experimentar uma euforia semelhante quando pela primeira vez se deparou com o trabalho do educador inglês A. S. Neill, que mais ou menos na mesma época estava abrindo caminho com sua abordagem positiva e não moralista das crianças, um tanto mais velhas que as de Vera Schmidt, na sua famosa escola de Summerhill. Mas sobre isto falaremos mais em outro contexto.

Vera Schmidt passou por grandes dificuldades, semelhantes aos rumores hostis que já haviam perturbado Reich, e de oposição ativa de pessoas de posições elevadas. Em face à oposição e em apoio, ela foi relutantemente levada a fechar a instituição.

Reich retornou da Rússia cheio de esperanças com as atitudes progressistas e liberais lá encontradas, particularmente no campo do controle da natalidade, a reformulação do casamento, a legislação do aborto, etc. Em poucos anos após sua visita a contra-reação se instalou, e houve uma tentativa ampla e conjunta de reafirmar os esteios tradicionais através de medidas educacionais e morais autoritárias. Essas mudanças, que causaram uma grande desilusão para Reich, foram descritas em seu artigo denominado *"A luta pela 'nova vida' na União Soviética"*(18), escrito seis anos após sua visita, onde registrou em crônica as primeiras mudanças e a inibição subseqüente da "Revolução Sexual na União Soviética", como Batkis, o diretor do Instituto Moscou, a havia chamado.

O debate cultural com Freud

Poucos meses após o seu retorno da Rússia, Reich compareceu a uma reunião na casa de Freud, onde falou a um grupo de analistas sobre "A profilaxia das neuroses", a 12 de dezembro. Esta foi a primeira de uma série de reuniões mensais regulares para o círculo interno dos analistas vienenses. Presentes nessa ocasião estavam Edward Hitschmann, Paul Federn, Hermann Nunberg, Felix Deutsch, Ludwig Jekels e provavelmente Heinz Hartmann, além de Freud e Reich. O encontro era importante, pois foi um dos vários nos quais a questão da relação entre a civilização e a neurose estava sendo discutida, em particular a questão de se a repressão sexual e a frustração do instituto eram necessárias para a formação cultural. Essas discussões foram a base de onde nasceu o livro de Freud *Civilisation and its Discontents,* cuja primeira edição saiu na Áustria menos de dois anos depois.

Reich falou de seu trabalho no movimento de higiene mental, de seus pontos de vista sobre a função repressiva da família compulsiva e o problema sociológico da puberdade. Assumiu a posição clara de que as neuroses podem ser preventivas, desde que aquelas condições diferentes de educação, de vida familiar e organização social pudessem ser introduzidas. A posição de Freud foi que a cultura possui prioridade, e que não era tarefa da psicanálise salvar o mundo. Muitas afirmações em *Civilisation and its Discontents* foram extraídas das respostas de Freud à posição de Reich neste encontro. Neste livro Freud assumiu a posição de que "a civilização está edificada sobre a renúncia das gratificações instintuais... essa privação 'cultural' domina todo o campo das relações sociais entre os seres humanos"(19.63). Freud prosseguiu justificando esta privação nas seguintes palavras: "A existência da tendência à agressão, que podemos detectar em nós mesmos e certamente presumir estar presente nos outros, é um fato que perturba nossas relações com o nosso próximo, e se torna necessária para que a cultura estabeleça suas altas exigências. A sociedade civilizada está perfeitamente ameaçada pela desintegração através da hostilidade primária dos homens uns em relação aos outros... Por isso seu sistema de métodos leva a humanidade a se identificar e aspirar a relações amorosas inibidas; portanto, à restrição da vida sexual"(19.87-8).

Quando Reich expôs seus argumentos sobre a prevenção das neuroses em contraposição à idéia de Freud, este respondeu que ou Reich estava totalmente enganado ou que ele teria que carregar sozinho a pesada carga da psicanálise. No sentido de Reich se tornar o herdeiro da crítica social original da psicanálise que Freud abandonou nesta época, de fato ele também herdou o peso das acusações de "ameaçar a cultura" com as quais a psicanálise inicialmente se viu às voltas.

Era fácil, muito fácil, atacar os pontos de vista de Reich como "bolchevismo" e insinuar, como alguns analistas faziam, que eram ditados por Moscou. Dentro de um espaço de tempo muito curto Moscou iria, em contrapartida, denunciá-los como atividade contra as reformas soviéticas em andamento.

Apesar do pessimismo contido em seu livro sobre a civilização, Freud o encerrou com uma nota de esperança: "Há uma questão que dificilmente posso ignorar... não seria o diagnóstico justificado de que muitos sistemas ou períodos da civilização — possivelmente a humanidade toda — se tornarem neuróticos sob a pressão de premências culturais? Eu não diria que tal tentativa de aplicar a psicanálise à sociedade civilizada seria fantástica ou condenada à esterilidade. Mas é necessário sermos bastante cautelosos... O diagnóstico de neurose coletiva se defronta com uma dificuldade especial. Na neurose individual, podemos usar como ponto de partida o contraste apresentado entre o paciente e o seu ambiente, o qual presumimos ser 'normal'.

Nenhuma base desse gênero seria útil para qualquer sociedade afetada de modo semelhante; teria de ser suplementada de uma outra forma. E com relação às aplicações terapêuticas de nosso conhecimento, qual seria o uso da análise mais aguda da neurose social, visto que ninguém possui o poder de induzir a comunidade a adotar a terapia? Apesar de todas essas dificuldades, podemos esperar que algum dia alguém se aventure a essa busca da patologia das comunidades civilizadas"(19.141-2).

Esta direção nunca foi assumida pela psicanálise. Reich deveria publicar seu compreensivo "diagnóstico da neurose coletiva" no livro *The Mass Psychology of Fascism,* quatro anos após a discussão na casa de Freud, e dois anos após o livro sobre a civilização, do qual a citação de Freud acima foi retirada. Enquanto Reich estava ocupado com o desenvolvimento de seus pontos de vista sobre a auto-regulação como alternativa à compulsão moralista na educação e como desenvolvimento das conseqüências sociais, Freud escrevia por volta de 1933: "A função da educação é inibir, reprimir e conter, e tem todas as vezes realizado essa função admiravelmente.... Um ponto ótimo de educação deve ser descoberto: que faça o maior benefício e o menor dano possível. É questão de descobrir quanto podemos reprimir, quando e por quais métodos"(20.191-2).

Anna Freud assumiu uma visão similarmente repressiva. Por volta de 1936, concluiu que "na prática a esperança de extirparmos a neurose da vida humana é vista pelos educadores como ilusória, enquanto que do ponto de vista teórico ela será fragmentada assim que dermos nosso passo seguinte na pesquisa psicanalítica"(21.60). Ela acrescentou, entretanto, uma nota de rodapé, na qual salientou que "o mais firme representante da visão de que a neurose pode ser extirpada foi Wilhelm Reich, mas há muitos outros que compartilham da opinião dele".

Reich achou a atmosfera da reunião na casa de Freud fria e hostil aos seus pontos de vista. Era evidente que a divergência entre a sua posição e a de Freud era maior do que nunca (22).

Durante o ano de 1930 Reich redigiu as conclusões teóricas nascidas de seu trabalho de higiene mental em um livro intitulado *Sexual Maturity, Abstinence and Marital Morality* (23), no qual fez uma crítica exaustiva à família autoritária e ao casamento compulsivo. Descreveu também as contradições nas quais os movimentos conservadores de reforma sexual se encontravam, devido à sua necessidade de manter os conceitos da moral tradicional. Este livro seria mais tarde ampliado, formando a primeira metade de seu livro *The Sexual Revolution*, assim analisado naquele mesmo mês no *Leipziger Volkszeitung*: "O autor, Dr. Wilhelm Reich, diretor das clínicas de higiene sexual em Viena, é, sem dúvida, um dos pensadores mais lúcido, soberbo e incorruptível dentre os atuais sexologistas... Estas 180 páginas contêm mais do que enciclopédias inteiras de sexologia e sociologia. Com o nosso atual conhecimento sociológico e psicanalítico, uma crítica à reforma sexual dificilmente poderia ser feita em bases mais relevantes e concisas do que a aqui feita"(24). Em setembro de 1930, o terceiro Congresso da Liga Mundial pela Reforma Sexual aconteceu em Viena. A Liga havia sido formada dois anos antes por Magnus Hirschfeld, que fez parte do seu trio de presidentes, composto ainda por Havelock Ellis e August Forel até 1931, quando Forel morreu e Ellis se retirou. O programa da Liga incluía igualdade entre os sexos, abolição das discriminações às mães solteiras e às crianças ilegítimas, abolição das leis contra o controle da natalidade e o aborto, educação sexual positiva e construtiva, e a reforma do casamento e das leis do divórcio (13.306). No Congresso de Viena em setembro daquele ano, Reich encontrou uma platéia mais receptiva às suas idéias do que nas reuniões psicanalíticas. Lá expôs sobre *"As necessidades sexuais da classe trabalhadora e as dificuldades do aconselhamento sexual"*. Seu programa posterior de política sexual em Berlim derivou deste programa apresentado no congresso.

Neste mesmo mês fez planos de deixar Viena. Por algum tempo, estabeleceu vínculos com grupos psicanalíticos de Berlim onde havia um grau maior de consciência sociológica. Também lá as suas idéias sobre a análise do caráter se mostravam populares e Reich decidiu que seria um clima profissional mais agradável para se trabalhar.

Reich visitou Freud em sua casa em Grundlsee pela última vez antes de partir para Berlim. O livro sobre o casamento e a família havia acabado de sair. Na sua discussão com Freud, Reich tentou deixar clara sua distinção entre a moralidade natural e a compulsiva, e entre as formas típicas de famílias patriarcais e a família natural baseada no amor, respeito mútuo e ternura sexual. Freud teve uma forte reação de animosidade contra Reich e lhe disse: "Sua posição não tem nada a ver sequer com metade do caminho da psicanálise"(25).

Logo após esse encontro final, Reich mudou-se para Berlim no final de setembro de 1930.

Wilhelm Reich em Berlim

Em Viena, todas as incursões de Reich pela sociologia foram apenas ensaios para uma exploração ampla na Alemanha do que ele em breve viria a chamar de "psicologia política". Havia uma consciência sociológica maior em Berlim do que Reich encontrou em Viena. A teoria do orgasmo foi melhor compreendida, muitos analistas o procuraram para aprender as técnicas da análise do caráter, e ele era muito requisitado para falar sobre as origens sociais da neurose. A Associação de Médicos Socialistas de Berlim, dirigida na época por Ernest Simmel, convidou Reich para falar sobre *"A profilaxia das neuroses"* em novembro de 1930, e ele se deparou com uma recepção entusiástica de quase 200 médicos e estudantes.

Na Sociedade Psicanalítica de Berlim já havia um certo número de analistas marxistas. Siegfried Bernfeld, um analista leigo, que já em 1925 se interessava pelas relações entre o marxismo e a psicanálise, era um desses. Erich Fromm e Karen Horney, que independentemente iriam mais tarde fundar as escolas culturais "neo-freudianas" na América, ficaram fortemente influenciados por Reich nessa época. Otto Fenichel, que freqüentava o círculo de Reich em Viena e que chegou a Berlim antes dele, foi um partidário entusiasta de seus pontos de vista. Barbara Lantos também estava no grupo inicial formado em torno de Reich em Berlim.

Reich estava preocupado nessa época com uma outra versão da controvérsia natureza *versus* cultura, desenrolada entre ele e Freud. Em novembro daquele ano ele recebeu para análise uma cópia de Malinowski de *The Sexual Lives of Savages* (27). O livro causou-lhe uma profunda impressão. Malinowski rejeitava a idéia de que o conflito criança-pais que conduzia a formações neuróticas do caráter fosse biologicamente dado, e havia sugerido em um livro anterior que o complexo de Édipo era produzido socialmente. Essas idéias não eram aceitas por muitos analistas, e foram violentamente contestadas pelo psicanalista inglês Ernest Jones em especial. No novo livro de Malinowski, Reich encontrou provas bem mais minuciosas, na vida das Ilhas Trobriandesas, de que os neuroticismos da Europa Ocidental não existiam lá, e isso estava associado a uma abordagem não repressiva e positiva da sexualidade infantil.

A análise de Reich do livro de Malinowski saiu pela primeira vez em 1931, mas ele achou que seria necessário mais de um ano para que o livro se tornasse suficientemente importante e uma fonte de estudo essencial. Reich estava especialmente interessado nos diferentes tipos de casamento que ocorriam na sociedade trobriandesa. Um tipo de casamento, uma forma especial de casamento cruzado entre primos, trazia vantagens econômicas que poderiam ser perpetuadas na descendência masculina, devido às complicadas regras de herança e dotes que governam os trobriandeses. Quando o casamento do gênero cruzado entre primos não podia ser arranjado, nenhuma vantagem econômica específica era obtida pelos pais do casal. Correspondendo aos dois tipos de casamento, Malinowski também descreveu duas espécies de criação de filhos. Aqueles destinados a um futuro casamento cruzado em contraposição a todas as crianças da sociedade trobriandesa, estavam sujeitos a uma educação sexual repressiva e negativa. Eram prometidos em casamento na infância e a eles era negada a escolha livre de parceiros a que as outras crianças tinham permissão. Malinowski escreve que "trilhavam o caminho estreito do decoro superficial apenas sob violenta pressão"(27).

O próprio Malinowski não extraiu de sua pesquisa a conclusão a que Reich chegou, mas nas discussões com ele alguns anos mais tarde simpatizou-se com a posição de Reich. Como marxista, Reich estava interessado em ir além de uma sociedade que Malinokski estudou tão detalhadamente e em relacioná-la a outra pesquisa etnográfica, especialmente o trabalho de Engels sobre a origem da família.

Ele desenvolveu uma teoria etnográfica completa, explicando satisfatoriamente o desenvolvimento das formas patriarcais de sociedade a partir de uma forma originalmente matriarcal, ligando a transição à instituição do dote de casamento, que acreditava ser o ponto focal onde os interesses econômicos primeiro se chocaram com os interesses sexuais e levaram à restrição da sexualidade adolescente face ao interesse pelos benefícios. Seu livro sobre o assunto, *Der Einbruch der Sexualmoral* (A Origem do Moralismo Sexual)(28) foi publicado no ano seguinte, e recebeu uma crítica simpática de Erich Fromm.

Uma surpreendente confirmação da visão reichiana da repressão sexual sociologicamente determinada apareceu na enciclopédia *Sex and Culture* (29) por J. D. Unwin, que afirmou que o grau de nível cultural encontrado em um grande número de sociedades primitivas que estudou estava intimamente ligado com o grau de repressão sexual. Unwin, entretanto, assumiu uma visão oposta à de Reich: que a cultura humana exigia a repressão sexual, ou seja, o mesmo ponto de vista adotado por Freud. Reich estava interessado em saber sobre o principal critério que Unwin adotou como avaliação de uma cultura: o grau de evolução em direção a uma religião monoteísta.

Ao mesmo tempo em que o debate etnográfico ocorria nos círculos analíticos, Reich fazia muitas palestras no *Marxistische Arbei-*

terschule, um centro socialista de educação adulta em Gartenstrasse. Ministrou cursos sobre *"Marxismo e Psicologia"* e sobre *"Sexologia",* que eram apresentados numa linguagem simples destinada a uma platéia composta por indivíduos de todos os estratos da sociedade.

Reich era então membro do Partido Comunista Alemão. Era membro de uma facção conhecida por "Bloco Vermelho" em Wilmersdorferstrasse, que era uma colônia de escritores e artistas, com cerca de vinte membros. Tinha um líder político, Alfred Kantorowicz, um organizador administrativo, Max Schröder, e um organizador de propaganda, Arthur Koestler, que escreveu sua narrativa sobre a facção Bloco Vermelho numa contribuição ao livro *The God that Failed*(30). Ainda no grupo havia dois atores de um teatro de vanguarda chamado "The Mouse-Trap", várias garotas "com ambições intelectuais vagas", um agente de segurança e vários trabalhadores. Entre eles estava Elsa Lindenburg, uma dançarina da Ópera Estadual de Berlim, que se tornaria a segunda esposa de Reich dentro de um a dois anos no máximo.

Reich recusou funções políticas. Sua experiência política na Alemanha deveria lhe mostrar cada vez mais durante os anos seguintes o abismo existente entre a organização política formal e a luta política por uma existência social melhor e mais humana. Em Viena foi-lhe oferecida uma cadeira no comitê executivo do partido, mas essa espécie de posição formalista era avessa a ele. O comunismo de Reich por essa época tornou-se cada vez mais uma forma de resistência ao fascismo. Por volta de julho de 1931, as tropas de choque nazistas já estavam marchando pelas ruas. Numa determinada ocasião, descrita tanto por Koestler quanto por Reich, temia-se que fosse feito um ataque nazista aos redutos do Bloco Vermelho. Uma comparação das duas narrativas dá uma visão fascinante do quadro político naquela época:

Reich: "Cerca de trinta de nós, incluindo mulheres e meninas, estávamos nos alojamentos do Bloco Vermelho e pretendíamos apostar num possível ataque aos habitantes. Havia três pistolas no grupo e apenas quatro homens com experiência em tal tipo de luta. Para ser sincero, os demais eram corajosos em distribuir e pregar cartazes, firmes na sua convicção, mas agora era uma questão de poder. No nosso desespero, enchemos moringas com água e colocamos umas cem delas sobre as janelas e portas para atirar sobre as cabeças dos homens da SA * se necessário. Isto pode dar uma visão entre outras da situação de 'luta de classe'. Felizmente nada aconteceu naquela noite"(14.112). Koestler: "Numa noite crítica cerca de trinta de nós mantivemos vigília no meu apartamento minúsculo, munidos de

---

* SA: formação paramilitar do partido nacional socialista. (N. T.).

armas, canos de chumbo e cassetetes de couro. O apartamento estava obscurecido pela fumaça de cigarro; homens estavam sentados ou dormindo por toda parte, sobre as camas, no chão, sob a pia da cozinha entre os canos de chumbo, garrafas de cerveja e cassetetes... Toda a cena acima me parecia semelhante a um amontoado de pessoas perdidas de um exército derrotado"(30.62).

Se os nazistas tivessem realmente atacado, Reich comentou, teria sido um massacre estúpido entre homens do mesmo porte, da mesma posição econômica, e até com a mesma determinação em "remover a desordem"(14).

Enquanto as atitudes políticas estavam recrudescendo a luta entre os nazistas e comunistas, ambos oriundos da mesma classe social, Reich estava interessado naquilo que comunistas e fascistas teriam *em comum* como pessoas, e o que o comunismo e o nazismo teriam *em comum* enquanto movimentos políticos. O antigo interesse levou-o à criação de um amplo movimento formado por jovens na Alemanha, do qual faziam parte jovens nazistas, trabalhadores da ala esquerda e estudantes: o movimento político sexual. O segundo interesse deveria levá-lo ao estudo do fascismo enquanto ideologia e exploração psicológica das massas através do poder político, que também era pertinente às sociedades comunistas, uma vez que obtinham o poder.

O movimento político sexual

O trabalho de Reich no campo da higiene mental em Viena mostrou-lhe o vivo interesse apresentado pelos jovens de toda espécie de opinião política em suas descrições lúcidas dos problemas adolescentes, a relação das atitudes de caráter com a base familiar e a ligação entre a repressão sexual e a ordem social. Nessa época na Alemanha havia cerca de oito organizações voltadas para causas como a luta pelo livre controle da natalidade e a defesa do aborto, ou seja, em benefício da reformulação sexual. Essas organizações perfaziam entre si uma média de 350.000 membros. Reich nesse momento propôs que essas organizações separadas e não relacionadas deveriam formar um tipo de frente unida, com membros de todos os principais partidos políticos. O partido comunista alemão concordou com a criação de tal organização, sob a liderança de Reich, subordinado ao *Deutsche Reichsverband für Proletarische Sexualpolitik* (Associação Alemã para Política Sexual Proletária). Realizaram seu primeiro congresso em Düsseldorf no outono de 1931, e oito associações, representando quase 20.000 membros, ingressaram no movimento de política sexual. No transcorrer do ano, grupos similares se formaram em Stettin, Dresden, Leipzig e Charlottenburg, e dentro de um curto espaço de tempo havia 40.000 membros filiados. Reich viajou extensivamente por muitas partes da Alemanha, reunindo-se com grupos de jovens, ajudando a fundar clínicas e encaminhando discussões.

O programa adotado em Düsseldorf havia sido redigido por Reich antes de junho daquele ano. Continha sete objetivos principais:

1 — A livre distribuição de contraceptivos àqueles que não pudessem obtê-los através de canais normais e propaganda maciça pelo controle da natalidade, com a finalidade de combater a necessidade de aborto.

2 — Abolição completa da proibição existente de aborto. Disponibilidade de aborto livre nas clínicas públicas; assistência financeira e médica à gravidez e ao aleitamento materno.

3 — Abolição da distinção entre casados e não casados no sentido legal, abolição do conceito de "adultério". Liberdade de divórcio. Eliminação da prostituição pela reeducação; mudanças econômicas e econômico-sexuais para erradicar suas causas.

4 — Eliminação das doenças venéreas através de completa educação sexual e, acima de tudo, substituindo comportamentos sexuais promíscuos por relações sexuais saudáveis.

5 — Prevenção de neuroses e problemas sexuais através de uma educação positiva para a vida. Estudo de princípios de pedagogia sexual. Fundação de clínicas terapêuticas.

6 — Treinamento de doutores, professores, trabalhadores na área social, etc., em todas as questões relevantes da higiene sexual.

7 — Substituição da punição por crimes de ordem sexual, por tratamentos. Prevenção de crimes sexuais através de métodos melhores de educação e da eliminação das causas econômicas. A proteção das crianças e adolescentes contra a sedução do adulto.

Reich comparou o seu programa com muitas das mudanças legais que já haviam se processado na União Soviética. Reconheceu que grande parte do que buscava era incompatível com o capitalismo. Quando este mesmo programa foi apresentado para adoção à Liga Mundial pela reforma sexual, acharam-no demasiado político para ser aceito. Quatro anos depois, quando o fundador da Liga, Magnus Hirschfeld, morreu no exílio, os outros dois presidentes restantes, J. H. Leunbach da Dinamarca e Norman Haire da Inglaterra, estavam divididos justamente em relação à questão de se a reforma sexual poderia se dar divorciada da política ou não. Haire assumiu o ponto de vista de que deveria se dar dentro da subestrutura da sociedade vigente. Leunbach, que se aliou à visão de Reich, tentou uma eleição parlamentar com base numa plataforma político-sexual e, embora derrotado, pouca dúvida há de que foi um dos pioneiros que preparou o terreno para as amplas mudanças nas leis sexuais dinamarquesas durante as décadas seguintes. A Liga Mundial para a Reforma Sexual foi dissolvida em 1935 devido a falha dos dois presidentes restantes em chegar a algum acordo sobre o problema político-sexual. Em pouco tempo, assim que a Rússia repeliu sua legislação progressiva, Reich deveria descobrir que a política sexual também era incompatível com o Estado capitalista.

O programa era extensamente popular entre os jovens da Alemanha que haviam se unido sob a proteção da organização de Reich. Muitos grupos pediram a ele para escrever um livro especificamente destinado a jovens.

Três livros foram preparados, um para adolescentes, um para crianças e outro para mães. Annie Reich escreveu o livreto para as mães. Foi ansiosamente lido por milhares de mulheres da classe trabalhadora que nunca tiveram anteriormente a chance de ter auxílio honesto em responder às perguntas das crianças. Foi chamado *If Your Child Asks You* (31), e lidava com os perigos da repressão da curiosidade natural das crianças, o mito da "inocência" das crianças, a necessidade de evitar mentiras e meias-verdades e exemplo de perguntas de crianças e as respostas às mesmas. O livro para crianças foi chamado *The Chalk Triangle* (32) e apropriado para crianças de oito a doze anos. A experiência daqueles que usaram o livreto com grupos de crianças foi de grande satisfação proveniente do fato de se deixar de lado o medo, a reserva e o embaraço que anteriormente rodeavam as questões sexuais.

O livro para adolescentes foi escrito pelo próprio Reich. Ficou pronto no verão de 1931 e enviado ao Comitê Central para a Juventude em Moscou, que pretendia imprimi-lo. Sua produção foi, contudo, adiada por quase um ano, por razões que se tornaram claras mais tarde. Finalmente, em março de 1932 Reich fundou sua própria editora, a *Verlag für Sexualpolitik* e publicou o livro para a juventude sob o título de *Der Sexuelle Kampf der Jugend* (A Luta Sexual da Juventude) (33). Ao mesmo tempo surgia o livro etnográfico.

Durante nove meses o distribuidor literário do Partido Comunista Alemão ajudou na tiragem dos livros. Dez mil cópias do livro para jovens foram publicadas e quatro mil saíram em seis meses. Mas, em 5 de dezembro de 1932, apareceu uma nota no jornal *Red Sport* proibindo de forma estrita a distribuição de qualquer um dos livros publicados pela *Verlag für Sexualpolitik,* considerando que os problemas eram tratados de forma "contraditória à educação revolucionária correta das crianças e adolescentes".

Seguiram-se quatro meses de disputa acirrada entre os grupos de jovens, que estavam fortemente a favor do livro (embora alguns o criticassem devido à sua orientação abertamente comunista), e à hierarquia do partido, que publicou declarações cada vez mais fortes, argumentando que o livro, e com ele o ponto de vista de Reich, era "contra-revolucionário" e uma "falsificação do marxismo".

"Sexologia" para os comunistas havia se tornado a "heresia burguesa", um deslocamento da luta econômica. A "política sexual" para os psicanalistas foi uma fuga comunista, uma falácia bolchevista de Reich. Este tentou chegar a uma síntese entre a base materialista da psicanálise e o marxismo dialético. Agora ele estava diante de uma oposição conjunta de marxistas ordinários, que renegavam a importância social da sexualidade, e os analistas burgueses, que rejeitavam as implicações políticas.

Reich havia uma vez dito orgulhosamente que a psicanálise era a mãe de seu trabalho econômico-sexual e o marxismo, o pai. O conflito entre os pais não poderia ser postergado por muito mais tempo.

A luta contra o fascismo

Entre 1930 e 1933, Reich teve bastante oportunidade de estudar o fenômeno do fascismo. Como os nazistas adquiriam poder mês a mês e os incidentes de rua se tornavam cada vez mais provocativos e amplos, ninguém que morasse em Berlim naquela época poderia deixar de ter consciência do fenômeno do nazismo. Reich, entretanto, começou a estudá-lo minuciosa e seriamente. Teve preocupação em ler cuidadosamente *Mein Kampf* de Hitler e uma outra propaganda nazista, a fim de descobrir o que Hitler estava realmente dizendo. Gradualmente compreendeu que muitos dos problemas que ocorreram no seu debate cultural com Freud eram em si mesmos evidentes de forma dramática e aguda. A "patologia das comunidades civilizadas", que Freud tinha esperança de que alguém algum dia pudesse estudar, apresentava-se para estudo em Berlim nessa época de modo bastante contundente.

Reich encontrou muitos jovens do Partido Nacional Socialista em suas reuniões com a juventude. Em discussões com eles, tentava compreender a natureza da atração que a propaganda nazista exercia sobre eles. Encontrou uma contradição intrigante entre a rebelião racional contra as más condições sociais, combinada com a identificação e atração pela ideologia irracional do nazismo. Para que o fascismo ocorresse, tal estrutura de caráter precisaria estar amplamente difundida. Quando a situação econômica se deteriorou na Alemanha, muitos marxistas esperavam uma grande reviravolta em direção à esquerda — isto é, previam que a deterioração das condições sociais tornaria o povo mais radical. Mas, conflitando com a urgência de mudança, a espera por melhores condições e o desejo de liberdade, foi um *medo à liberdade* evidente que levou as pessoas a se identificarem de uma forma emocionalmente dependente com um movimento que prometia em seu nome liberdade de modo paternalista. Para que o fascismo o sucedesse, contudo, seria necessário apelar precisamente para o lado emocionalmente irracional, místico e infantil das pessoas, e reforçar a necessidade delas se apegarem a figuras de autoridade que prometiam uma "nova vida".

O nacional socialista Otto Strasser reprovou os marxistas por ignorarem a importância da experiência subjetiva, a vida psíquica e emocional, e o campo da experiência religiosa. Este era exatamente o campo do inconsciente profundo dos freudianos, cujo perigo era ignorado pelos marxistas comuns. Reich reconheceu que a ideologia fascista tinha três elementos centrais, todos eles calcados em medos e fantasias inconscientes e portanto tinham grande poder em mobilizar as pessoas. Consistiam em:

1 — *A teoria racial* — O centro da teoria racial é a garantia da proteção da "pureza do sangue". Todos inconscientemente sofriam de angústia sexual e reprimiam necessidades sexuais. A ideologia racial divide o bem e o mal de tal forma que as pessoas se sentem mais puras e seguras identificadas com o mito ariano, e associam a doença e a sexualidade com o mal. O negro e o judeu se tornaram assim rótulos convenientes para os quais poderia ser dirigido o ódio despertado nas pessoas por suas misérias sexuais ou sua situação econômica. Reich mostrou especialmente como as fantasias pornográficas de Streicher constituíam-se em projeções feitas em relação aos judeus.

2 — *A ideologia da família* — Enquanto a família compulsiva tradicionalmente esperava obediência dos filhos aos pais e instigava um senso de dever, a ideologia fascista vinculava o orgulho pela família ao orgulho pela nação e pela raça. Na verdade, o fascismo usa de modo típico a submissão à autoridade da criança, desviando-a em seu próprio benefício, exigindo da criança uma ligação mais próxima com o Estado do que com seus próprios pais. Assim o indivíduo é tão dependente do Estado todo-poderoso como foi um dia da mãe todo-poderosa, sua estrutura submissa de caráter o protege da rebelião contra o Führer, e a hostilidade latente desviada inteiramente para as hierarquias de poder e externamente para raças exclusivas ou grupos nacionalistas. Assim, de forma brilhante, Hitler foi capaz de explorar tanto a fixação à família quanto a rebelião *contra* a mesma.

3 — *Política anti-sexual.* Hitler personificava a essência de tudo aquilo que a plataforma política sexual de Reich pretendia remover. Prometia a submissão da mulher ao homem, a coação de

sua dependência econômica, medidas enérgicas contra o movimento de controle da natalidade e aborto, e a liberação das meninas e mulheres alemãs, das "garras sensuais" dos judeus.

O fascismo, assim, se apresentava a Reich como baseando-se na mistificada e distorcida ânsia orgástica, na profunda submissão caracterológica e no exagero dos piores aspectos da família patriarcal. Era exatamente a antítese de tudo o que Reich vinha desenvolvendo desde 1920.

Um ano de crise social

Hitler subiu ao poder na Alemanha em 1933. Foi também o ano em que Reich publicou *Charater Analysis* e *The Mass Psychology of Fascism*. Seu casamento com Annie Reich foi desfeito no mesmo período. A carreira de Reich estava em perigo, de forma social, política, ambiental e pessoal.

Em 24 de fevereiro, Reich viajou para Copenhague a convite de uma organização estudantil dinamarquesa, para falar sobre "Reforma sexual e crise social". Também falou numa reunião de trabalhadores sobre "Fascismo na Alemanha" na mesma semana. Reich retornou a Berlim a 28 de fevereiro e naquela mesma noite o edifício do Reichstag * foi incendiado, sendo seguido pela manhã da prisão de 1.500 intelectuais e oficiais de esquerda. A situação era caótica ao extremo. Muitos dos amigos de Reich foram ocultados, presos ou baleados. Sua esposa mudou-se com amigos e os dois filhos foram para a casa dos avós em Viena. A pena de morte foi instituída para todos os que possuíssem armas ou folhetos. Reich emprestou seu carro a um grupo de amigos para transporte de alguns panfletos e armas, com grande risco pessoal. Sua casa estava sob observação da SA e ele se registrou num hotel de Berlim com nome falso. Mas no dia seguinte, 2 de março, um artigo atacando o *Der Sexuelle Kampf der Jugend* foi publicado pela imprensa nazista. A prisão imediata era iminente e Reich teve que escapar disfarçado de turista *en route* para esquiar de férias na Áustria. Seus arquivos e manuscritos foram guardados por seus amigos e escondidos em diferentes partes da Alemanha. E assim, como refugiado político, Wilhelm Reich retornou a Viena.

Permaneceu em Viena menos de dois meses, ficando com amigos. Sua presença lá era por várias razões constrangedora para

---

* Câmara Legislativa alemã. O edifício foi incendiado em 1933. Os nazistas atribuíram a responsabilidade aos comunistas, o que lhes forneceu pretexto para usar de represálias contra eles e a todos os oposicionistas. (N. T.).

seus colegas psicanalistas. Um ano antes a publicação de seu artigo "Masoquismo" no *International Journal of Psychoanalysis* (janeiro de 1932) foi acompanhada por um incidente desagradável. Freud queria antepor ao artigo uma declaração dizendo que Reich era membro do partido bolchevista, e subentendendo que a crítica à teoria do instinto de morte era parte da doutrina comunista. Foi persuadido a não fazê-lo pelo grupo de médicos socialistas de Berlim. Freud teve que concordar, mas o artigo de Reich foi seguido por um outro de trinta páginas de Siegfried Bernfeld intitulado *"A discussão comunista da psicanálise e a 'refutação de Reich da teoria do instinto de morte'"* (34). Mesmo Ernest Jones (1) repetiu essa distorção ao escrever sobre o problema editorial surgido quando Reich submeteu seu artigo ao *Internationale Zeitschrift* em 1932: "Wilhelm Reich enviou um manuscrito para publicação no *Zeitschrift*, cujo tema era a fusão do marxismo e da psicanálise". Considerando que o artigo sobre o masoquismo apresenta exclusivamente material clínico derivado do paciente que Reich tratou em Viena a partir de 1928, a acusação de "bolchevista" a Reich não cabia. Entretanto surgiram dificuldades por algum tempo. Na época do artigo de Bernfeld, Max Eitingon, o presidente da Associação Psicanalítica de Berlim, solicitou a Reich que não incluísse tópicos sociológicos em seus comunicados à Sociedade Psicanalítica. Seguiu-se a isto, em outubro de 1932, um pedido adicional de Eitingon para que Reich não aceitasse membros da Associação em seus seminários técnicos não oficiais, o que Reich recusou, visto que vinte analistas em formação eram membros do Seminário, que se preocupavam com a técnica da análise do caráter e não com sociologia.

Isto constituiu a base do encontro que Reich teve em Viena, em março daquele ano, com o diretor da Editora Psicanalítica Internacional, que em janeiro havia feito um contrato para publicar *Character Analysis*. Agora o diretor dizia a Reich que, devido à situação política, o contrato seria cancelado e ele teria que publicar o livro sozinho; no entanto, a Editora Psicanalítica ajudá-lo-ia na distribuição do mesmo.

Por uma ironia suprema, contudo, o importante livro que contém a declaração principal de Reich em relação à "ortodoxia", que encerra suas principais realizações psiquiátricas sobre as quais sua reputação no mundo psicanalítico foi essencialmente construída, teve que ser impresso de forma privada com dinheiro emprestado numa época em que o mundo analítico não mais desejava estar ligado ao seu nome.

Numa reunião do Comitê Executivo de Viena da Associação Psicanalítica Internacional em 21 de abril, Reich tentou fazer com que a organização deixasse claro se ainda o desejava como membro, pois insinuações de que ele deveria se afastar foram feitas após suas conferências em Copenhague, mas, de qualquer modo, o Comitê se recusou a assumir uma posição definida. Anna Freud estava presente na reunião e disse que os poderes existentes estavam contra Reich. E assim se manteriam pelo resto de sua vida.

Justamente nesta ocasião, Reich recebeu a visita de Tage Philipson, um jovem doutor de Copenhague, que desejava ser por ele treinado na análise do caráter. Siegfried Bernfeld e outros advertiram-no a não estudar com Reich em virtude de seu marxismo. Philipson ignorou este conselho e sugeriu, ao invés disso, que Reich fosse consigo para Copenhague, onde havia outros interessados em aprender com ele. E assim, dois meses após chegar à Áustria, Reich imigrou novamente, desta vez devido à atitude hostil da comunidade analítica.

Chegou a Copenhague a 1.º de maio e iniciou preparativos para obter candidatos para formação no dia seguinte. Lá revisou as provas do livro sobre o fascismo, o *Verlag für Sexualpolitik* foi transferido para Copenhague e *Mass Psychology of Fascism* surgiu em agosto daquele ano (35).

Em 21 de novembro Reich foi formalmente excluído do Partido Comunista Dinamarquês do qual nunca havia sido membro. As razões dadas para isso foram:

1 — Reich foi acusado porque Edvard Heiberg, o editor de um jornal comunista, *Plan,* foi condenado a quarenta dias de prisão pela publicação de um artigo de Reich que alegaram ser pornográfico. O artigo era, na verdade, a tradução de um manuscrito de Reich *"O beco sem saída da educação sexual"*(7), que foi considerado bastante adequado ao ser publicado no *Zeitschrift für Psychoanalytische Pädagogik* cinco anos antes. Reich refutou a acusação de pornografia em um artigo intitulado "O que é pornografia?" publicado no *Kulturkampf,* e disse ser a acusação contra o editor um grave engano (36).

2 — A segunda acusação relacionava-se a uma discussão que Reich teve com a organização do partido dinamarquês *"Rote Hilfe",* que deveria ajudar os imigrantes. Reich solicitou à organização que ajudasse um jovem imigrante suicida que encontrou em Copenhague, expulso pelos comunistas por não ter a documentação adequada. Este era, na realidade, Walter Kolbenhoff que mais tarde escreveu uma novela brilhante chamada *Untermenschen* (37), que Reich ajudou a publicar. Reich ficou furioso e fez uma cena quando os burocratas do partido se comportaram de forma desumana. E isso eles não conseguiram esquecer facilmente, assim ele foi acusado de "inimigo do partido e comportamento anticomunista".

3 — A terceira foi que ele havia iniciado uma editora sem a permissão do partido. Isto era ridículo, uma vez que a mesma

foi criada com os seus próprios recursos, obtidos com o seu trabalho terapêutico e conferências.

4 — A última foi que havia publicado um livro com "conteúdo contra-revolucionário". Uma crítica em 1.º de dezembro no *Arbeiderbladet* caracterizava *The Mass Psychology of Fascism,* como "um ataque à política revolucionária".

Desta forma Reich foi expulso do Partido Comunista Dinamarquês ao qual nunca pertenceu. Enquanto isso, em outras partes, o livro recebia críticas bastante favoráveis. A primeira edição esgotou-se rapidamente e uma segunda teve de ser impressa.

"Não hesitamos em admitir", escreveu um crítico suíço, Dr. H. Mauerhofer, "que raramente lemos um livro que similarmente combinou um alto nível científico com o domínio de questões cotidianas. A honestidade intelectual se tornou algo extremamente raro neste mundo — assim é mais impressionante quando a encontramos. Qualquer um interessado nos fundamentos psicológicos dos movimentos políticos modernos deve estudar do começo ao fim o livro do Dr. Reich"(38).

O rompimento definitivo com o Partido Comunista em fins de 1933 constitui um ponto adequado para se tentar fazer alguma comparação entre o esforço de Reich em desenvolver a crítica social implícita na psicanálise com o daqueles que, sob sua influência ou independentemente, caminharam nesta direção.

A escola cultural da psicanálise e o marxismo freudiano

Quando Anna Freud apontou Reich como o representante mais firme do ponto de vista de que as neuroses seriam evitáveis, salientou que havia outros que compartilhavam da mesma opinião. É de interesse darmos uma olhada mais de perto em uma ou duas dessas visões.

Os nomes de Erich Fromm e Karen Horney estão freqüentemente vinculados pela ênfase que deram aos fatores sociológicos que influenciavam o desenvolvimento das neuroses. Harry Guntrip, no seu livro *Personality Structure and Human Integration* (39), refere-se a eles como "o grupo de analistas do caráter de padrão cultural". É importante conhecer as influências que os levaram a desenvolver suas críticas sociológicas à psicanálise e em que direção elas os conduziram.

Erich Fromm encontrou Reich em sua casa em Berlim logo após sua chegada, e ouviu a sua apresentação da relação entre o moralismo sexual e o medo à liberdade. Aprovou o modo como Reich havia relacionado a sociologia marxista à psicanálise clínica, e escreveu uma crítica entusiástica sobre o artigo de Reich *Einbruch der Sexualmoral* no *Zeitschrift für Sozialforschung* em 1932 (40).

Dez anos mais tarde, Fromm publicou aquele que é provavelmente o seu livro mais conhecido, *Fear of Freedom* (41). Neste livro de ampla influência, Fromm se apropriou de muitas descobertas de Reich sem se referir às suas origens, ao mesmo tempo em que omite inteiramente o problema sexual do panorama. "Caráter" ele escreve, "no sentido dinâmico da psicologia analítica é a forma específica na qual a energia humana é moldada pela adaptação dinâmica das necessidades humanas aos estilos particulares de existência de uma dada sociedade"(41.174). Mas conclui que "o problema da psicologia é o do tipo especial de relação entre o indivíduo e o mundo, e não da satisfação ou frustração dessa ou daquela necessidade instintiva de per si"(41.173). Assim, Fromm assumiu uma posição de otimismo sociológico em contraste com o pessimismo biológico de Freud, mas seu otimismo não possui uma base sólida. Harry Obermayer, em uma análise de *Fear of Freedom,* chamou a abordagem de Fromm de "reconstrução social sem a economia sexual"(42). Seu segundo livro, *Man for Himself* (43), é mais ainda derivado de Reich, e a crítica a seguir só foi possível pelo muito que devo à análise feita deste livro pelo Dr. Myron Sharaf, de Boston(44).

Sharaf mostra que Fromm apresenta uma versão diluída, socialmente aceitável de muitos dos pontos decisivos que haviam sido levantados anteriormente por Reich. Vimos como Reich desenvolveu o conceito de "caráter genital" para descrever o comportamento auto-regulado, produtivo e racional do indivíduo que fosse capaz de resolver os seus conflitos de uma forma não neurótica. O conceito de Reich de caráter genital era preciso, específico e um desenvolvimento de sua teoria inicial do orgasmo e de sua caracterologia básica. Na verdade, foi no livro *Character Analysis* que a descrição mais completa de Reich sobre a análise do caráter foi publicada. Fromm, em *Man for Himself,* contudo, lamenta "exatamente a falta de um conceito dessa ordem na psicanálise: Freud e seus seguidores nos forneceram uma análise esplêndida do caráter neurótico, mas o caráter normal, da pessoa madura e saudável, dificilmente tem encontrado qualquer consideração. Este caráter, chamado 'caráter genital' por Freud, permanece um tanto vago e abstrato". Ignorando o brilhante trabalho específico de Reich neste importante campo, Fromm prossegue desenvolvendo seu próprio conceito de um "caráter produtivo", que realmente é vago e abstrato, visto que suas características, como trabalho produtivo e amor, espontaneidade, e à manifestação de potencialidades, são, como Sharaf apontou, "em termos de idéias, éticos ao invés de elementos orgânicos de uma pessoa que tem contato pleno com sua bioenergia".

Reich apresentou sua refutação clínica ao instinto de morte (pela qual foi rotulado de "bolchevista" por Bernfeld) com base na sua descoberta de que a raiva destrutiva se devia à emoção frustrada e em particular à sexualidade frustrada. De modo similar Fromm assume a refutação do instinto de morte de Reich, mas deixa de fornecer qualquer evidência clínica. Pelo contrário, temos observações verdadeiras mas abstratas como: "Parece que a grande destrutividade é proporcional ao grau até onde a manifestação das capacidades de uma pessoa é bloqueada. Se a tendência da vida em crescer, em ser vivida, é obstruída, a energia assim bloqueada passa por um processo de mudança e é transformada em energia de vida destrutiva. A destrutividade é resultado de uma vida não vivida. As condições individuais e sociais voltadas para o bloqueio da energia facilitadora da vida produzem a destrutividade que, por sua vez, é a fonte a partir da qual várias manifestações da maldade se originam"(43).

Reich distinguiu claramente os impulsos primários, como a criança os experienciava antes de se chocarem com os controles repressivos, e os impulsos secundários, como produtos deste choque. Fromm, no livro *Man for Himself,* publicou o conceito de "potencialidade primária que se manifesta caso as condições adequadas estejam presentes" e uma potencialidade secundária que se manifestaria "quando as condições estivessem em contraposição às necessidades existenciais"(43.218). Devemos nos lembrar que o nome de Reich não é mencionado neste livro. No final desta análise, Sharaf escreveu: "Fromm apela para o forte anseio das pessoas por uma visão da vida naturalista e otimista sem contudo fazê-las encarar a angústia gerada, mas que, nem por isso, deixa de ser o ingrediente menos importante de tal perspectiva, se pretendemos que seja significativa. Fromm permanece o filósofo prudente, harmonioso, estimado, que não chega a vias de fato com os problemas práticos mais cruciais da espécie humana"(44).

A crítica de Fromm à sociedade, baseada em idéias derivadas em grande parte de Reich, mas despojadas de seu cerne essencial, foi seguida pela de Karen Horney. Em seu livro *New Ways in Psycho-analysis* ela contesta a orientação biológica de Freud. Como Fromm, rejeita a importância do conceito de libido e ignora a teoria do orgasmo, mas admite a atitude cultural em relação ao caráter resultante das pesquisas de Reich. Entretanto, não obstante aponte, no início de seu livro, que Reich foi uma das influências que a levou a assumir sua orientação cultural, não há nenhum reconhecimento explícito de que algumas das críticas que faz são frutos do trabalho de Reich.

Em *Character Analysis* Reich formulou a antítese básica dentro de uma pessoa, ou seja, a antítese entre *libido* (movimento em direção ao mundo externo) e *angústia* que representava a primeira e básica saída narcisista do desprazer do mundo externo, retornando ao ego. Uma segunda antítese se dava ao se formar um impulso destrutivo. "Sua base", Reich escreveu, "é a fuga à estase ou angústia desenvolvida a partir da saída narcisista; não é fundamentalmente nada mais do que uma forma especial de se evitar ou eliminar a tensão. Nesse nível de desenvolvimento, a luta face ao mundo pode ser de duas espécies: ou pela satisfação de uma necessidade (libido) ou pela fuga de um estado de angústia através da destruição da origem do perigo"(46).

Alguns anos após seu trabalho em Berlim, Reich encontrou Horney e discutiu com ela seus conceitos. Logo em seguida, o livro *Our Inner Conflicts* (47) foi publicado, no qual ela desenvolveu a idéia de que as pessoas tinham três reações básicas: iam *de encontro, afastavam-se* ou iam *contra as outras*. Estas eram idéias integrantes do trabalho de Reich na década de trinta. As descobertas de Reich foram norteadas pelas lutas dolorosas no Seminário de Viena e na "prática sociológica" das clínicas operárias e o movimento político sexual, numa época em que Horney ainda trabalhava somente com pacientes individuais.

Harry Guntrip, em um capítulo expondo a superficialidade da abordagem de Horney e a sua ênfase unilateral na sociologia com exclusão dos fatores libidinais, disse: "Apesar de tudo, a cultura de uma dada sociedade é mantida pelos indivíduos que a compõem. Por que?... Cultura e caráter mais freqüentemente do que nunca de forma bastante ampla coincidem... Toda a estrutura da cultura *cum* caráter necessita de uma interpretação psicodinâmica"(39.171). É justamente isso que falta à abordagem derivativa de Horney, e que os conceitos de psicologia de massa de Reich fornecem.

Um dos críticos mais francos da escola cultural de Fromm e Horney foi Herbert Marcuse. Este salientou como o argumento deles, de que o conflito com a sociedade levaria à neurose, em última instância conduz ao "adaptacionismo", visto que, se o paciente se adaptasse às normas sociais, seus conflitos desapareceriam. A mais conhecida crítica de Marcuse a Fromm foi um artigo na revista americana *Dissent* em 1955: "As implicações sociais do revisionismo freudiano". Fromm respondeu na mesma revista com um artigo sobre "As implicações humanas do esquerdismo instintivo". Este debate foi um prelúdio para o surgimento do livro de Marcuse *Eros and Civilization* (48), onde empreendeu sua própria reavaliação fundamental dos mesmos conceitos culturais de Freud que Reich havia criticado em 1929. Marcuse inclui uma nota em seu livro, observando que "a mais séria tentativa em desenvolver a teoria social crítica implícita em Freud achava-se nos escritos iniciais de Wilhelm Reich". Hoje Marcuse é o ídolo da extrema esquerda e a sua própria combinação particular do freudianismo e do marxismo, que não é possível ser examinada em detalhes aqui, desencadeou uma forte onda de interesse em relação ao "marxismo-freudiano", especialmente na França e na Alemanha. Com sua revivificação, o nome de Reich ficou novamente em evidência na Europa de forma inesperada. A monografia de J. M. Palmier sobre Reich(49), publicada em 1969 com o subtítulo de *Ensaio sobre a origem do marxismo freudiano*, considerava claramente Reich como o fundador da "psicanálise revolucionária".

Acontece que, no campo político, Reich voltou a ser seriamente estudado por jovens radicais, que assumiam muitos de seus pontos de vista no final da década de sessenta, assim como começaram a fazê-lo no início da década de trinta. O jornal francês *Perspectives Psychiatriques* (50) dedicou um artigo inteiro em 1969 a "Freud, Reich, Marcuse" e um artigo de *Partisans* (51) em 1966 sobre "Sexualidade e repressão" foi mais uma vez fortemente centrado em Reich e Marcuse. Na situação explosiva da França que culminou na revolução de maio de 1968, foi uma palestra sobre Reich feita por Boris Fraenkel em abril de 1967 que primeiro introduziu os estudantes franceses aos seus conceitos. A revolta em Nanterre foi vinculada a Reich, pois como Daniel Cohn-Bendit salientou: "Em 1967 houve choques constantes entre a administração e um grupo de estudantes que pretendiam desmascarar a estrutura repressiva existente por trás do nome de universidade, mas que, na verdade, nada mais é do que um lamaçal de corrupção intelectual. Para começar, os estudantes convocaram especialistas em planejamento familiar e com a ajuda deles, e baseados nas teorias políticas, sociais e revolucionárias de Wilhelm Reich, iniciaram uma campanha de educação sexual na universidade. Isto culminou com estudantes masculinos entrando nos alojamentos das moças à força e após isso muitas das pequenas restrições que cercavam essas fortificações de pureza e castidade francesas foram repelidas"(52).

A "rebelião dos dormitórios" em Nanterre demonstrou ser o estopim que acendeu a trilha de pólvora que quase desequilibrou um dos mais poderosos governos da Europa. Mas como Reich havia aprendido através de suas experiências em Berlim, as estruturas autoritárias não são derrubadas facilmente, e o ataque frontal através da luta armada não fornece nenhuma garantia de que a qualidade de vida pela qual se luta emergirá no final, e da mesma forma como os estudantes e operários franceses não conseguiram, alguém sempre sai vitorioso.

A consciência sociológica de Reich não terminou com sua saída do partido comunista. Pelo contrário, sua fase sociológica mais madura ainda estava distante. A concepção da relação entre os conceitos de Reich na década de trinta e o modo como depois radicalizou a juventude, as idéias de Marcuse de liberação nos anos sessenta e o modo como radicalizava a juventude nesse momento, é algo muito complicado, e a ligação demasiadamente fácil de seus nomes, como ocorreu recentemente no livro de Paul Robinson, *The Sexual Radicals* (53), não esclarece nada. Sem dúvida, este livro está repleto de noções errôneas a respeito de Reich, como a crítica de Paul Mathews da versão americana (publicada com o título de "The Freudian Left") deixa claro(54).

Uma narrativa mais simpática de Marcuse foi feita por Roger Westcott (55).

A revolução sexual depois de Reich

Quando Reich atacou "o fiasco do moralismo burguês" em 1930, não poderia prever que dentro de poucas décadas a sociedade permissiva estaria em plena atividade na Europa Ocidental e nos Estados Unidos; que a atitude frente ao casamento estaria fundamentalmente diferente; que o amor entre adolescentes encontraria menor condenação; que haveria modificações radicais nas leis em relação ao aborto e ao homossexualismo na Inglaterra e na Escandinávia; que filmes e programas de rádio sobre educação sexual proliferariam: em suma, um clima bastante diferente.

De que forma essa espécie de "revolução sexual" difere daquela pela qual Reich lutou?

Basicamente, o contraste é paralelo ao que vimos entre a teoria do orgasmo e o trabalho de Kinsey e de Masters e Johnson no campo clínico. A revolução permissiva em questão é mais um fenômeno quantitativo do que qualitativo. Ao lado de muitas coisas boas no cenário considerado, e que Reich teria aprovado, há outras que eram a antítese do que ele entendia por liberação genuína. A ênfase corriqueira na pornografia, no senso de glorificação de muitos dos elementos perversos, infantis e destrutivos da sexualidade "reprimida mas não liberada", corre o risco de abafar a tomada de consciência mais tranqüila de atitudes mais abertas e saudáveis. As celebrações orgiásticas e a abordagem "fria" ameaçam e minam a nova liberdade descoberta que possibilita construir e quebrar relações sexuais duradouras sem os conflitos econômicos e culturais e as pressões decorrentes de casamentos recentes ou compulsivos. A ruptura é ainda muito maior no campo da "estimulação" (veja tudo, ouça tudo, leia tudo, compre tudo) do que no campo da "gratificação" ("não toque" — o lema da *Playboy*).

É importante compreender que uma cultura que se preocupa obsessivamente com as fantasias sexuais, como a sociedade permissiva mostra todo sinal de ser, não é menos doente do que aquela que delas se defende de forma obsessiva, como a de Viena na década de trinta. Reich demonstrou há muito tempo atrás que o moralismo e a pornografia eram dois lados da mesma moeda, um o inverso do outro, ambos surgindo como formas de caos sexual no terreno da estrutura de caráter dominada pela culpa ou pela negação da mesma. Assim, devemos reconhecer em tal revolução de princípios morais e atitudes, um quadro altamente confuso no qual saúde e não-saúde existem lado a lado, e a genuína maturidade sexual tem de lutar contra o que Tage Philipson chamou de "sexualismo". Neste quadro confuso nada seria mais valioso para auxiliar as pessoas a manter suas atitudes do que as distinções *qualitativas* introduzidas por Reich que constituíam a base de sua abordagem sociológica integral.

É notável também na agitação atual, nos debates intermináveis sobre censura e pornografia, obscenidade e lei, pró e contra educação sexual, erotismo nas artes, o comportamento sexual dos jovens, *ad infinitum,* que o nome de Reich e os conceitos desenvolvidos por ele quase nunca aparecem.*

O histérico, como se sabe, usa a sua atividade genital como uma defesa contra a sexualidade. Neste sentido, há muito no atual quadro sexual que é compulsivamente histérico: a "atuação" repetitiva interminável em publicações e filmes, bem como na cama, de impulsos infantis pré-genitais, de deturpações sexuais secundárias, atos como substitutos e barreiras contrárias ao ressurgimento da sexualidade verdadeiramente personalizada que poderia ampliar e enriquecer a vida das pessoas tão plenamente que "viagens" para uma consciência ampliada através de drogas seriam tão irrelevantes como são no presente necessárias.

Parece apropriado terminar esta seção com algumas citações do artigo de Reich *"The cultural-political standpoint of the Sexpol"* (56):

O que é o caos sexual?

Em nossa opinião significa:

1 — Insistência nos "deveres conjugais" e "direitos" se o parceiro não quer.

---

* Uma exceção é o livro cuidadoso de Reimut Reiche, *Sexuality and Class-consciousness* (Londres, NLB 1970), onde as idéias de Reich são construtivamente discutidas. (N. A.)

2 — Ingressar num contrato sexual para toda a vida sem experiência prévia com os gostos e qualidades particulares do parceiro.

3 — Ligações com moças da classe operária, pois elas são "bastante adequadas para aquele tipo de coisa", mas restrição pessoal rígida em relação à noiva burguesa que é considerada "acima daquelas coisas".

4 — Colocar ênfase especial na "noite de núpcias" como ponto central de uma fantasia indecente, levando a uma total abstinência ou brutalidade estúpida na prática.

5 — Apreciar a "sedução" de "empregadas" como o ápice da sexualidade masculina.

6 — Praticar a auto-excitação por meio de fotografias pornográficas aos quatorze anos de idade. Mas em fases posteriores, como um nazista formado ou membro do grupo de Oxford, tornar-se fervoroso em apreciar a "honra e a pureza das mulheres".

7 — Punir as crianças por atos de auto-erotismo e persuadir os garotos na adolescência de que as poluções seminais causam "atrofia espinhal".

8 — Participar de publicações e fotografias comerciais pornográficas.

9 — Lograr negócios lucrativos com filmes que estimulem os jovens de forma intolerável, mas ao mesmo tempo colocar obstáculos no caminho natural de suas alegrias e amores, em nome da moralidade e da civilização.

O que não é o caos sexual?

1 — União física e mental e satisfação entre duas pessoas que se amam mutuamente independente de leis e costumes vigentes.

2 — Libertação das crianças e jovens de sentimento de culpa, para que possam aproveitar as experiências próprias de cada estágio de desenvolvimento.

3 — Evitar casamento ou vínculo com um parceiro até que haja a experiência de harmonia mútua, seja física ou em qualquer outro sentido.

4 — Nunca ter filhos a não ser que sejam desejados e amados e possam ser adequadamente cuidados.

5 — Nunca exigir contato físico ou amoroso como um dever.

6 — Nunca procurar os serviços de uma prostituta mas escolher um parceiro do mesmo nível.

7 — Nunca ter relações sob arcos, em celeiros ou becos mas num aposento privado de propriedade própria.

8 — Nunca manter a aparência de um casamento infeliz a despeito de "considerações morais".

REFERÊNCIAS

1. Jones, Ernest, *The Life and Work of Sigmund Freud,* Vol. 2 (Hogarth Press, 1955).
2. Freud, Sigmund, 'Civilised sexual morality and modern nervousness', *Collected Papers,* Vol. 2 (Hogarth Press, Londres, 1933).
3. Freud, Sigmund, 'Analysis of a phobia in a five-year-old boy', *Collected Papers,* Vol. 3 (Hogarth Press, Londres, 1933).
4. Freud, Sigmund, *Collected Papers,* Vol. I (Hogarth Press, Londres, 1933).
5. Reich, Wilhelm, 'Eltern als Erzieher', *Zeitschrift für Psychoanalytische Pädagogik,* 1, 1926.
6. Reich, Wilhelm, 'Onanie im Kindesalter', *Zeitschrift für Psychanalytische Pädagogik,* 2, 1928.
7. Reich, Wilhelm, 'Wohin führt die Nackterziehung?', *Zeit. f. Psych. Pädagogik,* 3, 1929.
8. Engels, Friedrich, *The Origin of the Family, Private Property and the State* (Moscou, 1948).
9. Freud, Sigmund, *The Origins of Psychoanalysis* (Imago, Londres, 1954).
10. Freud, Sigmund, *Introductory Lectures on Psycho-analysis* (Allen & Unwin, Londres, 1922).
11. Puner, Helen, *Freud: His Life and Mind* (Nova York, 1947).
12. Lowen, Alexander, *The Physical Dynamics of Character Structure* (Nova York e Londres, 1958).
13. Hodann, Max, *History of Modern Morals* (Heinemann, Londres, 1937).
14. Reich, Wilhelm, *People in Trouble* (Nova York, 1952).
15. Reich, Wilhelm, *The Function of the Orgasm* (Nova York, 1942).
16. Reich, Wilhelm, 'Dialektischer Materialismus und Psychoanalyse', *Unter dem Banner des Marxismus,* 3, 1929; *Pod Znamieniem Marxisma,* 1929: traduzido em *Studies on the Left,* Vol. 6, N.º 4, 1966; Nova York, 1966.
17. Schmidt, Vera, 'Education psychanalyste en Russie sovietique', *Partisans,* N.º 46, Paris (Tradução francesa do original), 1969.
18. Reich, Wilhelm, 'The struggle for the "new life" in the Soviet Union' in *The Sexual Revolution* (Nova York, 1946: Vision Press, Londres, 1952).
19. Freud, Sigmund, *Civilisation and its Discontents* (Hogarth Press, 1930).
20. Freud, Sigmund, *New Introductory Lectures on Psycho-analysis* (Hogarth Press, Londres, 1949).
21. Freud, Anna, *The Ego and the Mechanisms of Defense* (Hogarth Press, Londres, 1948).
22. Reich, Wilhelm, 'A contradiction in Freud's cultural philosophy' in *The Sexual Revolution* (Nova York, 1946: Vision Press, Londres, 1952).

23. Reich, Wilhelm, *Geschlechtsreife, Enhaltsamkeit, Ehemoral: Kritik der buergerlichen Sexualreform* (Viena, 1930).
24. Resenha de [23] in *Leipziger Volkeszeitung*, 18 de dezembro de 1930.
25. Reich, Wilhelm, citado de uma entrevista com Kurt Eissler in *Reich Speaks of Freud,* ed. Higgins and Raphael (Nova York, 1967; Souvenir Press, Londres, 1972).
27. Malinowski, Bronislaw, *The Sexual Lives of Savages* (Londres, 1929).
28. Reich, Wilhelm, *Der Einbruch der Sexualmoral* (Berlim, 1932).
29. Unwin, J. D., *Sex and Culture* (Allen & Unwin, 1932).
30. Koestler, Arthur, *The God that Failed* (Londres, s/d).
31. Reich, Annie, *Wenn dein Kind dich fragt* (Berlim, 1932).
32. Reich, Annie, *Die Kreidedreieck* (Berlim, 1932).
33. Reich, Wilhelm, *Der sexuelle Kampf der Jugend* (Berlim, 1932).
34. Bernfeld, Siegfried, 'Die kommunistische Diskussion um die Psycho-analyse und Reichs "Widerlegung des Todestriebhypothese" ', *Int. Zeit. f. Psa.*, 18, 1932.
35. Reich, Wilhelm, *Die Massenpsychologie des Faschismus,* Copenhague, 1933.
36. Reich, Wilhelm, 'Hvad er Pornografi?', *Plan,* N.º 11, Copenhague, dezembro de 1933.
37. Kolbenhoff, Walter, *Untermenschen* (Copenhague, 1934).
38. Mauerhofer, H. Resenha de *Massenpsychologie des Faschismus in Psyche, Schweiz Monatschrifte für Psychologie und Heilpädogogik,* Vol. 2, N.º 7, Berna, julho de 1935.
39. Guntrip, Harry, *Personality Structure and Human Interaction* (Hogarth Press, Londres, 1961).
40. Fromm, Erich, Resenha de *Der Einbruch der Sexualmoral* in *Zeitschrift für Sozialforschung,* Vol. 2, N.º 1, Leipzig, 1932.
41. Fromm, Erich, *The Fear of Freedom* (Kegan Paul, Londres, 1942).
42. Obermayer, Harry, Resenha de Fromm in *Int. J. of Sex-economy and Orgone Research,* Vol. 1, Nova York, 1942.
43. Fromm, Erich, *Man for Himself* (Nova York, 1947).
44. Sharaf, Myron, Resenha de Fromm in *Orgone Energy Bulletin,* Vol. 1, N.º 4, Nova York, 1949.
45. Horney, Karin, *New Ways in Psychoanalysis* (Nova York, 1939).
46. Reich, Wilhelm, *Character Analysis,* 3rd edition (Nova York, 1949).
47. Horney, Karen, *Our Inner Conflicts* (Nova York, 1946).
48. Marcuse, Herbert, *Eros and Civilisation* (Nova York, 1956).
49. Palmier, J. M., *Wilhelm Reich: essai sur la naissance du Freudo-marxisme* Paris, 1969).
50. Sinelnikoff, Constantin, 'La fonction sociale de la repression sexuelle à la lumière de l'oeuvre de Wilhelm Reich'.
    — — , 'Historie du Mouvement Sexpol'.
    Palmier, J. M., 'Herbert Marcuse' in *Perspective Psychiatriques,* N.º 25 (Paris, 1969).
51. Fraenkel, Boris, 'Pour Wilhelm Reich', *Partisan* 32-3, outubro-novembro de 1966, Paris.
52. Cohn-Bendit, Daniel, *Obsolete Communism: The Left Wing Alternative* (André Deutsch, Londres, 1968).
53. Robinson, Paul, *The Sexual Radicals* (Temple Smith, Londres, 1970).
54. Mathews, Paul, Resenha de Robinson in *Journal of Orgonomy,* Vol. 4, N.º 1, maio de 1970.
55. Westcott, Roger, Resenha de *Eros and Civilisation* in *The Creative Process,* Vol. 1, N.º 3, agosto de 1963.
56. Reich, Wilhelm, 'Der kulturpolitische Standpunkt der Sexpol', *Zeitschrift f. Polit. Psych. u. Sexualokonomie,* Vol. 3, Oslo, 1936.

CAPÍTULO QUATRO

OS RITMOS DO CORPO
O Fluxo da Vida Vegetativa

A resposta vasomotora

Por volta de 1933, as conclusões teóricas de Reich sobre a relação entre a sexualidade e a angústia, e o seu trabalho clínico na dissolução das couraças do caráter, levaram-no às fronteiras do campo psicológico. Com o conceito de "resposta vasomotora", desenvolvido em *Die Funktion des Orgasmus*, ele estava próximo do campo complexo dos fenômenos psicossomáticos que a maior parte dos analistas preferiram deixar de lado. De 1927 em diante, o desenvolvimento de suas técnicas sociológicas e de análise do caráter não forneceram espaço para que o conceito econômico-sexual da angústia fosse desenvolvido. Também era necessário um maior conhecimento das reações básicas da angústia.

O trabalho caracterológico de Reich havia lhe ensinado que a função da estrutura de caráter rígido era manter a angústia presa. Apenas os analistas que trabalharam consistentemente com a análise de caráter foram capazes de reverter o processo e liberar a angústia reprimida da blindagem do caráter. À medida que as técnicas de dissolução da couraça se tornaram mais eficientes, a liberação ativa se tornou mais pronunciada.

Durante sua estada em Copenhague, Reich tinha sua atenção focalizada, uma vez mais, na expressão fisiológica da angústia ao tratar de um homem com resistência de caráter muito forte face a fantasias homossexuais passivas. O trabalho analítico de Reich sobre a atitude rígida do pescoço apresentada pelo paciente resultou num colapso da resistência e durante três dias o homem experimentou uma variedade de reações de choque vegetativo: a cor do seu rosto mudava drasticamente do pálido para o amarelo ou azul; sua pele ficou toda manchada e de cores diferentes; o batimento cardíaco acelerou e houve tendência à diarréia. Essas alterações foram acompanhadas por sensações intensas de calor e frio, de ferroadas na pele, tremores e sudorese.

O clínico de Berlim, Friedrich Kraus, havia introduzido o termo "corrente vegetativa" mais ou menos uns sete anos antes para se referir ao processo de propagação fluida envolvido em tais mudanças. Kraus realizou uma série de experimentos, com a finalidade de serem logo apresentados, que estavam relacionados com a fisiologia elétrica dos fluidos do corpo. Estudou a variação do potencial bioelétrico nas diferentes membranas e tecidos e descobriu que o biossistema não só se carrega com bioeletricidade, mas tende a igualar as cargas entre e dentro das membranas internas e a gerar correntes associadas com os movimentos fluidos nos tecidos. Cargas elétricas soltas (íons) percorrem praticamente de modo livre os capilares, por exemplo. O livro de Kraus (1) foi analisado por Reich em 1926. Mas apenas neste momento, de fato, sua importância total lhe pareceu familiar. Kraus havia resumido sua visão nas seguintes palavras: "Não há nenhum processo vital isolado que não possa de certa forma, direta ou indiretamente, completa ou parcialmente, ser explicado pela atividade iônica. Como o oxigênio, os eletrólitos não podem ser substituídos por nada mais. Muitas doenças também, as funcionais bem como as chamadas orgânicas, têm suas bases derradeiras no fluxo vegetativo"(1).

Em agosto de 1933, Reich ampliou sua teoria do orgasmo num breve artigo (2) no qual, baseado nas sugestões de Kraus dos processos vitais em geral, propôs que o orgasmo deveria ser um fenômeno de descarga bioelétrica. Durante muito tempo, Reich refletiu sobre a dinâmica da pessoa orgasticamente impotente. Lembramos que havia muitos casos de homens com potência eretiva que apresentavam toda sorte de distúrbios psíquicos e somáticos. Especificamente, tinham um senso de realização reduzido e limitado e um característico sentimento incompleto de "plenitude". O que seria isso, Reich perguntava, que estava ligado à tensão mecânica e relaxação e explicaria a sensação de prazer ou de angústia? A teoria de Kraus sobre o fluido corporal semelhante a um sistema eletrolítico sugeriu uma resposta. As revisões de Reich acerca das teorias do orgasmo foram neste momento apresentadas em termos da seguinte fórmula em quatro estágios:

1. Enchimento dos órgãos com fluido: intumescência (tensão mecânica) com turgidez dos tecidos em geral.

2. A tensão mecânica foi associada ao aumento da carga bioelétrica.

3. Descarga da carga bioelétrica acumulada através de contrações musculares.

4. Refluxo dos fluidos corporais: distensão (relaxação mecânica).

Uma série de questões importantes foi levantada pela nova fórmula do orgasmo. A diferença da sensibilidade da pele e da correspondência dos tecidos entre uma pessoa e outra deveria ter algo a haver com a facilidade pela qual as correntes vegetativas poderiam fluir em seus corpos. O fenômeno de uma pessoa com uma área do corpo não-responsiva ou insensível poderia ser considerado nestes termos. De modo particular, a distinção inicial de Reich entre movimentos voluntários e involuntários da musculatura corporal sugeriam que apenas os últimos seriam acompanhados por fluxos de sensações. As contrações musculares voluntárias, por sua vez, impediriam, ao invés de auxiliar, as correntes bioelétricas a se descarregarem, como os movimentos espasmódicos o fazem.

Reich agora retornava à sua teoria econômico-sexual inicial da antítese entre sexualidade e angústia de uma forma extraordinariamente completa. Relembramos que ele propôs isto a partir da observação da alternação das sensações genitais e angústia cardíaca em dois pacientes cardíacos em 1924. Parecia que a libido poderia fluir tanto aparentemente para a periferia do corpo, dando origem a sensações genitais, como poderia ser desviada da superfície, originando sensações de opressão interna. Reich recordou a semelhança metafórica feita por Freud entre o fluxo do afeto libidinal e a distensão e retração dos pseudópodes da ameba.

Era importante agora fundamentar a teoria da antítese da sexualidade e angústia de forma mais completa na fisiologia. Reich fez um exame profundo da literatura relevante nesta área. Apenas um dos trabalhos, ele mencionou, achava-se relacionado de modo mais específico com a angústia, visto que a maioria das discussões psiquiátricas sobre a angústia se restringiam às suas causas, ao tratamento ou ao seu conteúdo psíquico. Como sempre, quando Reich investigava um assunto, fazia-o de forma detalhada e com cuidado considerável. Os quatro campos que considerou mais atentamente foram: a fisiologia do *sistema nervoso autônomo*; a *química* da angústia; a *eletrofisiologia* dos fluidos do corpo; e a *hidro-mecânica* dos movimentos plasmáticos nos protozoários. O trabalho desenvolvido por Reich em cada campo será brevemente descrito e a maneira como sintetizou suas descobertas aparentemente desconectadas em uma teoria compreensiva da *antítese básica da vida vegetativa* também será elucidada.

A química da angústia e o sistema nervoso autônomo

Um ano antes, 1932, dois psiquiatras analíticos, Walter e Käthe Misch, publicaram um artigo importante sobre o tratamento da neurose da angústia por meios químicos (3). Empregando injeções intramusculares de acetilcolina tiveram êxito em contra-atacar os estados de angústia de seus pacientes com notável sucesso. A ação da acetilcolina era antitética à reação de angústia. O experimento de Misch poderia ser sumarizado no quadro seguinte:

	Síndrome de angústia	Efeito colinégico
Veias sangüíneas da pele	Contração	Expansão
Ação cardíaca	Aumento	Diminuição
Pressão sangüínea	Sobe	Desce
Pupilas	Dilatação	Constrição
Secreção salivar	Diminuída	Aumentada
Musculatura	Perda do tônus normal	Tonicidade normal

Reich não deu valor ao efeito terapêutico. Para ele era de valor ínfimo prestar os primeiros-socorros químicos, a menos que as causas e a função do estado de angústia pudessem ser compreendidas e modificadas. Mas impressionou-se com os grupos antitéticos de respostas fisiológicas. Era também evidente que o grupo resultante da angústia poderia ser exatamente reproduzido pela administração de uma droga contrastante, como a adrenalina. Se a reação da adrenalina era idêntica à resultante da angústia, a reação colinérgica parecia idêntica à resposta corporal no estado de relaxação prazerosa.

Em 1931, foi lançada a terceira edição do grande trabalho de Müller sobre a fisiologia nervosa, *Die Lebensnerven* (4). As duas grandes divisões do sistema nervoso autônomo, o simpático e o parassimpático, já eram conhecidas como sendo antitéticas nos seus efeitos sobre os diferentes órgãos. Se um determinado número de funções corporais fosse tabulado e o efeito dos dois sistemas autônomos sobre elas fosse estabelecido, um quadro semelhante ao abaixo poderia ser construído:

Função	Sistema simpático	Sistema parassimpático (Vago)
Ação cardíaca	Aceleração: palpitação	Retardamento: coração mais calmo, pulso lento e uniforme.
Pressão sangüínea	Aumento	Diminuição
Vasos sangüíneos periféricos	Constrição, palidez	Dilatação, rubor facial.
Glândulas sudoríparas	Estimulação sem esforço: pele úmida e fria	Pele seca.
Glândulas lacrimais	Inibição: olhos secos	Estimulação: olhos brilhantes.

Função	Sistema simpático	Sistema parassimpático (Vago)
Glândulas salivares	Inibição: boca seca	Estimulação: "água na boca".
Respiração	Estimula a inspiração Brônquios relaxados Expansão central Diafragma pressiona as vísceras inferiores.	Estimula a expiração Brônquios estreitados. Relaxação central Diafragma se move, permitindo o relaxamento das vísceras inferiores.
Músculos periféricos	Músculos ou espáticos ou paralisados	Músculos com bom tônus.
Sistema digestivo	Inibe a peristalse. Reduz a secreção digestiva.	Estimula a peristalse e a secreção digestiva.
Genitais	Inibe o fluxo sangüíneo e a secreção glandular Estimula a contração da musculatura lisa	Estimula o fluxo sangüíneo: ereção e dilatação e secreção glandular. Relaxação da musculatura lisa.

Ficava claro que embora em alguns casos o simpático fosse responsável pela contração muscular ou glandular e, em outros, o parassimpático, havia uma regularidade funcional demonstrada no efeito total de cada sistema sobre o organismo como um todo. As reações simpáticas eram idênticas à resposta de angústia ou aos efeitos da adrenalina. As reações parassimpáticas eram idênticas à resposta de prazer e aos efeitos colinérgicos.

A ação do sistema nervoso involuntário é de certo modo bastante simplificada no quadro acima devido a três fatores dos quais Reich estava bem consciente, que são:

1. O organismo não é sempre tão consistente em suas respostas. Contudo, seria correto dizer que o estado de angústia é aquele no qual a excitação total é simpática, ainda que algumas reações isoladas do vago ocorram; e o inverso também é verdadeiro. É questão de qual sistema predomina no corpo.

2. Os dois sistemas podem às vezes se reforçarem um ao outro, ao invés de se contra-atacarem, de maneira que, por exemplo, a tentativa de relaxamento induz a um estado de antecipação ansiosa. Várias formas de interação patológica entre os dois sistemas são possíveis.*

3. As respostas vegetativas involuntárias se encontram normalmente associadas às reações musculares voluntárias. Dependendo de se os movimentos voluntários resultam de padrões de respostas

---

* Uma visão mais recente dessas interações é dada por Jerome Liss [26]. (N. A.).

vegetativas ou não, outros contrastes surgem. Por exemplo, a um estado simpático de reação de angústia, acompanhado por briga ou fuga, esperar-se-ia reverter o estado de tensão do organismo. A característica da neurose de angústia é que nenhuma ação adequada é tomada a fim de remediar a situação de alarme. Inversamente, um estado de resposta parassimpática, dissociada de atividade voluntária direta, pode por si mesmo formar uma defesa neurótica potente contra a angústia, como no caso de um paciente que dorme durante o dia como uma forma de escapar da confrontação com suas necessidades urgentes.

Eletrofisiologia

No livro de Kraus, uma série de experimentos foi descrita por ele e por seus colegas, Zondek e Dressel, bem como trabalhos de outros pesquisadores, tais como Velten e Greeley, sobre as propriedades elétricas das soluções coloidais, e de Stern sobre as respostas elétricas das plantas. Basicamente Kraus estava interessado no fenômeno da *hidratação* e da *desidratação*. Trabalhou com várias preparações de músculos e tecidos em diferentes soluções, e descobriu as circunstâncias que promoviam intumescência dos tecidos (aumento da tensão da superfície) e distensão (diminuição da tensão da superfície).

Kraus e Zondek descobriram que certos sais sob a forma ionizada em dissolução eram quimicamente ativos como estimulantes. Enquadravam-se em dois grupos diferentes, dependendo de suas propriedades elétricas. O potássio e o sódio incluíam-se no grupo que era antitético em seus efeitos sobre as preparações musculares aos efeitos do segundo grupo, no qual predominavam o cálcio e o magnésio. Visto que os fluidos corporais funcionavam como eletrólitos, seria esperado que a dominância de um ou outro grupo tivesse efeito na tendência total de hidratação ou desidratação de um organismo.

Havia um contraste total nos experimentos de Kraus e Zondek entre os efeitos das soluções salinas sobre os *músculos cardíacos* de uma rã e os seus efeitos em um músculo *periférico*. Estes serão sumarizados a seguir:

Grupo potássio
Músculo cardíaco: efeito diastólico, relaxação muscular.
Músculo periférico: contração tônica
Expansão periférica
Melhora a reação a estímulos elétricos.
Aumenta a tensão da superfície: efeito *hidratante*.

Grupo cálcio
Músculo cardíaco: efeito sistólico, constrição muscular.
Músculo periférico: perda do tônus muscular
Contração periférica
Diminuição da reação a estímulos elétricos.
Diminuição da tensão da superfície: efeito *desidratante*.

Kraus e seus colegas não conseguiam explicar o contraste entre os efeitos sobre as preparações do músculo cardíaco e as dos músculos periféricos. Era interessante, contudo, que seus efeitos se assemelhavam às reações parassimpáticas e simpáticas do sistema nervoso. As propriedades eletrolíticas dos fluidos corporais eram funcionalmente idênticas às propriedades do sistema nervoso involuntário, até o ponto em que o movimento dos fluidos corporais do centro à periferia, ou desta ao centro, fosse considerado. Foi Reich quem introduziu o conceito de *direção da corrente fluida*, com base nas observações iniciais do contraste entre prazer genital (expansão periférica) e angústia cardíaca (contração periférica).

Dressel estudou as propriedades eletrolíticas não dos fluidos do corpo, mas das substâncias coloidais do mesmo. Encontrou um antagonismo paralelo de funcionamento entre os efeitos do colesterol, que se opunha na sua ação às soluções potássicas, e a lecitina, que era oposta às soluções cálcicas.

Os estudos de Stern sobre a fisiologia das plantas (5) revelaram uma conexão importante entre os movimentos dos fluidos e os processos de descarga elétrica. O aumento da turgidez nas folhas da planta mimosa, por exemplo, era acompanhado por um aumento da carga elétrica; se alguém tocava a folha, ou a aquecia, havia uma pequena descarga elétrica, a folha diminuía em turgidez e expelia um pouco de água pelos poros. Este processo era funcionalmente idêntico à fórmula revisada do orgasmo que Reich havia descrito em quatro estágios: expansão mecânica-carga bioelétrica; descarga bioelétrica-relaxação mecânica. Esta parecia ser a forma básica do funcionamento vegetativo.

Movimentos plasmáticos

Agora Reich voltava sua atenção para um campo suplementar de pesquisa, o dos movimentos plasmáticos em animais unicelulares. Rhumbler havia demonstrado que o fluxo plasmático na ameba ocorria quando havia mudanças na viscosidade do plasma. Era a conversão do escasso fluido do centro do animal em denso na periferia ou vice-versa que era responsável pela locomoção da ameba. Este processo pareceu a Reich confirmar e se assemelhar às idéias de Kraus de hidratação e desidratação nas substâncias coloidais. Hartmann descreveu três tipos de movimento plasmático nas amebas:

1. Movimentos externos de um lugar a outro, pela expansão de pseudópodos (falsos pés). Se uma ameba distende várias extensões plasmáticas em diferentes direções e uma delas toca certos objetos, todo o animal se move na direção dos pseudópodos, enquanto outros são formados. Inversamente com determinados tipos de objetos, ele

afasta o pseudópodo que está em contato com o objeto e distende prolongamentos novos em diferentes direções. Comporta-se "como se" buscasse prazer através da expansão, ou retração através da contração pela angústia.

2. Movimentos internos do centro à periferia, ou da periferia ao centro, acompanhados pelas mudanças dos fluidos descritas por Rhumbler, eram responsáveis pelas reações de *alongamento* ou *recolhimento* na locomoção.

3. Mesmo quando a ameba estava em repouso, movimentos de pulsação de expansão e contração eram encontrados devido a correntes plasmáticas homogêneas centrípetas e centrífugas.

Reich não reivindicou ter descoberto nenhum fato novo durante esse ano de intenso estudo dos processos biológicos. Julgava ter sido bem-sucedido em sintetizar reações, geralmente conhecidas dentro de uma série de campos não relacionados, em uma formulação biológica válida e fundamental, ou seja, o conceito de "identidade e antítese psicossomática". O processo de expansão e contração na ameba era funcionalmente paralelo aos processos desencadeados nos animais superiores e no homem pela rede mais vasta e complicada de nervos vegetativos. O sistema vago corresponderia essencialmente à função da expansão libidinal, de expansão em direção ao mundo; o simpático corresponderia essencialmente ao sistema de retração libidinal, de retirada do mundo para dentro de si mesmo.

Se lembrarmos que essas interligações funcionais foram estabelecidas num breve período de seis meses durante o qual Reich se fixou em Copenhague, que as mesmas ocorreram logo após os acontecimentos catastróficos na Alemanha e ao colapso do trabalho sociológico de Reich nos movimentos de política sexual, que teriam de ser imediatamente interrompidos e, além disso, desarticulando o padrão seqüencial de sua vida produtiva, esse período de investigação assume um significado particular. Nesses seis meses, Reich estabeleceu a base teórica da qual a sua pesquisa psicossomática posterior dependeria. Também nesse período, com sua atenção centrada mais do que nunca nas respostas vegetativas de seus pacientes, essas experiências clínicas estabeleceram o que seria o princípio das técnicas de vegetoterapia que deveria desenvolver nos anos seguintes.

A mudança para a Suécia

Em 1.º de dezembro, Reich teve que deixar Copenhague. O Ministro da Justiça, Zahle, recusou-se a renovar sua autorização de residência. A razão para isso foi que dois psiquiatras, Clemmensen e Schroeder, apresentaram uma queixa à polícia contra Reich. Uma paciente, não aceita por Reich para tratamento, suicida e histérica, foi admitida numa enfermaria do hospital de ambos após uma tentativa posterior de suicídio. Eles alegaram, então, que havia sido conseqüência do tratamento, visto que foi uma forma de desapontamento frente à inabilidade de Reich em aceitá-la para análise (6).

As acusações contra Reich foram jubilosamente publicadas no jornal diário e uma campanha maldosa foi iniciada na imprensa, cujo alvo principal não foi tanto Reich como psicanalista propriamente dito. Clemmensen e Schroeder justificaram a recomendação de que seu visto não deveria ser renovado, afirmando: "nossos métodos tradicionais de tratamento mental são suficientemente bons". Um artigo no jornal *Berlinske Tidente*, em 29 de outubro, foi tão longe a ponto de requerer a expulsão de Reich do país a fim de "evitar que um desses chamados sexologistas alemães enganem nossos jovens, convertendo-os a essa pseudociência perversa da psicanálise". Um grupo de médicos recorreu ao Ministro da Justiça a favor de Reich e, além disso, escreveu uma carta circular a Freud, Einstein, Niels Bohr e Malinowski para que se engajassem nessa manifestação de apoio. Freud, entretanto, recusou-se a intervir: "Em relação ao Dr. Wilhelm Reich não posso concordar com o protesto de vocês", ele escreveu.

Uma vez mais, a segunda em oito meses, Reich se tornou um *emigré*. Decidiu partir através do estreito que separa a Dinamarca da Suécia e estabelecer-se em Malmö. Muitos dos candidatos à sua supervisão e estudantes planejaram alugar um barco e viajar diariamente através das três milhas do estreito. A biblioteca de Reich e a editora permaneceram em Copenhague. Philipson, Leunbach e outros estudantes dinamarqueses viajavam em dias alternados para supervisão. Os estudantes procediam de Oslo. Era uma situação extraordinária. A polícia de ambos os lados do estreito estava consciente que acontecimentos estranhos estavam ocorrendo. Um agente do serviço secreto foi destacado para observar os arredores da casa onde Reich e Elsa Linderburg estavam morando. Estudantes eram interceptados durante a viagem e levados para as chefaturas de polícia para interrogatório. Havia coordenação entre os dois psiquiatras de Copenhague e os funcionários da área de saúde da Suécia. As polícias dinamarquesa e sueca sincronizaram seus esforços. No mesmo dia, no mês de abril, a casa de Philipson em Copenhague foi revistada enquanto ele se achava fora, estudando com Reich, cujo quarto foi revistado pela polícia de Malmö sem autorização. O manuscrito do artigo *'A antítese básica da vida vegetativa'* (7) estava na máquina de escrever. Philipson havia acabado de completar sua sessão analítica.

Nenhuma acusação de qualquer espécie foi feita contra Reich ou a qualquer de seus alunos. Mas a sua autorização de residência não foi renovada. A 4 de julho teve que deixar Malmö. Seu comentário sobre isso foi que era melhor do que um campo de concentração. A conselho do novelista norueguês Sigurd Hoel, que era seu amigo íntimo nessa época, Reich decidiu reentrar na Dinamarca como imigrante ilegal. Morou em Sletten com o nome falso de Peter Stein.

A ruptura final com a psicanálise

Antes de deixar Malmö, Reich assistiu a um encontro de analistas escandinavos que haviam considerado sua sugestão em Oslo durante a Páscoa de 1934. Lá, muitos analistas interessados no ponto de vista científico de Reich se reuniram para discutir o abismo profundo entre as idéias psicanalíticas ortodoxas e as de Reich. O encontro incluía um grupo de analistas "materialista-dialético", dirigidos por Otto Fenichel. Edith Jacobson, uma amiga íntima de Reich, de Berlim, também pertencia a esse grupo. Os analistas escandinavos não eram muito marxistas, mas estavam bastante envolvidos nas experiências de análise do caráter. Harald Schjelderup, o chefe do Instituto de Psicologia da Universidade de Oslo, viajava à Dinamarca para aprender a análise do caráter com Reich. Nic Hoel, a esposa de Sigurd Hoel, tinha sido sua paciente em Berlim. Em Oslo, Reich também encontrou pela primeira vez a analista norueguesa Ola Raknes, que deveria acompanhar o desenvolvimento de todo o seu trabalho posterior da forma mais detalhada possível e se tornar não apenas uma de suas amigas mais próximas, mas também uma das pessoas mais influentes na divulgação das suas idéias.

Na reunião da Páscoa, o ponto de vista de Reich era que o único meio de se lidar com as diferenças de opiniões seria colocá-las de modo claro, expor a base teórica relativa às mesmas e se abster de ataques pessoais àqueles que possuíssem pontos de vista opostos. Em outras palavras, sua política era cientificamente a correta, a de trabalhar pela clareza intelectual e uma consideração escrupulosa pela apresentação de conceitos de forma cuidadosa e exata. Esse cuidado sempre caracterizou os seus próprios escritos. Muitos dos seus oponentes, entretanto, utilizaram a tática de ataque *ad hominem* nas tentativas de desmoralizá-lo. Além disso, dentro do grupo reunido naquela Páscoa, havia alguns liderados por Otto Fenichel que acreditavam ser prudente dissimular a natureza ampla das diferenças dentro do movimento psicanalítico, pois assim as opiniões "heréticas" poderiam ser desenvolvidas, como o foram, em segredo, numa espécie de ocultação intelectual. Basicamente, havia muitos que concordavam com a direção que o trabalho de Reich estava tomando, mas não gostavam do desconforto pessoal decorrente, às vezes, do fato de estarem associados a ele. Teria sido bem mais fácil se pudessem, por exemplo, empregar a teoria do orgasmo de uma forma que implicasse ser esta uma das idéias centrais de Freud. Como a descrição mais remota da teoria do orgasmo deixa claro, ela foi um desenvolvimento lógico da teoria inicial da libido e foi, nesse sentido, a continuação científica natural de Freud, mas o movimento psicanalítico inteiro dirigiu-se para uma direção diferente e a teoria do orgasmo estava longe do curso principal tomado pela psicanálise. Isto, entretanto, não impediu que Fenichel em seus livros sobre teoria psicanalítica de ampla influência, tentasse "assimilá-la" e minimizar sua ligação com Reich. A visão de Reich sobre Fenichel, nessa época, era que ele estivesse ainda tentando superar o insuperável, e juntar a todo custo os fragmentos partidos. Temia que a tentativa de Fenichel de conciliação fizesse com que os seus próprios conceitos se diluíssem e fossem atribuídos a outros, que nunca realmente os compreenderam ou aceitaram. Em grande parte, os receios de Reich a esse respeito foram concretizados pela história subseqüente, tanto da teoria do orgasmo, quanto pela teoria caractero-analítica, como já foi visto.

O que nenhum dos participantes da reunião da Páscoa poderia prever, era que a questão das diferenças teóricas entre Reich e a psicanálise culminaria num dramático clímax com os eventos do 13.º Congresso de Psicanálise, que aconteceu em Lucerna no final de agosto daquele ano. A 1.º de agosto Reich recebeu uma carta do secretário da Associação Psicanalítica alemã, Carl Müller-Braunschweig, que escreveu com a finalidade de informá-lo que o seu nome não estava mais incluído entre a lista dos membros da Associação alemã. Na carta, era solicitado a Reich que concordasse com essa posição puramente "técnica", tratando-se simplesmente de um fato natural, pois esperava-se que ele ingressasse na Associação escandinava, e que concordasse com essa exclusão "burocrática".

A resposta de Reich a Anna Freud, secretária da Associação Internacional, deixou claro que ele não aceitava sua exclusão. "Para o mundo", escreveu, "a exclusão do meu nome deve significar que fui ou expulso ou renunciei. Visto que não tenho nenhuma intenção de me retirar e, pelo que sei, não é caso de expulsão, a presente tentativa de solucionar a dificuldade não pode ser levada a cabo"(8).

Anna Freud respondeu que não estava ciente da exclusão de Reich e havia remetido o assunto ao presidente da Associação Psicanalítica Internacional, que era, naquela época, Ernest Jones. Reich havia se encontrado com Ernest Jones pela última vez numa visita a Londres, após sua primeira expulsão de Copenhague, e Jones lhe havia assegurado então que, apesar de suas diferenças políticas com Freud e a controvérsia em torno do instinto de morte, suas idéias eram bastante compatíveis com a psicanálise. Havia poucos comunistas dentro do movimento analítico e muitas diferenças teóricas.

Ao mesmo tempo, o grupo psicanalítico norueguês era pressionado a *não aceitar* Reich como membro, como condição para o seu reconhecimento pela Organização Internacional. Os noruegueses recusaram-se a aceitar essa condição e foram reconhecidos como grupo pela Associação Internacional, apesar da insistência de que não excluiriam Reich do quadro de associados do grupo.

A conseqüência de tudo isso foi que Reich deixou de ser membro da Associação alemã e também da norueguesa. Uma reunião especial foi convocada, sob a presidência de Anna Freud para "ouvir o caso de Reich". Nesta reunião, ele foi solicitado novamente a renunciar. Recusou-se a fazê-lo e reafirmou as razões pelas quais sentia que seu trabalho consistia num desenvolvimento coerente da psicanálise e de forma alguma contradizia as suas descobertas clínicas básicas. Solicitou também que, se fosse excluído, as razões de sua expulsão deveriam ser publicadas pela Associação Internacional.

A reunião especial "para ouvir o caso de Reich" foi seguida por uma reunião executiva à qual, na qualidade de não-membro, ele não poderia assistir. Os analistas noruegueses estavam presentes, entretanto, e contaram a Reich que Ernest Jones, Paul Federn e Max Eitingon tinham todos lhe desferido ataques pessoais, ataques esses que nunca foram feitos face a face e aos quais ele nunca teve oportunidade de responder. Relata-se que Anna Freud tenha dito a respeito da maneira como se deu a expulsão de Reich, que nunca foi abertamente admitida como tal: "Eis uma grande injustiça realizada".

Ernest Jones, o presidente da Associação Internacional, que conhecia plenamente todos os fatos do incidente, escreveu, referindo-se ao Congresso de Lucerna, muitos anos depois: "Foi nesta ocasião que Wilhelm Reich demitiu-se da Associação"(9).

Assim, através do mito da "demissão", os psicanalistas puderam se eximir da responsabilidade de terem expulsado de seu meio o homem a quem Freud havia chamado de "o fundador da moderna técnica psicanalítica".

No quarto dia do Congresso, foi permitido a Reich que fizesse a palestra que havia preparado, embora ainda com a idéia de que fosse um membro. Iniciou-a com as seguintes palavras: "Após quatorze anos como membro, falo pela primeira vez como um visitante no Congresso".

O artigo chamava-se *"Contato psíquico e corrente vegetativa"* (10). Os conceitos que introduzia serão considerados brevemente. Tratava-se de um desenvolvimento coerente da abordagem caractero-analítica de Reich. Outros artigos apresentados ao Congresso por alguns dos colegas de Reich caracterizaram-se pela omissão mordaz de seu nome. Todos agiam cautelosamente. Kathe Misch falou sobre *"As bases biológicas da teoria freudiana da angústia"*. Ela havia estudado sob a orientação de Reich em Berlim e ele fez uma referência adequada aos seus experimentos no artigo sobre *"A antítese básica da vida vegetativa"*. Ela involuntariamente "se esqueceu" de mencionar o nome de Reich, ela lhe disse.

Também Otto Fenichel falou sobre o problema da angústia. Embora ligado de forma próxima ao trabalho de Reich nesta área, Fenichel omitiu qualquer referência à teoria econômico-sexual da angústia na sua palestra.

George Gerö, outro aluno de Reich, de Berlim, discorreu sobre *"A teoria e a técnica da análise do caráter"*, e disse: "Ferenczi, Fenichel e Reich enfatizaram a importância do conteúdo formal", mas não fez nenhuma referência à abertura proporcionada por Reich a esta área inteira antes disso.

Reich deixou o Congresso entristecido. Era ainda um estranho num país que lhe recusou um visto de permanência. Num espaço de oito meses havia sido excluído de três países, do Partido Comunista Dinamarquês (ao qual nunca pertenceu) e da Associação Psicanalítica.

Dois meses após, aceitou um convite anterior do Professor Schjelderup para ir para Oslo. Embora fosse convidado a ingressar na Associação Psicanalítica Norueguesa, Reich não aceitou. Não queria reviver velhos conflitos e seu trabalho estava se desenvolvendo tão bem fora da organização psicanalítica, da mesma maneira como sucedia dentro dela. Em Malmö havia fundado o seu primeiro jornal independente, o *Zeitschrift für Sexualokonomie und Politische Psychologie*. Este deveria funcionar durante cinco anos — do princípio ao fim de sua permanência na Noruega — e proporcionou um meio para que divulgasse suas idéias, visto que não havia nenhum jornal ou editora que Reich conhecesse, dispostos a trabalhar com seus escritos.

A linguagem do corpo

O artigo de Reich no congresso de Lucerna introduziu a idéia de que a *expressão corporal* de uma pessoa correspondia à sua *atitude mental*. Quanto mais Reich avançava na análise das defesas do caráter, mais descobria que toda pessoa neurótica que tratava se achava perturbada enquanto um organismo total. As observações clínicas revelavam que a inibição da agressão, da angústia, do prazer, ou de qualquer outra emoção forte, estava regularmente associada a um distúrbio da musculatura corporal, ou na direção do aumento do tônus: espasmo; ou na direção da redução do tônus: flacidez. Em Lucerna, Reich falou pela primeira vez da *couraça muscular* que correspondia à blindagem do caráter. No seu tratamento gradualmente dirigiu cada vez mais atenção ao estado de tensão da musculatura do corpo.

A idéia de que a relaxação muscular ajudaria na libertação da emoção reprimida não era, naturalmente, nova. O fato importante de que no tratamento psicanalítico o paciente se deita de costas num divã revelou o reconhecimento deste fato. Sandor Ferenczi, em especial, havia salientado de forma positiva a necessidade de ser levada em conta a atitude corporal dos pacientes ao escrever: "Tenho assim aprendido que às vezes é útil recomendar exercícios de relaxamento, e que com esse tipo de relaxamento poderemos superar as inibições físicas e as resistências pela associação"(11.226).

Reich foi o primeiro analista, contudo, a introduzir um estudo exaustivo de justamente quais mecanismos corporais estavam envolvidos na dinâmica da repressão, da dissociação ou outras defesas contra as emoções.

Quando a atenção foi focalizada diretamente no corpo desta forma, descobriu que isso acelerava em grande parte o processo de liberação dos conteúdos reprimidos. Os pacientes tratados por ele em Copenhague apresentaram liberação da *energia vegetativa* como resultado do trabalho persistente sobre as defesas de caráter. Quando o trabalho contínuo sobre as defesas musculares foi introduzido, Reich descobriu que obtinha tais reações vegetativas regularmente e de uma forma mais intensa.

Durante os cinco anos seguintes, seu trabalho psiquiátrico modificou-se progressivamente na direção de libertar as emoções de prazer, raiva, angústia e tristeza em suas formas primárias como reações vegetativas, envolvendo o organismo todo. Após seu rompimento com a Sociedade Psicanalítica, passou a chamar eventualmente suas novas técnicas de dissolução da couraça muscular pelo nome de vegetoterapia, mas insistia que isso não substituía o trabalho analítico do caráter. Ao contrário, a vegetoterapia era a "análise do caráter na área do corpo".

A vegetoterapia foi desenvolvida gradualmente durante um período de quase quinze anos, de 1933 a 1948. No parágrafo seguinte, as principais tensões corporais e algumas técnicas desenvolvidas por Reich para dissolvê-las serão descritas.

As tensões corporais podem ser vistas como uma série de constrições, cuja função é limitar o movimento, a respiração e a emoção. Reich descobriu mais tarde uma série de segmentos corporais, cada qual com seus padrões característicos de bloqueio. No hemisfério superior da cabeça, por exemplo, Reich descobriu que muitos neuróticos tinham particularmente tenso o couro cabeludo e a testa, o que era freqüentemente associado à tendência a dores de cabeça. Distinguiu entre dores de cabeça causadas por tensões frontais, tais como a elevação crônica das sobrancelhas e contração dos músculos da testa, e dores de cabeça occipitais devido a tensões dos músculos do pescoço. Quando essas tensões foram dissolvidas, descobriu que as tensões frontais correspondiam à expressão corporal de ansiedade antecipatória. No medo súbito a pessoa instintivamente abre bem os olhos e tensiona os músculos do couro cabeludo. Esta expressão corporal foi ilustrada vividamente nos desenhos que acompanham o brilhante livro de Darwin, *The Expression of the Emotions in Man and Animals*.* Um paciente pode olhar para o terapeuta com estudada seriedade ou com um astuto olhar ansioso; pode ter um olhar superior ou carrancudo com as sobrancelhas franzidas; pode ter o típico olhar "distante" da pessoa esquizóide. Essas diferentes expressões refletem o modo como o indivíduo se relaciona com o mundo. Contém, de forma paralisada, sua própria história e de como as relações iniciais com os pais e a prole foram experienciadas. As partes tensas do corpo contêm a história de sua origem.

As emoções que precisam ser liberadas nessa área antes que a visão e o olhar saudáveis possam ser restaurados são: desconfiança encoberta, ódio mortal expresso no olhar, no choro, que é preso especialmente pelos músculos entre os olhos. As tensões no pescoço responsáveis pelas dores de cabeça occipitais quando dissolvidas regularmente liberavam sentimentos agudos de medo associados a uma expectativa de um golpe na cabeça.

Naturalmente, cada área do corpo achava-se ligada com a próxima, assim, a divisão em "segmentos" diferentes era um tanto arbitrária. As tensões na metade superior da face estavam funcionalmente relacionadas com a metade inferior, localizada ao redor da boca, queixo e mandíbula. Os pacientes compareciam à terapia com várias espécies de sorrisos e expressões de boca. Apresentavam um sorriso mordaz fixo ou a boca com expressão de desespero. O indivíduo com caráter compulsivo apresentava o lábio superior retesado. Havia rigidez da mandíbula, faces delgadas, todas expressando o uso que o paciente aprendeu a fazer dos seus músculos faciais.

A criança ou o adulto saudável possui músculos que podem expressar a vasta gama de emoções de acordo com as exigências da ocasião. Sua face é móvel e adaptável. A pessoa tensa é restrita e limitada a uma gama estreita de expressões faciais que adquiriu a fim de enfrentar situações de *stress*. Não pode facilmente de forma

---

* Darwin, Charges, *The expression of the Emotions of Man and Animals*, University of Chicago Press, 1965. (N. A.).

consciente alterar essas expressões. Reich descobriu que mudanças fundamentais ocorriam somente quando as emoções presas pelas expressões faciais pudessem ser liberadas. E que dessas áreas da face os impulsos a ser liberados consistiam em impulsos de morder ou de sugar, de chorar ou de fazer caretas. A cada explosão afetiva e liberação, o paciente em geral recobrava a lembrança de alguma experiência infantil traumática, mas a recuperação de tais recordações não mais se mostrava indispensável para o progresso do paciente. O que era essencial era simplesmente a liberação da emoção reprimida das tensões que bloqueavam sua expressão.

As principais emoções reprimidas ligadas à ameaça são as expressões nasais de gritar, soluçar e berrar. Em muitas culturas se espera que as crianças não façam muito barulho. Berrar e soluçar são emoções perturbadoras para muitos adultos lidarem. Porém, o que mais se espera que uma criança faça em situações de *stress?* Pode apenas aprender a engolir a sua raiva, a sufocar suas tristezas. Quando esses sentimentos encouraçados eram extraídos pelas técnicas vegetoterapêuticas de Reich em sua intensidade original, os pacientes regularmente experienciavam um sentimento de "clareza" na cabeça e uma sensação de unidade entre a cabeça e o tronco, que anteriormente faltava.

A cólera retida no pescoço estava ligada aos músculos dos ombros e, sem dúvida, a áreas extensas das costas. A princípio, Reich ficou admirado ao descobrir quanta cólera estava contida nas costas das pessoas. Naturalmente, tratava-se de uma cólera enfraquecida, acarretando uma rigidez das costas, ombros empertigados, bem como braços e mãos insensíveis com circulação pobre na maioria dos casos. A única maneira de restaurar a mobilidade nessa área consistia em propiciar oportunidade, dentro do contexto seguro da sessão terapêutica, da cólera ser descarregada através de movimentos violentos dos braços e dos punhos. É óbvio que um *rapport* muito bom precisa existir entre o terapeuta e o paciente, mas era perfeitamente possível para o paciente descarregar a sua cólera desta forma e ainda permanecer consciente da situação presente e evitar danos ao ambiente ou ao terapeuta.

Por volta de 1935, Reich percebeu pela primeira vez as perturbações respiratórias de seus pacientes. Manifestavam-se de várias formas. Uma das mais comuns consistia na postura que era deliberadamente cultivada em algumas formas de treino do tipo militar, onde se mantém o peito elevado e o abdômen encolhido. A restrição da expiração totalmente relaxada, por meio desse recurso, auxiliava o controle das emoções. Toda criança que procurava combater sensações indicativas de angústia, agia assim utilizando algum mecanismo envolvendo a interrupção do ritmo normal da respiração e pela introdução de alguma forma de tensão abdominal. Se observarmos um animal ou uma criança saudável respirando, é possível verificarmos que a respiração natural envolve mobilidade total no peito e no abdômen, e que o processo de respiração implica num movimento ondulante em todo o tronco. Na postura "militar" temos a substituição desse ritmo orgânico por uma respiração e postura mecânicas, que Reich assim descreveu: "A atitude militar é o oposto da atitude natural maleável. Os olhos obrigatoriamente ficam arregalados e parecem vazios. O pescoço precisa se manter rijo, a cabeça erguida, queixo e boca devem ter uma acentuada aparência masculina, o peito elevado, e os braços devem se manter tensos atrás do corpo, as mãos estiradas lateralmente junto às calças, o estômago encolhido e a pélvis puxada para trás. As pernas são retas e inflexíveis. A distância da articulação dos tornozelos é uma indicação clínica típica do controle artificial dos afetos"(12).

Havia uma relação óbvia entre esta atitude corporal e a atitude emocional que alcançou sua expressão mais significativa na ideologia do fascismo.

Quando Reich começou a influenciar as tensões corporais, continuou usando simplesmente métodos de análise do caráter, isto é, descrevia cuidadosamente ao paciente sua expressão corporal, ou ele mesmo a imitava, a fim de que o paciente se tornasse cada vez mais consciente da maneira detalhada como usava partes diferentes de seu corpo para suprimir sentimentos vitais. Primeiro encorajava seus pacientes a intensificarem uma tensão particular de forma deliberada, para auxiliá-los na conscientização da mesma. Com a intensificação, em geral, era capaz de liberar uma forma aguda de emoção que havia sido reprimida pela tensão crônica. Somente então a tensão poderia ser adequadamente abandonada. Cada vez mais, contudo, Reich começou a empregar suas mãos diretamente sobre os corpos de seus pacientes para trabalhar de forma incisiva sobre os nódulos de tensão muscular. Fazia grande esforço para salientar que isso era bastante diferente de uma massagem fisiológica ou manipulação, pois era necessário compreender o papel de cada tensão na couraça total do paciente. Na vegetoterapia foi sempre guiado pela *função emocional* das tensões. Se isso não fosse compreendido, a pressão mecânica sobre um determinado grupo de músculos tinha apenas efeitos muito superficiais. Por esta razão, nenhuma tentativa será feita aqui de descrever técnicas vegetoterapêuticas em maiores detalhes. O pré-requisito indispensável para qualquer método que o terapeuta use para liberar as emoções encouraçadas na musculatura é que esteja em contato com suas próprias sensações e capaz de empatia total com o paciente e sentir em seu próprio corpo o efeito de constrições particulares sobre as energias do paciente.

O objetivo terapêutico da técnica da análise do caráter era restaurar a potência orgástica e o estabelecimento de uma capacidade auto-regulatória no amor e trabalho. O objetivo terapêutico da vegetoterapia complementava isso num nível mais orgânico. Viria a estabelecer o que Reich chamou de "vida vegetativa". Uma das expressões mais claras disso era o restabelecimento do "fluxo" de sensações causado pela liberação da energia das tensões musculares. À medida que os pacientes renunciavam cada vez mais à blindagem corporal e sua respiração se tornava mais livre, a capacidade de se entregarem a movimentos espontâneos e involuntários aumentava muitíssimo. Pouco a pouco, as várias sensações de calor, de formigamento na pele e de movimentos trêmulos nos membros e tronco começam a se integrar num movimento reflexo convulsivo do corpo no qual havia uma flexão espasmódica involuntária e extensão da espinha dorsal. Olhando como um todo o corpo parecia estar expandindo e contraindo de modo pulsátil. Devido à semelhança próxima com os movimentos espasmódicos do orgasmo, Reich denominou-o de "reflexo do orgasmo". Os movimentos involuntários do corpo no orgasmo eram, entretanto, apenas *uma* expressão desta capacidade fundamental do corpo de pulsação biológica. Outros exemplos de padrões de movimentos completamente involuntários desse gênero são os movimentos convulsivos do feto ou os movimentos espasmódicos do corpo que podem ser observados na criança de peito.

Um excelente sumário de algumas das outras características da vida vegetativa foi feito por Ola Raknes, que trabalhou de perto com Reich nesse período. Ele menciona de modo especial os seguintes itens:

"I. O corpo inteiro apresenta um bom tônus; a estatura do corpo é elasticamente ereta; não há câimbra ou espasmo.

II. A pele é quente, com abundante suprimento sangüíneo, de coloração avermelhada ou levemente bronzeada; a transpiração pode ser quente.

III. Os músculos podem se alterar da tensão para a relaxação, sendo, contudo, nem cronicamente contraídos, nem flácidos; a peristalse é fácil; ausência de constipação ou hemorróidas.

IV. Os traços faciais são vivos e variáveis, nunca rígidos ou semelhantes a uma máscara. Os olhos são claros com reações pupilares rápidas e os globos oculares não são nem proeminentes, nem fundos.

V. Há expiração completa e profunda com pausa antes da nova inspiração; movimentos do peito livres e fáceis.

VI. O pulso é usualmente regular, calmo e forte; pressão sangüínea normal, nem muito alta, nem muito baixa"(13).

Reich descobriu que este tipo de saúde era o melhor pré-requisito para o contato psíquico, para a capacidade de se relacionar com outras pessoas. Por essa razão, é interessante relacionar as qualidades orgânicas que Raknes sumarizou com os seus critérios de contato psíquico. Citando-o novamente:

"1. Capacidade para concentração total, apresentá-la numa fração de trabalho, de uma tarefa, de uma conversa, ou de um abraço genital, e um sentimento de unidade entre o que a pessoa faz e o que ela é.

2. Capacidade para e sentimento de contato quer consigo mesmo ou com outras pessoas, com naturalidade e arte e, por exemplo, com os instrumentos utilizados no seu próprio trabalho; devem também ser mencionados aqui a habilidade de captar impressões, de ter coragem e o desejo de permitir que as coisas e os eventos se estruturem.

3. Ausência de angústia onde não há nenhum perigo e capacidade de reagir racionalmente mesmo em situações perigosas — e coragem para entrar voluntariamente em situações perigosas onde vê uma finalidade racional e importante para fazê-lo.

4. Um sentimento profundo e duradouro de bem-estar e vigor, sentimento do qual a pessoa pode se tornar consciente cada vez que dirige sua atenção a ele, mesmo quando lutando contra dificuldades ou quando sentindo dor corporal, que não deve ser entretanto forte demais; parte desse sentimento pode ser ligado a sentimentos de prazer nos genitais durante a respiração"(13).

Como a vegetoterapia foi recebida

Na época em que Reich estava desenvolvendo seus conceitos vegetoterapêuticos, ele já era um dissidente do movimento psicanalítico por razões que foram dadas anteriormente. Foi, entretanto, convidado para dar um curso sobre análise do caráter na Universidade de Oslo em 1935 e a maior parte de seus alunos entusiasmados encontrava-se, nessa época, na Noruega.

Lá, a reação de analistas, doutores e pesquisadores assumiu uma das seguintes formas:

1. Rejeição total ao avanço de Reich em direção à fisiologia.

2. Aceitação do conceito de couraça muscular, mas rejeição do conceito de correntes bioelétricas.

3. Compreensão das descobertas de Reich com desenvolvimento subseqüente das mesmas.

Na primeira dessas categorias enquadravam-se alguns dos antigos partidários marxistas de Reich, que interpretavam sua transgressão no campo dos processos somáticos como um recuo da sociologia. Não era, naturalmente, nada disso e Reich deveria, como veremos, concluir parte de seu trabalho sociológico mais arrojado neste período muito importante. Também nesta categoria estavam um ou dois indivíduos que desenvolveram uma hostilidade pessoal contra Reich, também não sem ciúmes profissionais ou por incompatibilidade de temperamento. O principal deles era colega de formação de Reich, Otto Fenichel, que também mudou para Oslo, mas começou a entrar cada vez mais em conflito com ele e iniciou uma campanha contra a admissão de Reich na Associação Psicanalítica Norueguesa. O notável sucesso terapêutico de Reich com um ou dois pacientes que anteriormente haviam se tratado com Fenichel, mas com resultados menos satisfatórios, foi um fator que, sem dúvida, muito contribuiu para a hostilidade de Fenichel, que mudou-se para a América do Norte em 1935 e lá espalhou rumores bastante influentes, cujo conteúdo se referia ao fato de que Reich seria esquizofrênico.

No segundo grupo, talvez o mais proeminente dos que foram capazes de seguir Reich parte do caminho, foi Trygve Braatöy, assinalou que muitos dos princípios e práticas de Reich e integrou-os (14) a outras abordagens corporais, tais como de Jacobson e Schulz. Uma de suas alunas, Aadel Bulow-Hansen, desenvolveu um sistema de técnicas às quais chamou de "relaxamento dinâmico". Ela era a terapeuta principal do Departamento Psiquiátrico Ulleval em Oslo. No decurso de seu trabalho, desenvolveu uma forma de massagem com resultados abreviados acentuados, muitos dos quais rigorosamente paralelos aos que Reich estava obtendo através da vegetoterapia. A senhora Gerde Böyesen descreveu suas próprias experiências com as técnicas de Bulow-Hansen (15).

Um dos estudos mais compreensivos acerca dos padrões de tensão muscular e respiratória foi empreendido por Björn Christiansen, agora professor de Psicologia na Universidade de Bergen, em seu livro *Thus Speaks the Body: Attempts towards a personology from the point of view of respiration and posture*. Christiansen escreveu seu livro principalmente durante uma bolsa de pesquisa na Fundação Menninger entre 1960 e 1962. No prefácio descreve: "Não imaginava, antes de passar pela experiência, a quantidade de trabalhos já publicados na área de meu interesse. Não apenas descobri estudos clínicos desconhecidos, mas também uma série de relatos extremamente relevantes baseados em experiências de laboratório. Ao invés de me ater a poucas contribuições norueguesas, gradualmente fiquei cada vez mais interessado em apresentar uma revisão compreensiva da literatura"(16).

Christiansen, entretanto, rejeitou a idéia de que o fluxo de sensações tivesse qualquer ligação com a hipótese bioelétrica de Kraus, abraçada por Reich. "Devemos perguntar", escreveu, "se a unidade orgânica em um sentido dinâmico é sinônimo de respiração natural, se as correntes de excitação não são nada mais do que parte integral da respiração profunda e livre. Se assumimos ser esse o caso, não temos necessidade alguma de postular... 'contrações plasmáticas'. Tudo que precisaríamos seria um princípio explanatório que explicasse o fato de que as mudanças respiratórias na parte central do corpo (isto é, no tronco) possam produzir correntes semelhantes a ondas de excitação que se espalhem superficialmente para as partes periféricas, que essas correntes de excitação podem ser interrompidas e perturbadas — e, finalmente, que tais correntes estimulam interceptores, assim o seu impacto é retroalimentado por centros sensoriais mais elevados, influenciando a consciência corporal do indivíduo"(16.213).

Uma descrição completa das várias maneiras como Christiansen falhou em acompanhar a implicação ampla da abordagem de Reich foi dada por Herskowitz (25).

O terceiro grupo, que se dedicou e desenvolveu suas descobertas, era representado por aqueles analistas na Noruega que trabalhavam mais de perto com Reich e pelo grupo de médicos que trabalhavam com suas técnicas na América do Norte.

Em Oslo, o Dr. Odd Havrevöld (17) introduziu o uso de gás óxido nitroso como um auxiliar ao relaxamento e à rendição ao controle consciente. A utilização de uma ajuda externa neste sentido induz, de fato, prontamente a um fluxo de sensações e suscita movimentos involuntários, mas por serem produzidos por um recurso exterior e não pelo desenvolvimento da interação entre o paciente e o terapeuta, integram-se com menos facilidade às vidas dos pacientes e, por essa razão Reich foi um crítico desse tipo de 'indução'.

Um dos expoentes mais importantes das técnicas de Reich na Noruega foi a Dra. Nic Waal, ex-mulher do novelista Sigurd Hoel. Sua formação foi feita com Reich em Berlim em 1931 e posteriormente acompanhou o trabalho vegetoterapêutico. Nic Waal foi uma das psiquiatras mais proeminentes na Escandinávia. Foi diversas vezes diretora do Departamento de Psiquiatria Infantil da Universidade de Oslo, chefe da Clínica de Higiene Mental em Oslo e presidente da Associação de Psiquiatria Infantil e da Clínica Psicológica Infantil na Noruega. Mais tarde trabalhou na formação de médicos como terapeutas e psicoterapeutas no Departamento Infantil do Hospital Estadual de Copenhague e do Departamento Pediátrico da Universidade de Copenhague, antes de se tornar diretora do Instituto de Psicoterapia Infantil em Oslo. Proferiu extensas palestras sobre tensões musculares e respiração, segundo o ponto de vista da vegetoterapia no Congresso Internacional de Psiquiatria em Zurique, Paris, Toronto, e em várias partes da Alemanha, Suíça, e Holanda. Muitos terapeutas importantes e fisioterapeutas foram treinados por ela de acordo com os princípios desenvolvidos por Reich. De modo especial, desenvolveu seu próprio teste diagnóstico de tensões musculares, que foi talvez uma das primeiras tentativas depois de Reich de compreender a estrutura do caráter diretamente a partir da configuração do corpo (18).

Dos Estados Unidos, o Dr. Theodore Wolfe, ligado à Psiquiatria na Universidade de Columbia, um dos primeiros batalhadores na pesquisa psicossomática no seu país, viajou a Oslo para estudar as técnicas de vegetoterapia, que subseqüentemente aplicou em seu trabalho clínico psiquiátrico nos Estados Unidos. O grupo de médicos que circundava Reich de modo mais próximo antes dele deixar a Escandinávia no final de tudo não introduziu maiores inovações, com uma ou duas exceções. O Dr. Alexander Lowen que, depois de ter treinado com Reich, fundou o Instituto de Análise Bioenergética em Nova York em 1956, publicou um livro, *The Physical Dynamics of Character Structure* (20), que muito ampliou as formulações de Reich em relação às diferenças entre os padrões de tensão corporal nas várias estruturas de caráter. Introduziu também uma série de técnicas novas, desenvolvidas com seu colega Dr. John Pierrakos, com a finalidade de liberar a emoção bloqueada de seus pontos de controle na estrutura do corpo.

O Dr. Elsworth Baker, psiquiatra que Reich incumbiu da formação de futuros terapeutas, escreveu uma narrativa sistemática da abordagem psicossomática de Reich em seu livro *Man in the Trap* (21), onde técnicas biofísicas de tratamento são descritas em contraposição a uma fundamentação teórica caracterológica. Este livro tornou-se um trabalho básico para a escola de médicos orgônicos que se formou em torno de Baker após a morte de Reich.

O mundo médico e analítico como um todo, entretanto, reagiu a essas novas técnicas ou com silêncio ou ridicularização. Com silêncio, pois com exceção do grupo acima mencionado, ninguém mais tinha experiência prática de tais métodos. Com ridicularização, pois na ausência de tal experiência e vistas fora de contexto, muitas das idéias de Reich, quando resumidas e abreviadas, de fato soam extraordinárias ou bizarras. Por que um psiquiatra estava trabalhando diretamente sobre o corpo? O que as correntes bioelétricas tinham a ver com terremotos ou problemas maritais? E desta forma, um psiquiatra como A. A. Roback, em seu *Psychology of Character* (22), pôde rir zombeteiramente do fato de Reich ter comparado o homem a uma medusa, visto que ambos apresentavam uma pulsação rítmica semelhante. Mas muitos preferiam a técnica antiga: o tratamento silencioso. "É como se ele nunca tivesse existido", escreveu R. D. Laing. "Poucos estudantes de medicina, senão alguns, terão ouvido seu nome apenas mencionado na escola de medicina, e muitos nunca entrarão em contato com ele através de seus livros... As proposições de Reich em relação às influências sociais sobre as funções do sistema simpático, do parassimpático e do sistema nervoso central e sobre nossa bioquímica, são testáveis, mas nunca são verificadas"(23).

E, ainda, apesar da recusa maciça em considerar de modo sério a extensão do trabalho de Reich sobre o caráter dentro do âmbito corporal, há indícios de que seus conceitos estão começando a avançar em direção a muitos refúgios da psicologia e da medicina ortodoxa. Um excelente exemplo disso é representado por uma palestra proferida pelo Presidente da Sociedade de Psicologia Analítica, na Sociedade Real de Medicina, em Londres, em janeiro de 1970, onde o conferencista, Dr. J. W. T. Redfearn, um dos mais destacados analistas junguianos do país, falou sobre *"Experiências corporais em psicoterapia"*(24). Ele salientou que "a questão do contato corporal em psicoterapia é especialmente algo bastante emocional entre os analistas. Sem dúvida, é surpreendente o quanto progredimos realmente da época de Freud em contraposição a Ferenczi a esse respeito". O medo preponderante dos impulsos corporais, assinalou, resultou no mecanismo familiar de cisão onde o organismo vivo foi considerado ou como uma personalidade sem corpo com a qual poderíamos estabelecer contato apenas através da linguagem, associações e imagens, ou como um objeto despersonalizado, uma carcaça no açougue. Quanto à abordagem mecanicista da medicina tradicional, o Dr. Redfern tinha a dizer o seguinte: "A medicina científica provavelmente tem auxiliado a extirpação da experiência com nossos corpos e com nossos sentimentos. Este é certamente o efeito produzido nos estudantes de medicina. Antes da época de Harvey os sistemas médicos por todo o mundo estavam principalmente preocupados com nossos corpos como realmente os experienciamos, enquanto que após essa época a medicina ocidental tem estado cada vez mais preocupada com o corpo da sala de dissecação e do laboratório de fisiologia"(24).

Na segunda parte de seu artigo, o Dr. Redfearn descreveu como introduziu algumas técnicas vegetoterapêuticas no tratamento de uma mulher que anteriormente havia feito análise tradicional durante quinze anos, com resultados bastante positivos.

O que é surpreendente em relação ao seu artigo não é ter obtido tais resultados, pois centenas de experiências ainda mais dramáticas poderiam ser destacadas dos estudos de caso de vegetoterapeutas durante o primeiro quarto do século, desde que Reich começou a ingressar no campo da experiência corporal (26-50). O que foi surpreendente é que tais idéias anteriormente consideradas "heréticas", mal interpretadas, ridicularizadas e descartadas, deveriam ser apresentadas justamente na Sociedade Real de Medicina. Reich não "se perdeu" em 1933, como alguns analistas pareciam achar. Seu trabalho vegetoterapêutico foi uma conseqüência inevitável, precisamente daqueles conceitos caracterológicos pelos quais era (agora) aplaudido. Se Reich "se perdeu" no trabalho posterior resta ser verificado.

REFERÊNCIAS

1. Kraus, Friedrich, *Klinische Syzyologie: allgemeine und spezielle Pathologie der Person* (Thieme, Leipzig, 1926).
2. Reich, Wilhelm, 'Der Orgasmus als electrophysiologische Entladung', *Zeit. f. Pol. Psychol. u. Sexualokonomie*, Vol. 1, N.º 1, 1934 (tradução: *Journal of Orgonomy*, Vol. 2, N.º 2, Nova York, 1968).
3. Misch, Walter u. Kathe, 'Die vegetative Genese der neurotischen Angst und ihre medikamentose Beseitigung', *Der Nervenarzt*, Vol. 5, N.º 8, Berlim, 1932.
4. Muller, L. R., *Die Lebensnerven* (3rd edition) (Springer, Berlim, 1931).
5. Stern, *Elektrophysiologie der Pflanze* (Springer, Berlim, 1924).
6. Reich, Wilhelm, *People in Trouble* (Nova York, 1952).
7. Reich, Wilhelm, 'Die Urgegensatz des vegetatives Lebens', *Zeit. f. Pol. Psychol. u. Sexualokonomie*, Vol. 1, Copenhague, 1934 (traduzido no *Journal of Orgonomy*, Vols. 1-2, Nova York, 1967-8).
8. Reich, Wilhelm, 'The expulsion of Wilhelm Reich from the International Psycho-analytic Association', *Annals of the Orgone Institute*, N.º 1, Nova York, 1947.
9. Jones, Ernest, *The Life and Work of Sigmund Freud*, Vol. III (Hogarth Press, Londres, 1955).
10. Reich, Wilhelm, *Psychische Kontakt und Vegetative Stromung*, Oslo, 1935 (traduzido e ampliado nas 2.ª e 3.ª edições de *Character Analysis*).
11. Ferenczi, Sandor, *The Theory and Technique of Psycho-analysis* (Basic Books, Nova York, 1953).
12. Reich, Wilhelm, *Orgasmusreflex, Muskelhaltung, und Koerperausdruck* (Oslo, 1937), resumido em *The Function of the Orgasm*, Chap. VIII Nova York, 1942).
13. Raknes, Ola, 'The orgonomic concept of health and its social consequences, in *Wilhelm Reich and Orgonomy* (Universitets Forlaget, Oslo: St. Martin's Press, Nova York, 1970).
14. Braatöy, Trygve, *Fundamentals of Psycho-analytic Technique* (Nova York, 1955).
15. Boyesen, Gerde, 'Experiences of dynamic relaxation and their relationship to the Reichian techniques of vegetotherapy', *Energy and Character*, Vol. 1, N.º 1, Abbotsbury, Dorset, janeiro de 1970.
16. Christiansen, Bjorn, *Thus Speaks the Body* (Institute for Social Research, Oslo, 1963).
17. Havrevöld, Odd, 'Vegetotherapy', *Int. Journal of Sex-economy and Orgone Research*, Vol. 1, N.º 1, Nova York, 1942.
18. Waal, Nic, 'A special technique of psychotherapy with an autistic child', in *Emotional Problems of Children*, ed. G. Kaplan (Basic Books, Nova York, 1955).

19. Wolfe, Theodore, 'The psychosomatic concept of identity and antithesis', *Int. Journal of Sex-economy and Orgone Research,* Vol. 1, Nova York, 1942.
20. Lowen, Alexander, *The Physical Dynamics of Character Structure* (Nova York e Londres, 1958). (Edição brasileira: *O Corpo em Terapia,* Summus Editorial.)
21. Baker, Elsworth, *Man in the Trap* (Nova York, 1967). (Edição brasileira: *O Labirinto Humano,* Summus Editorial.)
22. Roback, A. A., *The Psychology of Character.*
23. Laing, R. D., Resenha de *The Function of the Orgasm, New Society,* Londres, março de 1968.
24. Redfearn, J. W. T., 'Bodily experiences in psychotherapy'; resenha in *Energy and Character,* Vol. 1, N.º 2, maio de 1970.
25. Herskowitz, M., Resenha de Christiansen's *Thus Speaks The Body* in *Journal of Orgonomy,* Vol. 2, N.º 1, 1968.
26. Liss, Jerome, 'Bodily functions in emotional discharge', *Energy and Character,* Vol. 2, N.º 1, janeiro de 1971.

Outros artigos sobre Vegetoterapia:

27. Reich, Wilhelm, 'The expressive language of the living in Orgone Therapy' in *Character Analysis,* 3rd Edition (Nova York, 1949: Vision Press, Londres, 1950).
28. Reich, Wilhelm, 'The Schizophrenic Split' in *Character Analysis,* 3rd Edition (1949).
29. Raknes, Ola, 'Behandlinga av en depresjon', *Tidskrift for Seksualeconomi* I, 1, Copenhague, 1939 (traduzido de 'The treatment of a depression', *Int. Journal of Sex-economy and Orgone Research,* Vol. 1, 1942).
30. Saxe, Felicia, 'A case history', *Int. Journal of Sex-economy and Orgone Research,* Vol. 4, 1945.
31. Willie, James, 'The use of a male dummy in medical orgone therapy', *Orgone Energy Bulletin,* Vol. 1, N.º 2, 1949.
32. Raknes, Ola, 'A short treatment with orgone therapy', *Orgone Energy Bulletin,* Vol. 2, N.º 1, 1950.
33. Sobey, Victor, 'Six clinical cases', *Orgone Energy Bulletin,* Vol. 2, N.º 1, 1950.
34. Oller, Charles, 'Orgone therapy of frigidity', *Orgone Energy Bulletin,* Vol. 2, N.º 3, 1950.
35. Gold, Philip, 'Orgonotic functions in a maniac-depressive case', *Orgone Energy Bulletin,* Vol. 3, N.º 3, 1951.
36. Baker, Elsworth, 'A grave therapeutic problem', *Orgone Energy Bulletin,* Vol. 5, N.ºs 1-2, 1953.
37. Willie, James, 'The schizophrenic biopathy', *Orgonomic Medicine,* Vol. 1, N.º 1, 1955.
38. Anon, 'Orgonomic therapy of the ocular segment', *Orgonomic Medicine,* Vol. 2, N.º 1, 1956.
39. Tallaferro, Alberto, 'Algunos conceptos sobre la simultaneidad emocion-musculo, *Revista de Psicoanálisis,* Buenos Aires, 1952.
40. Waal, N., 'A special technique of psycho-therapy with an autistic child', *Energy and Character,* Vol. 1, N.º 3, 1970.
41. Lowen, Alexander, & Pierrakos, John, 'A case of broncho-genic cancer', *Energy and Character,* Vol. 1, N.º 2, 1970.

42. Goldenberg, Barbara, 'A case of trichotillomania in a two-year-old', *Journal of Orgonomy,* Vol. 1, 1967.
43. Blasband, Richard, 'The significance of the eye-block in psychiatric orgone therapy', *Journal of Orgonomy,* Vol. 1, 1967.
44. Herskowitz, Morton, 'Symptomatic relief with orgonomic first aid', *Journal of Orgonomy,* Vol. 1, 1967.
45. Levy, Norman, 'Emitional expression as resistance in therapy, *Journal of Orgonomy,* Vol. 2, N.º 1, 1968.
46. Herskowitz, Morton, 'The treatment of an episode of catatonic mutism', *Journal of Orgonomy,* Vol. 2, N.º 1, 1968.
47. Rothenberg, Michael, 'Orgonomic treatment of anorgonia as one of multiple conversion reactions', *Journal of Orgonomy,* Vol. 2, N.º 2, 1968.
48. Konia, Charles, 'Orgone therapy of an impulsive character', *Journal of Orgonomy,* Vol. 3, N.º 1, 1969.
49. Rothenberg, Michael, 'Orgone therapy in a case of symbiotic psychosis of childhood', *Journal of Orgonomy,* Vol. 4, N.º 1, 1970.
50. Fossum, Karl, 'A case complicated by a tendency toward acute anorgonia', *Journal of Orgonomy,* Vol. 4, N.º 2, 1970.

CAPÍTULO CINCO

A PULSAÇÃO BIOLÓGICA
O Desenvolvimento da Pesquisa dos Bions

A atividade elétrica da pele

Uma das razões principais da mudança de Reich para Oslo foi que o Professor Schjelderup ofereceu-lhe as instalações do Instituto de Psicologia da Universidade de Oslo, lugar onde estava ávido para tentar confirmar seu conceito bioelétrico de correntes vegetativas, através de um trabalho experimental. Numa visita a Londres em dezembro de 1933, após ter sido exilado de Copenhague e estar fazendo planos de se estabelecer em Malmö, Reich visitou Almroth Wright, diretor do Instituto de Fisiologia da Universidade e pediu-lhe orientação no sentido de como medir as cargas elétricas da pele, Wright respondeu que esta era uma idéia maluca e que isto seria impossível.

Uma vez em Oslo, Reich procurou a ajuda de um assistente do Instituto de Fisiologia a fim de conseguir o tipo de aparelhagem adequada ao seu objetivo. Basicamente, o que queria fazer era algo semelhante ao trabalho daqueles que partiram para a medida da atividade elétrica do cérebro ou do coração. Havia somente dez anos que Hans Berger tinha projetado o primeiro aparelho de eletroencefalografia para o registro das ondas cerebrais. A idéia era construir um aparelho que pudesse registrar a atividade elétrica da pele.

Uma pesquisa da literatura nesta área revelou que os primeiros investigadores das propriedades elétricas da pele estavam interessados principalmente em suas propriedades como condutora de eletricidade: tentaram medir, por exemplo, a resistência oferecida pela pele ao fluxo da corrente. C. Ludwig e DuBois Raymond, em 1927, descreveram a pele como uma fonte de força eletromotriz (1); Vigoureux, Fère e Tarchanoff (2) observaram a presença de uma corrente fraca passando entre eletrodos colocados em dois pontos sobre a pele, e descobriram que as propriedades elétricas da pele variavam de acordo com a alteração da ação das glândulas sudoríparas, especialmente durante experiências emocionais e excitação. Essas modificações foram denominadas de reflexo psicogalvânico e cuidadosamente estudadas por Veraguth (3), cujas observações foram absorvidas por Carl Jung e utilizadas junto com um teste de associação livre para avaliar a força emocional de associações subjetivas. Este é o princípio do chamado detector de mentiras. Hans Rein (4) havia demonstrado que, quando a pele é machucada, a diferença de potencial desaparece. Carl Richter estudou as alterações diárias e sazonais na resistência da pele e descobriu que esta era normalmente mais baixa no início do dia do que em outros períodos. Philip Keller (5) mostrou que o potencial da pele sofre alteração contínua e é afetado pelo contato com a luz.

A idéia dos experimentos planejados por Reich era investigar como a pele respondia em estados de prazer e de angústia; e, em especial, verificar se as propriedades elétricas das zonas erógenas eram de alguma forma diferentes das encontradas no resto da pele. Tal experimento nunca havia sido tentado anteriormente. Mesmo as medidas elétricas amplamente conhecidas feitas por Masters e Johnson trinta anos *mais tarde* destinavam-se a registrar alterações da acidez/alcalinidade das secreções, uma medida quantitativa que era relativamente isolada, comparada com a tentativa de Reich de investigar as propriedades elétricas da excitação autônoma de uma forma *direcional*. Para Reich interessava não apenas a quantidade de corrente fluida, mas a direção da mudança de potencial: se aumentava ou diminuía e como se modificava, durante um período de tempo, sob a influência de emoções diferentes.

A aparelhagem que decidiu construir, após vários meses de reflexão, custou 3.000 coroas norueguesas. Foi paga independente dos rendimentos de seus cursos sobre análise do caráter. Consistiu num arranjo de dois eletrodos ligados a uma cadeia de tubos eletrônicos a vácuo que amplificavam quaisquer alterações do potencial na superfície da pele e as transmitiam a um oscilógrafo, que tornava as variações elétricas visíveis sob a forma de traços de luz e, assim, podiam ser filmados. O aparelho ficou pronto por volta de fevereiro de 1935, e a série toda de experimentos a ser descrita deu-se durante o restante daquele ano e boa parte de 1936 (6).

As diferenças de cargas elétricas na pele foram medidas em milivolts. O aparelho foi planejado de tal modo que aumentos na diferença de potencial eram registrados no eletrograma sob a forma de movimentos ascendentes de traços de luz e as diminuições na diferença de potencial acarretavam movimentos descendentes de traços de luz. As principais descobertas experimentais são sumarizadas abaixo:

1. A pele normal, não machucada, apresentou uma alteração elétrica em torno de dez a quarenta milivolts, que apareceu no eletrograma como um traço de luz *horizontal* estável. Superpostos a esta linha horizontal e a todos os outros traços de luz, ocorriam alguns instantes de picos em intervalos irregulares, que correspondiam às pulsações no eletrocardiograma. Esses instantes de pulsações mostravam um efeito do batimento cardíaco sobre a carga elétrica da pele em qualquer parte da superfície corporal não danificada.

2. As zonas erógenas (língua, superfície interna dos lábios, genitais, mamilos, lobos das orelhas, palmas das mãos, etc.) apresentaram um traçado no eletrograma com as seguintes características:

i. Era consideravelmente mais alto (acima de 200 milivolts) ou, às vezes, consideravelmente mais baixo do que o potencial normal da pele;

ii. Não apresentava a forma de linha horizontal mas sim, digamos, "flutuante"; os movimentos ascendentes ou descendentes correspondiam a aumentos ou diminuições de cargas;

iii. Havia amplas variações entre os indivíduos e para o mesmo indivíduo em diferentes estados de ânimo, enquanto que a pele não-erógena apresentou pouca variação neste sentido.

3. Carícia agradável ou cócegas resultavam em um aumento de carga; pressão desconfortável produzia uma diminuição da carga. Particularmente significativo foi que a capacidade de uma determinada área da superfície do corpo para alterar o seu potencial não dependia mecanicamente da natureza do estímulo. Assim como alguém experienciará algo como agradável num dado momento e como desagradável em outros, devido a variação ambiental e fatores psíquicos, também a flutuação dos traços de luz no eletrograma apresentou variabilidade deste tipo. Somente quando o indivíduo relatava uma modificação de sensação ou emoção é que a carga do corpo se alterava.

4. Era possível à zona erógena ser mecanicamente congestionada (intumescência) sem qualquer alteração no nível basal da carga. O fenômeno da "ereção fria" era típico deste efeito.

5. Angústia, aborrecimento ou medo produziam quedas acentuadas no traçado eletrográfico. Sentimentos de excitação agradável produziam uma acentuada elevação. A relação entre a experiência *subjetiva* e o registro *objetivo* era tão direta que quem sofresse tal experiência poderia, pela observação cuidadosa de suas sensações, descrever a aparência do eletrograma antes de vê-lo. Inversamente,

aqueles que tinham visto o eletrograma sabiam a direção em que as sensações do indivíduo haviam flutuado, se na direção do prazer do desprazer ou da angústia.

6. Experimentos com soluções de açúcar e sal como eletródios fluidos aplicados na língua apresentaram uma antítese similar. Reação de prazer, com flutuação ascendente para o açúcar; flutuação descendente com reação de desprazer ao sal. Além disso, Reich descobriu que havia uma *reação de desapontamento* visível nos traçados de luz e uma reação de *habituação*.

A "reação de desapontamento" ocorria se, à língua que experienciava uma reação negativa (diminuição do potencial) em resposta ao sal, era subseqüentemente dado açúcar. O aumento esperado da carga não ocorria. A língua se comportava como se tivesse se acautelado e se recusasse a ser incitada.

A "reação de habituação" ocorria se um estímulo prazeroso fosse dado repetidamente. Então a deflexão ascendente do traçado luminoso, indicando excessivo aumento da carga bioelétrica, era muito mais evidente, tendendo a aplainar-se.

7. O potencial flutuava com a respiração. Inspiração profunda resultava em uma diminuição da carga na pele do abdômen que, entretanto, aumentava novamente à medida que o indivíduo expirava. As investigações de Reich no campo da respiração natural e perturbada receberam confirmação através dos experimentos bioelétricos.

Reich realizou uma série de experimentos controlados com a finalidade de excluir a possibilidade de que as flutuações nos traçados de luz resultassem de outras influências sobre a aparelhagem, ou de efeitos da fricção mecânica sobre os eletródios. Os resultados descritos não dependiam dos movimentos dos eletródios e apresentaram a mesma forma quando o estímulo era numa região bem distante da localização dos mesmos.

Este breve sumário desses experimentos, que devemos lembrar foram completados num período de dois anos, pode parcamente fazer justiça aos detalhes e cuidado empreendidos por Reich. Sua exposição esmerada do trabalho compreende cinqüenta páginas e inclui trinta e duas eletrofotos dos resultados do oscilógrafo.

Reich concluiu que havia confirmado sua fórmula tensão-carga, e que a formulação clínica da antítese econômico-sexual do prazer sexual e angústia, expansão vegetativa e contração, era apoiada pelos experimentos. Considerou que sua pesquisa confirmava o ponto de vista de Kraus de que o organismo funcionava como um sistema eletrolítico e continha um contínuo campo bioelétrico de excitação entre o gânglio vegetativo no centro do corpo (o plexo solar, o plexo cardíaco, etc.) e a superfície da pele. Também sentiu que a observação metafórica de Freud de que a libido se assemelhava à projeção dos pseudópodes da ameba ganhava confirmação experimental, visto que o processo de prazer e angústia nos seres humanos era bioeletricamente idêntico à distensão e contração da ameba estudada por Hartmann e Rhumbler.

Os experimentos bioelétricos de Reich constituíram-se na ponte entre o seu trabalho econômico-sexual e vegetativo inicial e o seu trabalho posterior em biofísica. Um número reduzido de pessoas que descartou esse trabalho sem um julgamento, como se fosse apenas uma fantasia de Reich, preocupou-se em examinar os experimentos cruciais de 1935, os quais levaram de forma contundente a todas as descobertas experimentais subseqüentes. Trygve Braatöy, que havia assimilado de Reich muitas das conclusões vegetoterapêuticas, poderia dar-se ao luxo de gozar a confirmação experimental como *"especulações* elétricas grosseiras de Reich"(7). Um dos poucos que mostrou alguma compreensão das implicações destes experimentos foi Werner Wolff, um psicólogo clínico que passou parte da vida estudando as diferenças entre o comportamento normal e anormal:

"O organismo não é, como a psicologia e psiquiatria iniciais acreditaram, uma composição de centros mais ou menos independentes: não pode mais ser dividido em corpo e mente; a mente em razão e emoção; razão em simples faculdades; e emoção em simples estruturas temperamentais. O organismo é agora considerado como um todo no qual um distúrbio de uma parte afeta a configuração total. A psicanálise tem chamado a força unificadora da organização psicológica de 'energia psíquica'. Freud explicou esta energia ou 'libido' como uma força de quantidade variável, geralmente expressa de forma sexual. ...Num processo de sublimação a libido se desloca de objetos humanos para objetos de natureza não sexual, socialmente valorizados. Neste ponto os assim chamados processos emocionais são transformados em mentais. Psicologicamente o comportamento sexual, social, científico e religioso de uma pessoa não poderia ser visto separadamente, mas como ramos da mesma árvore, alimentados pela mesma força, a 'libido' "...

"Teorias a respeito de uma força bioelétrica têm sido formuladas, força esta que opera em termos de tensão e descarga biológica e se acha ligada especialmente à função sexual. De acordo com Wilhelm Reich, o prazer é verificado através de um aumento de cargas elétricas mensuráveis; o desprazer pela diminuição dessa energia. Outros autores de modo semelhante relatam mudanças de temperatura que correspondem a alterações de estados emocionais... Todos eles sugerem a presença de uma energia biopsicológica que se torna manifesta em estados somáticos, mentais e emocionais"(8.439).

Desde os primórdios da teoria do orgasmo, Reich achava-se na trilha dessa energia. Descreveu sua repressão sob a forma de impotência orgástica, e sua liberação na entrega total no orgasmo. Naquela época, ele pensou em termos de "economia libidinal". Delineou as localizações onde se encontrava reprimida, primeiro como blindagem do caráter e depois como couraça muscular. Havia estudado a antítese funcional do sistema nervoso autônomo e seu paralelismo com as pulsações plasmáticas da ameba. Agora, finalmente, conseguia registrar de forma precisa, por intermédio de uma aparelhagem, um traçado quantitativo que refletia exatamente as correntes de sensações de prazer ou as contrações ansiosas de medo.

Mesmo antes de se completarem os experimentos bioelétricos, ele deveria iniciar uma série adicional que acabaria por se revelar ainda mais desconcertante àqueles seus críticos que não podiam acompanhar o ritmo da evidente facilidade com que Reich dominava as disciplinas relevantes em questões de assunto não psiquiátrico, através de sua dedicação em seguir suas conclusões lógicas, toda e qualquer implicação levantada por seu fértil programa de pesquisa.

A base para os experimentos biológicos

Entre 1935 e 1939, Reich estava desenvolvendo as novas técnicas de vegetoterapia. Durante os dois primeiros anos desse período também se achava ocupado com os experimentos bioelétricos. O manuscrito de *People in Trouble* já estava escrito e os conceitos iniciais do trabalho e democracia estavam sendo formulados. Como se tudo isso não bastasse, Reich nesse momento iniciava uma série maior de experimentos biológicos que deveriam ocupar uma extensa parte de seus últimos anos na Noruega e envolvê-lo ainda em controvérsias ulteriores.

Visto ser particularmente durante este período que Reich é considerado por aqueles que não estudaram o seu trabalho de forma rigorosa como tendo ingressado no campo do "fantástico" e do "inacreditável", torna-se imprescindível verificar o caminho lógico a partir do qual seu trabalho inicial conduziu ao período biológico e como este, por sua vez alicerçou o caminho para as teorias do seu período americano, aparentemente mais fantásticas ainda.

Até que ponto a ampla recusa científica em levar o trabalho de Reich a sério é racional, e até que ponto é irracional, emergirá de forma mais clara à medida que a história completa desses experimentos se tornar conhecida.

Já vimos como o conceito de Reich de uma "antítese básica na vida vegetativa" se configurou, baseado no estudo do trabalho de Kraus, e do sistema nervoso autônomo, e ainda do trabalho de Hartmann e Rhumbler com protozoários. Nos experimentos bioelétricos Reich baseou-se na hipótese de Kraus e propiciou confirmação prática da mesma, bem como para a sua própria formulação de carga-tensão. Em suas experiências vegetoterapêuticas havia aprofundado bastante e enriquecido o conhecimento das reações autônomas com a liberação das excitações bloqueadas que se encontravam presas pela couraça muscular. Agora voltava sua atenção e se concentrava de forma maciça no fenômeno do movimento do protozoário numa tentativa de descobrir se a fórmula, tensão-carga-descarga--relaxação, seria de modo geral válida e aplicável a formas muito simples de vida. Especificamente, queria estudar em primeira mão o processo de expansão e contração e da flutuação da carga bioelétrica em animais primitivos e formas vegetais.

Para os experimentos bioelétricos um amplificador e um oscilógrafo foi a única aparelhagem necessária. Agora estava diante da perspectiva de expandir enormemente seu equipamento experimental se pretendesse ingressar num trabalho dessa natureza. Apelou à Fundação Rockefeller em Paris para obtenção de fundos em apoio ao seu projeto, mas o seu apelo recebeu uma resposta negativa. Era questão então de contribuir com sua própria renda pessoal e de apelar a colegas e a quem desejasse apoiá-lo financeiramente. Fala-se muito da lealdade do grupo que se formou à sua volta, e de seus amigos. Mesmo pacientes, aqueles que poderiam ajudá-lo com donativos, responderam de forma magnífica. O Dr. Lottie Liebeck doou um microscópio. Menos de uma dúzia de pessoas são reconhecidas como financiadoras do livro de Reich *Die Bione*, mas elas levantaram entre si 60.000 coroas para a compra de equipamento e um adicional de 2.000 coroas mensais ficou disponível para o pagamento de vários assistentes, caso Reich necessitasse.

Em fevereiro de 1936, em Oslo, um instituto experimental foi formado, o *Institut für Sexualökonimische Lebensforschung*, onde a pesquisa que Reich desejava empreender poderia ser levada a cabo. O equipamento básico consistia de três microscópios de grande alcance, equipamento para microfotografia, para esterilização (autoclaves, esterilizadores a seco, etc.) e equipamento eletrônico para detecção da carga elétrica de organismos e partículas microscópicas.

O equipamento é descrito de forma completa na exposição original de Reich sobre o experimento. Infelizmente, a publicação alemã do trabalho de 1938 é hoje extremamente rara. Apenas seis cópias existem de uma tradução inglesa realizada cerca de seis anos depois e que nunca foi publicada. A descrição feita aqui é baseada num cuidadoso estudo do texto alemão, juntamente com a tradução inglesa. Não teria nenhum sentido camuflar o fato de que os experimentos desse período encontram a maior dificuldade em serem repetidos, a não ser que tivéssemos *pelo menos* as instalações do

Instituto de Reich. Qualquer colega comum de Reich, analista ou médico, teria tido 'consideravelmente menor dificuldade e, contudo, seria capaz de acompanhar este trabalho em primeira mão somente através de uma atividade conjunta com Reich.

Pode causar surpresa que o equipamento de Reich era pelo menos em dois aspectos superior àqueles pertencentes a institutos muito mais ricos do que o dele naquela época. Primeiramente Reich adquiriu uma aparelhagem cara para fotografias seqüenciais, visto que queria estudar o desenvolvimento do protozoário durante um período de semanas, se necessário. Fotografia seqüencial é hoje algo comum no trabalho biológico, mas em 1936 a idéia de registrar o desenvolvimento do protozoário e alterações em culturas biológicas era uma novidade e, além disso, muitos laboratórios existentes não estavam equipados para tal finalidade.

A segunda etapa da pesquisa de Reich requeria uma aparelhagem que muitos laboratórios não possuíam e dizia respeito ao alcance de seus microscópios. Merece ser explicado aqui que há normalmente um limite padrão superior para o alcance óptico da atividade do microscópio através das propriedades da luz. A clara definição de *estrutura* não é possível acima de uma certa capacidade de aumento e este limite somente foi ultrapassado quando o microscópio eletrônico permitiu uma capacidade muito maior de ampliação.

Reich, entretanto, queria observar, em certos pontos de seu trabalho, detalhes sutis não de estrutura mas de *movimento*. Quando estabeleceu a ampliação mínima requerida para se observar certos detalhes de movimento, alguns funcionários de laboratórios responderam que tal ampliação era "impossível". É melhor, entretanto, esclarecermos logo o "mistério" da ampliação obtida por Reich. Ele usou dois tipos de microscópio da época, um Leitz e um Richert Z (fabricados em Viena e colocados no mercado em meados da década de trinta). Cada um deles possuía uma objetiva com capacidade superior a 150 x, usada com uma lente de 25 x, possibilitando uma ampliação de 3.750 x. O microscópio Richter tinha, além disso, um tubo binocular inclinado com um fator de ampliação embutido de 50%. O máximo possível no instrumento Richter era, contudo, 5.625 x. Reich fez muitas de suas observações bem acima de 2.000 x, ponto onde falta definição aos detalhes estruturais, mas os movimentos se tornam nítidos. Alguns laboratórios que poderiam, por outro lado, ter tentado repetir esse trabalho, tornaram-se hostis quando foi requerida uma capacidade de ampliação maior do que as que possuíam, visto que 1.500 x era geralmente a capacidade máxima necessária cogitada. (O advento do microscópio eletrônico não alterou o quadro, uma vez que este examina apenas tecidos mortos, onde nenhum movimento seria encontrado em qualquer hipótese.)

Reich parecia, equipando-se dessa forma, estar embarcando em um campo completamente novo de *pesquisa pura* que poderia aparentemente ter pouca relevância para seus interesses clínicos. Entretanto, como sempre acontece no trabalho científico, muitos dos progressos na ciência aplicada são subprodutos de pesquisas que, no seu início, podem parecer apresentar pouca importância para o ser humano. As implicações práticas dos experimentos biológicos de Reich não eram conhecidas por ele na época e somente se tornaram evidentes *após* quase três anos de trabalho no campo.

Com a finalidade de manter clara a apresentação que se segue, subdividiu-se da seguinte forma: primeiro é dada uma explicação do que Reich realmente fez nos dois primeiros anos de experimentação; depois será examinada a questão de se os experimentos foram *confirmados* independentemente por outros cientistas que não trabalhavam com Reich; em terceiro lugar, serão consideradas possíveis *explanações* quanto aos resultados obtidos por Reich, e a questão de quais *controles experimentais* foram realizados. Em quarto lugar, será abordada a *continuação* dos seus experimentos nos dois anos seguintes. Finalmente será descrita a *recepção* de seu trabalho na Noruega.

Primeiro estágio dos experimentos sobre o bion: infusão

Do Instituto de Botânica de Oslo, Reich obteve algumas preparações de protozoários de ameba e paramécios; assim, poderia observar as correntes plasmáticas de forma mais rigorosa. Queria fazer por si mesmo tais preparações e para isso teria de voltar a práticas biológicas com as quais não se preocupava há duas décadas anteriores à sua formação médica. Começou a levantar questões "corriqueiras" em relação ao padrão "simples" do processo de obtenção de protozoários através de uma infusão consistindo de nada mais elaborado do que feno deixado de molho na água durante alguns dias. Qualquer pessoa interessada nas questões iniciais de Reich pode facilmente repetir essas primeiras observações triviais. Tudo o que é necessário é feno seco no qual não haja protozoários ativos; água limpa na qual não hajam protozoários; e um pouco de paciência enquanto se deixa o feno de molho na água. As maiores formas de protozoários que surgem, tais como os paramécios, podem ser detectadas a olho nu nadando livremente, tanto assim que, nesta fase, nem o mais simples microscópio é necessário. O assistente do Instituto de Botânica aconselhou Reich a deixar as infusões descansando cerca de dez a quatorze dias.

A primeira questão de Reich era simples: Como as formas protozoárias surgem na infusão? A resposta acadêmica era que a infusão estaria contaminada por "esporos" soltos no ar que se tornam protozoários ativos no meio favorável da infusão.

Nesse momento Reich foi surpreendido por uma simples observação adicional: se o tecido da planta, feno ou grama, fosse mantido sob observação contínua desde o instante em que foi primeiro deixado de molho, as células da borda gradualmente se desintegravam em vesículas que conseqüentemente se libertavam da estrutura da planta principal e flutuavam de forma livre na água. As vesículas são definidas como "pequenas bexigas, cavidades, sacos, cistos, bolhas ou estruturas ocas". Normalmente não observamos a desintegração da grama durante um período prolongado. Em primeiro lugar, a água sobre a lâmina do microscópio evaporaria. Reich tomou bastante cuidado em reabastecê-la em intervalos de duas em duas horas, assim poderia observar a formação de vesículas a partir da desintegração da grama. Reich se surpreendeu com a semelhança entre a forma de cisto das vesículas e a forma seca dos protozoários mortos, que também assumem uma aparência granular. Descobriu uma tendência entre as vesículas detectadas de se congregarem de uma forma coerente, que parecia revelar uma certa forma de organização rudimentar (aglomerado).

Esses aglomerados de vesículas foram observados por Reich durante muitas horas. Como o trabalho era muito cansativo, fez uso da seqüência fotográfica. Assim, alterações graduais na estrutura do aglomerado poderiam ser acompanhadas mais facilmente. Apresentavam também uma *atividade* inesperada. Várias formas de movimento foram observadas e fotografadas. Em especial, Reich distingüiu:

1. *Giro*. Vesículas individuais dentro do feno giravam de modo rítmico em direção e afastando-se umas das outras, como se mostrassem atração e repulsão.

2. *Rotação*. Foram observados movimentos circulares das vesículas dentro do feno e se fossem bastante fortes, todo o feno giraria.

3. *Confluência*. Vesículas individuais, sob certas circunstâncias, fundiam umas com as outras com o fim de produzir uma forma móvel homogênea na qual grânulos individuais não poderiam mais ser vistos.

4. *Pulsação*. Aumentados 3.000 x ou mais eram visíveis movimentos bem pequenos de expansão e contração.

À mobilidade foram dadas várias explicações. Neste momento nenhuma explicação será oferecida e nos restringiremos ao que Reich na realidade viu, estudou, fotografou, etc. As explicações podem vir depois. Em verdade, em seu prefácio à narração original alemã (9), Reich sensatamente distinguiu os fatos de sua explicação ao escrever:

"Este relatório amplo, ainda não definitivo, não contém qualquer declaração de fato que não tenha sido abalizada por centenas de confirmações. Deixei de lado as observações não completamente confirmadas. Fiz um grande esforço para descrever o método de trabalho tão precisamente quanto possível; assim os experimentos podem ser checados. O fato básico, tal como a desintegração vesicular da matéria durante a dilatação resultante da infusão... não pode ser ignorado se o trabalho realizado estiver razoavelmente correto. Estou consciente de que uma interpretação diferente sobre os mesmos fatos pode ser feita. Contudo, separei cuidadosamente os relatos dos fatos na primeira parte e de suas interpretações na segunda"(9.13).

Voltando, então, às infusões de Reich. Ele fez infusões de muitas espécies diferentes de substâncias orgânicas e também de inorgânicas. Partículas de terra também degeneravam de forma vesicular quando era permitida sua dilatação durante um certo tempo. As formas móveis resultantes foram por ele chamadas a princípio de "plasmóides" devido à semelhança das mesmas com os movimentos plasmáticos dos protozoários. As vesículas de feno pareciam simular várias funções vitais. Ingeriam vesículas não agregadas — ou seja, pareciam comer. Moviam-se por toda parte das formas já descritas, deste modo simulando mobilidade. Às vezes dividiam-se em fenos menores, que se expandiam à medida que absorviam líquido ou vasos não agregados, simulando assim reprodução e crescimento.

A questão fundamental, que seria prematuro nesse estágio da narração responder, é se o que Reich estava observando era alguma espécie de forma de vida ou se era alguma espécie de processo fisioquímico. Visto que as vesículas móveis se assemelhavam muito com as coisas vivas no seu comportamento, denominou-as "bions" e resolveu estudá-las mais a fundo.

Uma vez que a parte relativa aos fatos do "relato provisório" de Reich sobre os bions ocupava oito páginas de narração excepcionalmente cuidadosa e detalhada, com muitas centenas de misturas diversas de substâncias diferentes em vários meios de infusão, o breve sumário que se segue apenas procurará indicar a seqüência principal de pensamento que guiou o programa experimental. Os experimentos se desenvolveram nos seguintes estágios:

i. A água era substituída por uma solução de cloreto de potássio a 0,1%, pois o processo de dilatação era intensificado pela mesma, devido aos efeitos expansivos do potássio.

ii. A substância em infusão era esterilizada através de aquecimento por meia hora a fim de eliminar a possibilidade de que as formas que Reich estava observando fossem formas protozoárias genuínas derivadas de "contaminação aérea". O resultado do processo de esterilização foi inesperado e surpreendente: todo o comportamento vesicular que Reich previamente havia observado ainda ocorria, mas era mais amplo, parecia muito mais rápido e dava origem a movimentos mais vigorosos.

iii. Lecitina, colesterol e várias proteínas foram acrescentadas às infusões para se obter soluções coloidais. Essas adições intensificaram a atividade das preparações.

Por volta do outono de 1936, Reich estava fazendo duas ou três preparações frescas toda semana.

iv. Foram feitos experimentos inoculando as formas vesiculares em um meio de cultura. O procedimento foi o seguinte: primeiro a mistura de bion era aquecida por meia hora em tubos de ensaio em um esterilizador a seco a 160º C. A mistura aquecida era mantida esterilizada durante dois a quatro dias e depois uma gota da mistura era aquecida e transferida para um tubo de ensaio contendo caldo de carne em meio ágar. A boca do tubo de ensaio também era aquecida. O exame microscópico revelava crescimento de formas vesiculares móveis dentro de vinte e quatro horas. Reich conseguiu inocular um segundo meio de cultura a partir dessa preparação e continuou esse processo até a qüinquagésima-quinta geração, momento em que escreveu seu relato.

v. Apenas algumas das preparações de bion se mostraram culturáveis através desse processo. Pesquisas adicionais revelaram a descoberta inesperada de que as preparações que poderiam ser submetidas à cultura eram ativas eletricamente e as vesículas nelas existentes migravam tanto para o anódio quanto para o catódio da aparelhagem elétrica de Reich.

A tabela de Reich mostrando alguns dos resultados das culturas será reproduzida logo a seguir. Notar-se-á que todo caso de neutralidade elétrica se mostrou não suscetível à cultura.

A 8 de janeiro de 1937 Reich enviou o seguinte relato ao Professor Roger du Teil, do Centre Universitaire Méditeranéen em Nice, que demonstrou grande interesse nos experimentos:

"Em antecipação a uma descrição detalhada, gostaria de lhe oferecer uma exposição sobre um experimento aquecido em autoclave baseado na fórmula tensão-carga. Fornecerei aqui meramente o curso do mesmo e os seus resultados. Um filme está sendo feito no Institute for Sex-Economic Investigation que dará uma clara idéia do experimento. Amostras de preparações coloidais também serão fornecidas.

"A fórmula: tensão mecânica — carga elétrica — descarga elétrica — relaxação mecânica, deve ser considerada como idêntica à fórmula do funcionamento vegetativo em geral, como uma base para experimentos suplementares e por conta de muitas descobertas já feitas. O seguinte experimento serve como prova da fórmula.

"No estágio atual dos experimentos, inicio fazendo uma mistura de 100 cc da solução estéril de Ringer e 0,1% de solução normal de cloreto de potássio. Solução de gelatina vermelha é adicionada a essa mistura até que o todo tenha uma cor rosa pálido. Isto é seguido pela adição de uma pequena quantidade de pó de carvão vegetal e da mesma quantidade de cristais de colesterol. Todo o experimento se fundamenta no princípio da combinação em uma certa ordem daquelas substâncias necessárias à formação das células.

"Uma colher de chá cheia de clara de ovo fresco é agora dissolvida em cerca de 50 cc de solução estéril de KCl e o todo adicionado à mistura prévia. A clara de ovo é dissolvida após ter sido ligeiramente batida. A fotografia do microscópio não revela nenhuma formação, movimento ou estrutura plasmática. Em grandes ampliações (1.000 x) ainda vemos apenas o típico carvão vegetal e os cristais de colesterol.

"Cerca de 1-2 cc de leite e um pouco de gema de ovo são agora acrescentados. Isto escurece a mistura clara anterior.

"Uma segunda solução é agora feita raspando lecitina dentro da solução de KCl. Numa ampliação de 500-900 x vêem-se curiosas formações surgirem e crescerem: tubos que crescem, germinam e se curvam. Ocasionalmente são encontrados fenos formados de vesículas. O movimento orgânico é ausente. São puramente fenômeno físico de intumescência devido a mudanças na relação entre a pressão interna e a superfície de tensão.

"Com a adição da solução de lecitina à primeira mistura desenvolve-se progressivamente um escurecimento cinza amarelado. O microscópio mostra uma figura surpreendente de vida móvel: formações semelhantes a células vitais se movem abruptamente por toda parte, germinam, dividem-se e se arrastam de modo irregular ou fluente. A natureza orgânica da motilidade pode apenas ser observada em ampliações superiores a 1.500 x e melhor de 2.300 x a 3.000 x através de um tubo binocular. Com observação contínua a quase 3.000 x, formações nucleares, vesiculares, luminosas, que modificam a sua forma, podem ser observadas. É possível distinguir quatro grupos gerais de formações extremamente móveis: vesículas redondas nucleadas, bacilos, formações semelhantes a células vitais com núcleo que se movem inteira mas não internamente e finalmente, formações amebóides. Essas últimas são particularmente interessantes, pois numa ampliação de 3.000-3.500 x apresentam movimentos de expansão-contração internas. Sua locomoção pode ser vista mesmo a 2.000 x.

"As formações que surgem deste modo são, pelo menos de acordo com os testes extensamente feitos, corpos carregados com carga elétrica negativa que se movem em direção ao anódio. Se a mistura coloidal for deixada em descanso por seis a oito semanas formar-se-á um sedimento fino, o líquido começará a se tornar continuamente mais claro. Se o sedimento for examinado nas ampliações estabelecidas acima, a motilidade do tipo descrito desaparecerá; as formações estarão "mortas". Um relato dos experimentos de controle realizados estará contido na descrição detalhada. No momento,

Tabela I
Esquema da culturabilidade da terra, da cultura de terra, coque e fuligem

Material	Tipo de Esterilização	Tipo de Infusão	Relação Elétrica	Movimento Imediato	2-3 Semanas	Cultura em 2-6 Semanas	3-10 Semanas	Reação Elétrica	Reação Cult. Animal	Observações
Terra comum	a	O	O	H/O O	+	O	O	O	?	Culturas mistas não esteriliz.
Terra comum	b	KC$_1$ b	++	++	+++	++	++	++	?	
Cultura de terra	b	KC$_1$ b	+++	++	+++	++	?	++	?	
Cultura de terra comum	c	KC$_1$ c	+++	+++	+++	+	?	++	—	
Cultura de terra comum	d	O	O	H/O O	+	O	O	O	?	
Cultura de terra comum	d	KC$_1$ c	++	+++	++	++	++	++	—	
Pó de coque	a	O	O	H/O O	+	O	O	O	?	Culturas não esterilizadas
Pó de coque	b	KC$_1$ b	++	+		++	+	?	+	?	
Pó de coque	c	KC$_1$ c	++	++	++	+	+	++	—	
Pó de coque	d	O	O	O	O	O	O	O	?	

SIGNIFICADO DOS SÍMBOLOS USADOS
a   não esterilizado.
b   aquecido a 100°C durante 1/2-1 hora.
c   aquecido em autoclave a 120°C 1/2-1 hora.
d   esterilizado a seco a 180°C durante 1-2 horas.
e   incandescido em chama de gás benzeno por 1/2-1 minuto.
bb   fervido duas vezes.
cc   duas vezes aquecido em autoclave.
  +   fraca e levemente móvel, ocasionalmente positivo.
 ++ fortemente móvel e freqüentemente positivo, reação clara positiva.
+++ bastante vigor, resultado preponderantemente positivo.
  −   nenhuma reação observável em animais.

investigações estão sendo feitas quanto a assimilação e sensibilidade à cor. Está definitivamente estabelecido que as formações são culturáveis. Se a substância restante, depois que todo o líquido foi fervido, é inoculada numa mistura colóide estéril, surgem formações que até agora foram submetidas à cultura até a qüinquagésima geração.

"Em experimentos de vivissecção provou-se que as formações, se mantidas estéreis, são incólumes quando injetadas subcutaneamente em camundongos e cobaias.

"A questão quanto a se estamos lidando com formações vivas totais pode ser definitivamente respondida estabelecendo-se relações com outros experimentos que serão relatados mais tarde e após todos os testes e controles terem sido realizados. O experimento descrito foi documentado fotograficamente.

"As formações artificiais, semelhantes a matéria viva, foram denominadas 'bions'."

Ao mesmo tempo, uma cópia do relato, juntamente com preparações de bions, foram enviados à Académie des Sciences em Paris.

Comprovação da pesquisa de Reich sobre os bions

Os fatos relatados por Reich foram bastante surpreendentes. Formas móveis semelhantes a matéria viva, passíveis de serem submetidas a cultura, demonstraram se desenvolver a partir de uma variedade de substâncias colocadas em soluções que fizeram com que elas se dilatassem. Essas formas apresentavam mobilidade muito maior e apareciam mais rapidamente e em maior profusão se as substâncias a serem empregadas fossem esterilizadas a seco a 180º C e a solução, na qual deveriam ser imersas, fosse primeiro aquecida e a infusão resultante, então, fervida.

Antes de se considerar as possíveis explicações a esses resultados, é importante estabelecer se os *fatos* de Reich eram *verificáveis,* visto que a pesquisa sobre o bion é freqüentemente uma área de seu trabalho ridicularizada pelos críticos que lhe são hostis por outras razões. Fora seus colegas que trabalhavam sob sua supervisão e repetiram os experimentos, as duas principais fontes de confirmação foram a Académie des Sciences, Paris, e um grupo de pesquisadores que trabalhou sob a orientação do Professor du Teil.

A Académie des Sciences passou o relatório de Reich e as preparações ao Dr. Louis Lapique do Laboratoire de Physiologie Générale da Sorbonne. Lapique confirmou que os movimentos semelhantes a matéria viva ainda estavam ativos na preparação de bion um ano após e que isto era surpreendente em vista do longo espaço de tempo decorrido. Propôs publicar uma forma reduzida do relato de Reich no boletim da Académie, ao qual acrescentaria uma nota de rodapé confirmando os fatos. Também propôs dar uma explicação físico-química e pretendia omitir qualquer referência ao fato de que as formas semelhantes a matéria viva eram passíveis de serem submetidas a *cultura,* pois isto iria contra a interpretação físico-química. Reich recusou seu consentimento à publicação da tese nestes termos (10).

O trabalho de Roger du Teil na confirmação dos experimentos do bion é absolutamente crucial. Seu comunicado a 7 de março à Sociedade de Filosofia Natural em Nice forneceu uma explicação cuidadosa de sua confirmação das descobertas de Reich (9). Ele contava com a assistência dos Drs. Ronchese e Saraille, e do Sr. Deel, bacteriologista de Cannes e com as instalações de um laboratório de análises que possuía microscópios binoculares capazes de uma ampliação superior a 3.000 x. Observações das preparações de Reich revelaram "imediatamente e com incontestável exatidão os aspectos descritos na comunicação de Reich".

Du Teil foi também capaz de confirmar que as preparações cresciam e se desenvolviam num meio de cultura.

Na conclusão de seu comunicado a Sociedade de Filosofia elegeu o Dr. Chartier, o Dr. Perisson, a Srta. Fermand (uma professora de Ciências Naturais) e Claude Saulnier, um farmacêutico, para assistirem du Teil na pesquisa sobre o bion, e expressou o desejo de que o trabalho pudesse ser confiado a um grande laboratório francês, tal como o Lumière, em Lions.

Explicação e controles

Como se poderia explicar a presença de formas móveis nas preparações esterilizadas de Reich? Três perspectivas parecem possíveis:

1. As preparações não eram verdadeiramente estéreis e teria havido contaminação acidental por "esporos" ou "germes" provenientes do ar. O que Reich estaria observando e fazendo cultura seriam formas conhecidas de bactérias ou organismos protozoários provenientes "de fora". Alternativamente, o seu material continha esporos em estado dormente que eram liberados em suas soluções.

2. Os movimentos não seriam biológicos em última instância, mas inteiramente físico-químicos. Reich estaria interpretando mal os efeitos de processos físico-químicos que "simulam" processos vitais.

3. As preparações conteriam formas com algumas propriedades vitais. Algum tipo de organização transicional entre o inorgânico e o orgânico havia sido descoberta. Reich teria tido êxito em reproduzir em laboratório algumas das condições para a "organização natural" de formas orgânicas a partir de matéria inorgânica.

Em relação ao argumento de que suas preparações estariam contaminadas por germes aéreos, Reich respondeu de várias maneiras. Primeiro, realizou uma série de experimentos de controle, buscando deliberadamente contaminação aérea a fim de ver se por esse meio poderia produzir resultados comparáveis. Assim inoculou o mesmo meio de cultura com pó de um aspirador, com sujeira retirada da superfície de uma mão e com água contaminada por poeira da estrada. Em nenhum caso realmente obteve formas que se assemelhassem de alguma maneira aos "plasmóides" pulsáteis que foram obtidos a partir de suas preparações estéreis. Em segundo lugar, salientou que enquanto a contaminação aérea poderia ser demonstrada nesses controles, levando tempo para se desenvolver, os movimentos vesiculares dos bions eram aparentemente imediatos à colocação da cultura sob o microscópio após a esterilização.

A biologia ortodoxa não conhecia nenhum germe que sobrevivesse a uma temperatura de 180º C, porém mais duas salvaguardas foram introduzidas como controle adicional. Em maio de 1937, Reich começou a aquecer partículas de coque à *incandescência* (1.500º C) antes de mergulhá-las na solução de potássio. Isto foi planejado como controle à idéia de que esporos preexistentes no coque poderiam ser responsáveis pelas formas semelhantes a matéria viva. Quando examinadas ao microscópio, formas semelhantes a esporos bastante móveis eram imediatamente encontradas e estas eram eletricamente carregadas, enquanto o coque antes do tratamento não era. As infusões de partículas incandescentes de coque também se mostraram culturáveis. Reich filmou ininterruptamente esse processo com intervalos de duas horas por mais de dez semanas.

A refutação final da explicação da contaminação aérea estava numa série de experimentos de controle planejados por du Teil, que montou um sistema hermeticamente fechado, onde todas as misturas de várias substâncias foram feitas em um sistema completamente impermeável. O que não teve nenhum efeito no desenvolvimento dos bions.

O sucesso dos procedimentos de esterilização em produzir vesículas móveis e a impossibilidade de se produzir formas comparáveis através da deliberação da contaminação aérea permitiram que Reich criticasse bastante o dogma científico de que as formas protozoárias encontradas em infusões de feno são derivadas de esporos originários do ar. Mas se acompanharmos aqui as implicações ou não de suas críticas, parece não haver espaço para dúvidas de que o que quer que seja possa ter resultado nas formas estudadas por Reich, a única coisa que conclusivamente *não* as produziu foi a contaminação pelo ar.

A segunda explicação, a de que os bions eram processos físico-químicos, foi a adotada por Louis Lapique e por um dos assistentes de du Teil, Dr. Ronchese. Reich não excluiu a possibilidade de que alguns dos movimentos observados poderiam ser passíveis de uma interpretação mecanicista. A Física estava familiarizada com o fato de que pequenas partículas coloidais oscilam ligeiramente devido ao fenômeno do "movimento browniano". Tais movimentos, que se acredita sejam causados pelo bombardeamento das partículas com as moléculas, foram assim denominados depois de Brown, sendo que ele próprio acreditou que deste modo, as pequenas oscilações das vesículas individuais dentro de uma pilha que se achava estacionária poderiam ser explicadas. Novamente se tratava de tomar um fenômeno familiar e conhecido, o movimento browniano, e ver se o que era observado nas preparações de bions a ele se assemelhavam. As descrições de Du Teil sobre suas observações envolviam claramente algum processo bastante diferente do movimento browniano:

"Essas formações se movem de duas maneiras diferentes. Algumas vezes foram vistas ondulando energeticamente dispostas de forma longitudinal com rápidos avanços e recuos, de modo similar ao que descrevemos como engatinhar — isto é, dão a impressão de corpos frágeis, razoavelmente amplos e chatos, e sugerem a forma de um determinado peixe. Ao nadar, já se apresentam de lado, agora de cada uma das superfícies chatas e parecem se mover para frente, de lado ou para cima e para baixo através de ondulações, exatamente como peixe no aquário. Essas formações possuem um núcleo que é por si só animado por movimentos e vibrações. Além disso, estão sujeitas à divisão e, nesse sentido, se comportam em todos os aspectos analogamente às células vivas".

Reich ainda respondeu que como o movimento browniano era devido a movimentos moleculares, seria visível a todo instante e não aumentaria nem diminuiria. Os movimentos dos bions, entretanto, não eram a princípio perceptíveis, mas ganhavam maior mobilidade à medida que as partículas continuavam de molho, a se dilatar e a se desintegrar.

Além do mais, partículas de coque ou de terra, em solução, apresentavam outras propriedades da matéria viva, além do movimento, cuja hipótese do movimento browniano obviamente era incapaz de explicar. Havia o fato de suas possibilidades serem submetidas a cultura. Também reagiam a corantes biológicos, fato este que foi confirmado pelo laboratório de biologia de Albert Fischer, em Copenhague, em dezembro de 1936, onde os bions responderam a uma coloração de *Giemsa*. Além disso, o exame fluoroscópico dos bions revelou a cor azul característica do tecido orgânico.

A explicação de Reich, na época, foi que os movimentos eram de natureza eletroquímica e poderiam ser melhor compreendidos como uma demonstração primária de sua fórmula tensão-carga. Visto que todas as culturas de bions bem-sucedidas apresentaram dilatação mecânica sob a influência da solução em infusão e carga elétrica, que era presumivelmente liberada durante o processo de aquecimento, os movimentos semelhantes a matéria viva seriam o protótipo de todos os movimentos biológicos mais altamente organizados.

Se o orgânico sempre se desenvolve a partir do inorgânico, como todos os biólogos assumiram uma vez, então a pesquisa de Reich sobre os bions sugere que pode existir algum estágio transicional entre o movimento mecânico e o biológico, e realmente sugere que alguma forma de transição entre o orgânico e o inorgânico de fato pode estar ocorrendo naturalmente durante o tempo todo.

A questão de se as formas de Reich seriam inteiramente "vivas" provavelmente não pode ser respondida sem pesquisas adicionais. Reich trabalhou no difícil campo onde muitos outros pesquisadores o haviam precedido, o da zona limítrofe onde a cristalografia e a química dos colóides se encontram. As sessenta páginas finais da seção de *Die Bione* fornecem um sumário escrito por Otto Hahn do relato de pesquisa sobre "pseudo-ameba", "células artificiais", *"micro-bioids"*, "cristais fluidos", "micro-vírus" e muitos outros fenômenos limítrofes. No México, Herrera havia fundado a Société Internationale de Plasmogénie, que se dedicava ao estudo das soluções coloidais e das formações plasmáticas. Em 1939, Reich foi eleito membro honorário dessa sociedade em reconhecimento ao seu trabalho sobre a desintegração vesicular.

A pesquisa dos bions, estágio II: experimentos com camundongos

Era uma característica de Reich geralmente adiar a publicação dos resultados até que produzissem novas descobertas em áreas diferentes que dependiam de um trabalho mais avançado. Assim *Die Funktion des Orgasmus* não foi publicado até que a teoria do orgasmo o levasse à caracterologia. Na época em que *Character-analyse* surgiu, as descobertas vegetoterapêuticas estavam começando a se disseminar. Quando a monografia sobre a vegetoterapia foi escrita, os experimentos bioelétricos estavam em andamento. No ano em que esses experimentos foram publicados, a pesquisa dos bions baseada na fórmula tensão-carga já havia produzido resultados espetaculares.

E quando *Die Bione* surgiu, em 1938, já havia resultados a partir de uma nova série de experimentos nos quais Reich demonstrava uma aplicação prática das preparações de bions.

Por volta de 1937 a atenção de Reich voltou-se para certas formas menores que apareceram em suas culturas. Tinham a forma de lanceta e cerca de um quinto do comprimento das vesículas maiores. Enquanto as outras vesículas reagiam positivamente a corantes biológicos (Gram positivo), os corpos em forma de lanceta eram Gram negativos. Nesse momento, Reich começava a estudar a relação entre os tipos de bions. Os maiores, mais compactos em formas de vesículas amebóides, ele os denominou bions *Pa*. Os menores em forma de lanceta, chamou-os bacilos-*t* (*t* do alemão *tod* que significa morte), por razões que logo se tornarão claras.

Em pouco tempo foi descoberto que os dois tipos tinham um efeito antitético um sobre o outro. Os bions *Pa* imobilizavam os bacilos-*t*. Em virtude desse efeito, Reich ampliou alguns experimentos iniciais que havia feito injetando o tipo maior dos bions em tecido animal, onde não havia encontrado nenhum efeito prejudicial.

Em janeiro de 1937, ele iniciou uma série de experimentos com camundongos, o que deveria ocupá-lo por muitos anos. No curso de dois anos trabalhou com um total de 178 camundongos, inicialmente em grupos de seis. Em dois eram introduzidos bacilos-*t*, em mais dois bions *Pa*, e em outros dois bions *Pa* seguidos de bacilos-*t*. Mais tarde a série foi estendida e experimentos foram iniciados com bacilos-*t* seguidos de bions *Pa*.

Os resultados foram impressionantes, totalmente inesperados, e deveriam abrir ainda outra vez um campo inteiramente novo de pesquisas (11). Primeiro foram apresentados como uma palestra dada à Sociedade Noruegesa de Estudantes de Medicina em Oslo em junho de 1938: de 84 camundongos inoculados apenas com bacilos-*t*, 30 morreram nos primeiros oito dias, outros 30 morreriam no espaço de quinze meses, o resto ficou doente. Nenhum permaneceu sadio. De 45 dos que primeiro foram inoculados com bions *Pa* e depois com bacilos-*t*, 36 permaneceram saudáveis e 9 morreram em quinze meses. Os 35 que foram inoculados apenas com bions *Pa* não apresentaram nenhuma doença no mesmo período. Oito morreram em quinze meses.

Foi quando Reich começou a investigar a causa da morte dos camundongos que morreram após quinze meses, que recebeu o resultado surpreendente de que quinze apresentavam formações cancerosas, sete, células cancerosas maduras em vários tecidos, e mais cinco tinham tumores inflamatórios.

Todos os camundongos que receberam apenas bacilos-*t* haviam ficado doentes. Dos que foram injetados com bions *Pa* primeiro,

36 permaneceram contudo saudáveis. Reich ficou muito animado com esses resultados e conseguiu para exame amostras de tecido canceroso com o principal pesquisador norueguês da área, Leiv Kreyberg. O material mostrou-se, quando examinado a 4.000 x, degenerar em bacilos-*t*.

As implicações totais dessas descobertas para a compreensão da origem e função biológica do câncer serão tratadas na íntegra oportunamente. Por ora é suficiente que esses *resultados biológicos,* obtidos incidentalmente e inesperados no decorrer da "pesquisa pura" das culturas de bions, tinham elevado a discussão acima da interpretação dos resultados de Reich e a um novo nível, conduzindo a um campo inteiramente novo, o da patologia do câncer.

Como os experimentos sobre os bions foram recebidos na Noruega

Era compreensível que os bacteriologistas que não contavam com a ampliação requerida para realizar as observações de Reich pudessem reagir de forma negativa às suas descobertas. Assim Albert Fischer, do laboratório de Copenhague onde a reação corante biologicamente positiva foi primeiro demonstrada, pareceu incomodado pelo fato de que a maior ampliação que o seu laboratório poderia fornecer era 1.500 x. Mais tarde atacou os experimentos sobre os bions porque eram "incriticáveis" e falou ao Dr. Leunbach das "fantasias" de Reich. Se as observações de Reich sobre os bions eram fantasias, era surpreendente que as mesmas fantasias tivessem ocorrido ao grupo de pesquisadores do laboratório de análises de Du Teil em Nice, e que os cientistas do Laboratoire Générale de Physiologie da Sorbonne também as compartilhassem.

Aqueles que tiveram o cuidado e o trabalho de repetir os experimentos *e os controles,* sob condições experimentais adequadas, acabaram por compartilhar as "fantasias" de Reich, isto é, confirmaram seus resultados. Aqueles que as "refutaram", ficou logo claro, não havia realizado nenhum experimento ou espalhafatosamente tiraram conclusões precipitadas e não científicas. Desta forma, quando os comunicados preliminares de Reich sobre a pesquisa dos bions surgiram em meados de 1937 (12), três professores de medicina e fisiologia da Universidade de Oslo, Gabriel Langfeldt, Mohr e Hansen, publicaram um artigo público, descrevendo a aventura toda como inacreditável e impossível. Num determinado estágio, Reich cometeu o erro de enviar uma preparação de bions ao Professor Thjötta do Instituto Bacteriológico de Oslo, para verificar se qualquer das formas microorgânicas em suas culturas poderiam ser identificadas. Thjötta interpretou o pedido de Reich como um pretexto para a publicação de uma declaração pública para efeito de que teria controlado os seus experimentos e encontrado apenas micróbios conhecidos.

Quando o livro *Die Bione* surgiu, mais dois eminentes noruegueses juntaram-se ao que era a essa altura dos acontecimentos uma próspera campanha jornalística de difamação contra Reich com acusações em todos os sentidos, científico, psicanalítico e sexual (Vide 13, 14). Os últimos reforços à campanha foram dados por Ingjald Nissen e Johann Scharffenberg. Ingjald Nissen, um destacado psicanalista norueguês que havia acolhido Reich quando ele foi pela primeira vez para a Noruega, publicou um artigo na imprensa onde se referia a psicanalistas charlatães que praticavam "uma espécie de relaxamento meio medicinal", que apenas leva à "excitação sexual". Nissen foi imitado pelo psiquiatra Scharffenberg, que publicou um artigo sobre *"Psycho-analytic Quackery"* * em janeiro de 1938 e seguiu a este uma série de artigos em abril sob o título *"São os experimentos do Dr. Reich cientificamente válidos?"* A série de Scharffenberg era uma campanha de pura difamação, fazendo insinuações sobre a sanidade de Reich, mencionando nem uma sombra de evidência negativa em relação aos experimentos reais e sugerindo que a sua qualificação médica era suspeita. Incluiu a pesquisa bioelétrica em sua difamação, insinuando que o experimento principal envolveu intercurso sexual entre psicopatas, uma invenção completa de sua mente deformada.

A série de ataques continuou de forma constante durante um período de quase dezoito meses. Até Quisling ** ingressou na campanha. Surgiram artigos com títulos tais como *"Deus Reich"*, afirmando que Reich reivindicava ter "criado" vida. Em abril de 1938, Leif Kreyberg, o patologista de câncer, também fez sua adesão. Reich esteve em contato com ele por ocasião do fornecimento de tecido canceroso para os experimentos com bacilos-*t*, e Kreyberg expressou o desejo de ver o tecido canceroso com a ampliação de Reich de 4.000 x, que não poderia obter. Foram mostradas a Kreyberg células cancerosas móveis de uma preparação de matéria viva que se moviam através do campo do microscópio. Acreditando que estivesse olhando para uma solução contaminada, solicitou para ver o caldo de Reich sob a mesma ampliação. Não apareceu nenhuma forma do gênero. Confundido, Kreyberg voltou para casa, levando consigo algumas das inoculações de Reich de tecido canceroso, em meio ágar, para estudo posterior. Em um artigo à imprensa, pouco depois, sobre *"A pesquisa do bion de Wilhelm Reich"*, referiu-se a Reich como "Sr. Reich", afirmando ter controlado os experimentos dos bions e que consistiam de "apenas estafilococos". Havia matado os bions,

---
* Trocadilho que só tem sentido em inglês, com duas palavras parecidas mas de sentido bem diferente: *quackery* significa charlatanice, e existe *quartely* (trimestral, publicação trimestral). (Nota da Editora)
** Quisling tornou-se, logo depois, na Segunda Guerra mundial, o mais famoso colaboracionista escandinavo, com sua adesão aos alemães, quando ocuparam a Noruega. (Nota da Editora)

secando-os e corando-os e, nisso, todas as qualidades que diferenciavam as vesículas imediatamente desapareceram.

Durante quase toda a campanha, Reich manteve praticamente silêncio total, apelando somente duas vezes à decência de seus oponentes: uma vez para ser deixado em paz até que publicasse o seu relato principal e outra vez para convidar a uma completa investigação pública de suas pesquisas. Arnulf Overland, poeta norueguês, e seu amigo, referiu-se à devoção dedicada e serena de Reich ao trabalho de laboratório nesse período: "Nunca experienciei serenidade tão turbulenta".

O desenlace da campanha foi a publicação de um decreto real superior estabelecendo que qualquer pessoa que praticasse a psicanálise deveria ter uma licença especial do governo. Os analistas noruegueses, na época ameaçados por essa exigência monástica como complementação ao seu treinamento profissional, sabiam que a licença veio no momento em que analistas e psiquiatras influentes como Nissen e Scharffenberg estavam tentando impedir o trabalho terapêutico de Reich e pressionando o governo a não permitir a sua permanência no país.

Resumindo, a campanha teve quase uma centena de artigos hostis a Reich. Apenas uns poucos enviados em sua defesa foram publicados, entre esses uma carta de Malinowski na qual dizia que o Dr. Reich o havia impressionado como um pensador legítimo e original, e que seria a maior perda se ele fosse de qualquer modo impedido de usufruir de todas as facilidades relativas à realização de suas idéias e descobertas científicas.

A campanha somente esmoreceu em fins de 1938, quando se soube que Reich pretendia emigrar para os Estados Unidos. Naquele ano ele recebeu a visita de Theodore Wolfe, que teve suas próprias dificuldades em permanecer na Noruega durante quatro meses, quando se soube que a finalidade de sua visita era estudar com Reich. Wolfe havia proposto que nos Estados Unidos Reich encontraria uma atmosfera mais agradável para o seu trabalho.

Antes de sua partida, entretanto, Reich deveria fazer mais uma descoberta crucial, como resultado da série de experimentos dos bions.

Os experimentos dos bions, estágio III: efeitos de irradiação

Em janeiro de 1939, uma das assistentes, inadvertidamente, aqueceu material de origem errada quando pretendia fazer uma cultura de bions a partir de terra. Ela pegou *areia* ao invés de terra e isto resultou num aglomerado intensamente móvel de vesículas azuis com efeitos semelhantes aos dos bions *Pa*, porém com intensidade muito maior. Reich denominou-os bions *Sapa* e repetiu o experimento uma série de vezes.

Reich estudou suas novas vesículas com a mesma dedicação com que se atirava a qualquer fenômeno ao qual dirigia seus poderes de concentração. Todo dia, durante várias horas, observava os bions *Sapa* ao microscópio, como havia estudado as primeiras infusões de grama. A diferença foi que desta vez desenvolveu uma conjuntivite. Começou a usar um tubo monocular, porém era sempre o olho usado no microscópio que ficava inflamado. Um oculista recomendou-lhe que usasse óculos escuros e se afastasse do trabalho ao microscópio por um tempo. Durante o ano anterior, o Dr. Bon, um físico de Amersfort, na Holanda, que havia acompanhado a pesquisa dos bions, perguntou a Reich se havia notado qualquer efeito de irradiação em qualquer de suas culturas. Agora parecia haver um efeito de irradiação nos bions *Sapa*. Um tubo de ensaio contendo cultura de *Sapa* produzia avermelhamento da pele. Reich segurou contra uma verruga em sua bochecha que sabia conter bacilos-*t*. Após várias aplicações a verruga desapareceu e os bacilos-*t* foram imobilizados e se confirmaram mortos ao exame microscópico. Outras experiências mostraram que o tubo de ensaio de *Sapa* possuía um efeito medicinal distinto.

Reich visitou um radiologista, no Hospital de Câncer de Oslo, o Dr. Moxnes, para ver se a cultura *Sapa* reagiria ao eletroscópio. Os resultados de testes realizados foram negativos. Moxnes declarou que não havia nenhuma irradiação presente na cultura. Reich prosseguiu com seus estudos sobre os efeitos de irradiação que ele e seus assistentes eram capazes de verificar de outras formas. Descobriu obscurecimento em chapas fotográficas deixadas próximas às culturas *Sapa*. Foram realizadas observações no porão escuro onde as culturas eram guardadas. Reich, uma vez, despendeu horas no escuro antes de se dar por satisfeito com o desprendimento de uma luminosidade cinza azulada da cultura. Como controle às suas impressões, convidou assistentes e colegas para se sentarem no porão escuro e experimentarem o efeito da cultura em sua pele.

Um outro "feliz" acidente forneceu demonstração adicional de que as culturas exercem um efeito de irradiação. Uma luva de borracha que Reich estava usando como isolante contra parte de uma aparelhagem de alta voltagem produziu uma reação marcante no eletroscópio em seu laboratório. A luva havia sido deixada perto das culturas *Sapa*. Muitos experimentos de controle com luvas de borracha se seguiram. Em sua última publicação na Europa, Reich descreveu, com extrema brevidade, três experimentos simples nos quais obteve reação ao eletroscópio com a luva de borracha:

i. após estar na vizinhança das culturas *Sapa*;

ii. após ser exposta à luz solar brilhante;

iii. após estar em contato com a pele (abdômen) por cinco a dez minutos, sem fricção.

Essas observações foram feitas às pressas. Reich deveria passar os dez anos seguintes confirmando-as e ampliando-as. Mas no momento tinha que interromper seu estudo dos efeitos. Gertrud Gaasland, uma das assistentes de seu laboratório, prosseguiu em Nova York com as culturas *Sapa* e com outro equipamento de laboratório, em maio de 1939. Reich concluiu simplesmente que "a interpretação desses fenômenos, que indicavam a existência de uma espécie definida de irradiação *bioenergética*, bem como uma apresentação detalhada dos experimentos, deveria ser dada em qualquer outra parte e em outro contexto"(15).

Um mês depois, a nove de agosto, Reich deixou a Europa pela última vez no último navio a sair da Noruega antes da eclosão da Segunda Guerra Mundial. Pela sexta vez foi levado a cortar as raízes de seu trabalho e iniciar uma nova empreitada num país estranho.

REFERÊNCIAS

1. Ludwig, C., & Reymond, Dubois, in *Akad. Verl. Ges.*, 1927.
2. Lund, F. H., *Emotions* (Nova York, 1939).
3. Landis, C., & Dewick, H. N., 'The electrical phenomena of the skin: psycho-galvanic reflex', *Psych. Bull.*, Vol. 26, 1929.
4. Rein, Hans, in *Zeitschrift für Biologie*, 1926.
5. Keller, Philip, in *Klinische Wochenschrift*, 1929.
6. Reich, Wilhelm, 'Experimentelle Ergebnisse ueber die elektrische Funktion von Sexualitat und Angst' (*Sexpolverlag*, Copenhague, 1937). Traduzido como 'Experimental investigation of the electrical function of sexuality and anxiety' in *Journal of Orgonomy*, Vol. 3, N.º 1-2, 1969.
7. Braatöy, Trygve, *Fundamentals of Psycho-analytic Technique* (Nova York, 1954).
8. Wolff, Werner, *The Threshold of the Abnormal* (Londres e Nova York, 1952).
9. Reich, Wilhelm, Du Teil, Roger, & Hahn, Otto, *Die Bione: zur Entstehung des vegetatives Lebens* (*Sexpolverlag*, Oslo, 1938).
10. Reich, Wilhelm, 'The natural organisation of protozoa', *International Journal of Sex-economy and Orgone Research*, Vol. 1, 1942.
11. Reich, Wilhelm, *Bion experiments on the cancer problem* (*Sexpolverlag*, Oslo, 1939).
12. Reich, Wilhelm, 'Dialektischer Materialismus in der Lebensforschung', *Zeitschrift für Polititische Psychologie und Sexualokonomie*, Vol. 4, 1937.
13. Reich, Wilhelm, 'Wilhelm Reich on the road to bio-genesis', *Orgone Energy Bulletin*, Vol. 3, N.º 3, 1951.
14. Leistikov, Gunnar, 'The fascist newspaper campaign in Scandinavia', *Int. Journal of Sex-econ. and Orgone Res.*, Vol. 1, 1942.
15. Reich, Wilhelm, *Drei Versuche am statischen Elektroskop* (*Sexpolverlag*, Oslo, 1939). Traduzido como 'Three experiments with rubber at the electroscope' in *Orgone Energy Bulletin*, Vol. 3, N.º 3, 1951.

CAPÍTULO SEIS

ORGANISMO E ATMOSFERA
A Descoberta da Energia do Orgônio

Uma vez nos Estados Unidos, Reich viveu numa ampla casa alugada em Forest Hills, Long Island, Nova York. Ilse Ollendorff, uma amiga de Gertrud Gaasland, que encontrou Reich pela primeira vez em outubro de 1939 e que deveria se tornar sua terceira esposa, forneceu uma viva descrição da casa. "Tinha um pequeno porão que era usado para experimentos com animais e um amplo salão no primeiro andar que servia principalmente como escritório de Reich, mas também devia funcionar como sala de jantar, sala de estar e como acomodação para os seminários uma semana sim, outra não. A sala de jantar normal contígua à cozinha foi transformada em laboratório com microscópios, oscilógrafo, eletroscópios e outros instrumentos. O quarto de empregada, do outro lado da cozinha, era usado quer como escritório, quer como lugar de preparação para as culturas e ambiente de laboratório. Os dois quartos no andar superior eram compartilhados por Gertrud e a empregada, e dos três pequenos aposentos no segundo pavimento, um era usado como quarto de Reich e os outros dois para sessões de psicoterapia"(1).

Reich fez parte do corpo de docentes da *New School for Social Research* em Nova York como Professor Associado de Psicologia Médica de 1939 a 1941. Lá, deu um curso sob a forma de palestras sobre *"Aspectos biológicos da formação do caráter"*. Daqueles que as freqüentaram, um grupo de seminário foi formado que se reunia em casa de Reich, consistindo inicialmente de dez profissionais entre terapeutas, doutores e professores. As primeiras reuniões do seminário foram sobre *"A abordagem psicológica à pesquisa psicossomática"*. Esse grupo deveria formar o núcleo do novo instituto que Reich em breve formaria em Nova York.

Fora suas palestras na *New School for Social Research* e os seminários, a preocupação fundamental de Reich era desenvolver as duas mais recentes descobertas feitas no decorrer de sua pesquisa biológica na Noruega: a investigação do processo do câncer e o estudo das propriedades de irradiação dos bions *Sapa*. Reich decidiu chamar a irradiação de "orgônio" pelo fato de que sua descoberta resultou da aplicação consistente da fórmula do orgasmo (a fórmula tensão-carga) e também porque a energia possuía efeitos sobre o organismo.

Ao descrever a pesquisa do bion, Reich distinguiu as observações experimentais, as descobertas e a explicação teórica. Entretanto, em vista da natureza controvertida desse período de seu trabalho, considerando-se que o mesmo é muito mal interpretado e popularmente rejeitado como "*hobby* fantástico e louco" de Reich, será útil se, na apresentação a seguir, uma distinção similar for preservada. Reich foi um observador muito cuidadoso, com uma perspicácia cautelosa para detalhes, e um espírito agudo para o método científico e controle experimental. É importante ficar claro, em primeiro lugar, para que servem igualmente as descobertas experimentais e sobre o que fundamentam as hipóteses de Reich sobre o orgônio. Uma vez estabelecidas tais coisas, o peso recai sobre aqueles que rejeitaram as hipóteses de Reich em busca de uma explicação mais satisfatória para as numerosas descobertas emanadas da sua pesquisa. Se os seus críticos são capazes de explicar satisfatoriamente tudo isso em termos do conhecimento científico vigente, é razoável e apropriado. A tática de colocar de lado as observações de Reich porque a teoria através da qual as explicava era inaceitável, é totalmente não-científica. Conceitos como "calorífico" e "flogístico" foram desenvolvidos para explicar certas descobertas experimentais relativas às propriedades do calor e do oxigênio. As observações fatuais são tão válidas hoje como na época em que foram realizadas. Apenas a explicação teórica se alterou. No caso da pesquisa de Reich sobre o orgônio, as observações fatuais foram estigmatizadas como não válidas em virtude da teoria: isto é o equivalente científico de afirmar que o oxigênio não existe porque a teoria flogística é não-científica.

No relato que se segue da pesquisa de Reich sobre o orgônio, serão descritas observações e descobertas experimentais de dez áreas diferentes. Reich afirmou que o orgônio era passível de demonstração visual, térmica ou eletroscópica e ainda através do contador Geiger-Müller. Mas também demonstrou-o através do fluorômetro, de tubos a vácuo e radiografia. Todos esses efeitos são essencialmente independentes do organismo humano. Se acrescentarmos à lista acima os efeitos terapêuticos e as impressões subjetivas de pessoas leigas ao entrarem em contato com a irradiação, é possível ser claramente confirmado que Reich estava, sem sombra de dúvida, investigando alguma espécie de efeito irradiativo não usual. Somente quando a demonstração através dessas áreas tiver sido cuidadosamente estudada é que será investigada a questão das possíveis alternativas para as hipóteses de Reich.

1. *Evidência visual da energia orgônica*

Foi o efeito em seus olhos sob a forma de conjuntivite, exigindo que usasse óculos escuros por algumas semanas, o que primeiro alertou Reich em Oslo para a presença de irradiação nos bions *Sapa*. As observações realizadas no porão escuro em Oslo também foram relatadas. Uma das maiores dificuldades em se fazer observações visuais, Reich logo percebeu, é a distinção entre o fenômeno subjetivo no olho e o fenômeno objetivo devido à irradiação. De que modo alguém sabe se a irradiação de um relógio luminoso está no olho ou no relógio? Apanhando o relógio no escuro. Assim, Reich mandava que os indivíduos localizassem os tubos de ensaios contendo culturas radiativas de areia de bion, tentando alcançar ou chegar até onde percebiam o reflexo azul-acinzentado emitido por elas.

Então decidiu construir um recinto que conteria e confinaria a irradiação. A experiência com a luva de borracha havia demonstrado que materiais orgânicos e isolantes absorviam a irradiação; os metais, Reich raciocinou, poderiam refleti-la. Por essa razão, construiu uma forma modificada da gaiola de Faraday, de chapa de metal, dentro da qual colocou mais ou menos uma dúzia de vasilhames com cultura *Sapa*. Com a finalidade de evitar qualquer escapamento de irradiação através ou ao redor das bordas da gaiola de metal, Reich revestiu-a externamente com algodão ou lã como uma camada de retenção. Como sempre, era cuidadoso no estabelecimento de *controles*. A aparelhagem de controle consistia simplesmente de uma gaiola de metal idêntica, na qual não havia culturas *Sapa*. Naturalmente, Reich esperava contrastar o que ele e muitos outros haviam observado a partir do acúmulo de bions de areia com o que poderia ser visto na caixa vazia. Não tinha a mínima dúvida de que a sua experiência-controle confirmaria sua expectativa.

O inverno chegou. A caixa de controle apresentou o efeito luminoso. Reich desmontou-a, ventilou-a, embebeu as chapas de metal em água, colocou um novo revestimento de algodão e montou-a novamente. O efeito luminoso ainda permaneceu, embora com menos intensidade. Reich supôs que tivesse de alguma forma absorvido a irradiação à distância dos vasilhames de cultura. Construiu uma aparelhagem similar que foi cuidadosamente mantida longe de quaisquer das preparações de cultura. Novamente o efeito luminoso estava presente. O efeito da energia parecia estar "presente em toda parte".

No transcorrer do inverno de 1939, Reich passou muitas horas observando os vapores azul-acinzentado e outro fenômeno luminoso em sua caixa "vazia". Tudo parecia muito sem sentido tanto para Reich como para qualquer um. "Durante os primeiros dois anos", escreveu, "duvidei de cada uma de minhas observações". Como um controle ele também permaneceu em um quarto completamente escuro sem nenhuma cabine de metal e viu o que se esperaria ver ao final no escuro total: nada. Voltando à caixa de metal, Reich tentou ampliar os efeitos luminosos com uma lente de 10 x e introduzindo um disco fluorescente de sulfureto de zinco. Estava em condições de observar rápidos traços flutuantes e manchas de luz. Uma vez que o material fluorescente, em contraste com o luminoso, reage somente à luz ou a *"alguma outra forma de energia"*, e como o disco fluorescente estava no escuro, "algo" deveria estar fazendo-o cintilar.

O que era isso permaneceu um enigma para Reich até julho de 1940, quando esteve num acampamento em Maine durante um feriado. Ele e Ilse ficaram numa cabana de madeira alugada perto do lago Mooselookmeguntic. Uma noite, olhando o céu acima do lago, ele focalizou a atenção no cintilar das estrelas. Estava usando um tubo improvisado a fim de isolar as estrelas individualmente para observação. Sem intenção, direcionou o tubo para o espaço escuro entre as estrelas e observou um cintilar sutil que se assemelhava ao que havia visto em sua caixa de metal. Formulou a hipótese de que a atmosfera continha uma forma de energia da qual nunca tinha ouvido falar e seria a mesma forma de energia que observou em sua aparelhagem.

Se tal fenômeno no céu de fato existe, como Reich descreveu, podemos razoavelmente perguntar porque outras pessoas não se referiram a ele. Vamos considerar um fenômeno relacionado que pode ser observado à luz do dia, também descrito por Reich. Se alguém olhar para o céu num dia claro, relaxar os olhos e olhar para o espaço vazio, uma série de diminutos pontos brilhantes de luz se tornam visíveis. Parecem dançar por toda parte em movimentos de rodopio.

Qualquer um que olhar para o céu dessa forma poderá observar esses pontos de luz; contudo, poucas pessoas têm consciência deles até que sua atenção seja especificamente chamada para o fenômeno. Não se acha nos anais da ciência uma descrição desses pontos de luz. É irrelevante se é um fenômeno ligado ao olho humano (endóptico) ou associado a propriedades da atmosfera (exóptico), como Reich acreditava: não encontraremos nenhuma referência a eles nem em livros sobre a visão, nem sobre meteorologia ou atmosfera. Trata-se de algo que nunca foi estudado porque a maioria dos cientistas não despende seu tempo precioso para olhar para a escuridão, ou para caixas vazias, ou para o vazio do céu.

A descrição de Reich do controle estipulado para os efeitos da luz na caixa de metal luminosa é ingenuamente simples, embora magistral: "Não vemos nada a não ser escuro, isto é, nada. Olhamos através do tubo — não vemos nada. Em outras palavras, apenas confirmamos a experiência comum de que num quarto absolutamente escuro existe absoluta escuridão"(2).

Concluiu que os efeitos luminosos na aparelhagem eram objetivos, não ilusórios ou endópticos. Observações cuidadosas do cintilar no céu sob condições atmosféricas diferentes de umidade levaram à mesma conclusão.

A questão para a qual se voltou então foi se era possível demonstrar o efeito irradiativo de outras maneiras além da observação visual.

2. O efeito do calor

As culturas de bions haviam produzido um avermelhamento da pele, associado a uma sensação de quentura e formigamento. Sensações similares seriam detectadas se a mão ou a superfície da pele fosse mantida a uma pequena distância (cerca de 4 polegadas *) das paredes do "acumulador de orgônio" como Reich denominou sua caixa orgônica coberta de metal. A próxima questão era descobrir se a sensação de quentura poderia ser registrada em termômetro quando associada a paredes revestidas de feltro à baixa temperatura.

Reich planejou um acumulador no qual um termômetro decimal pudesse ser inserido de forma tal que a escala poderia ser lida através de uma abertura recoberta com vidro. Um termômetro idêntico foi suspenso na mesma altura ao lado da aparelhagem para medir a temperatura ambiente. Reich encontrou uma *diferença de temperatura* constante entre os dois termômetros, oscilando entre 0.2º C e 1.8º C, com uma média de 0.5º C (3). O acumulador era constantemente mais quente do que o ar ao seu redor. O que o havia aquecido?

---

* Cerca de 10 cm.

Como controle, Reich construiu uma caixa idêntica de cerca de um pé cúbico * de capacidade, com as mesmas propriedades isolantes, mas sem o revestimento com a chapa de metal. Esse tipo de caixa não apresentou nenhuma diferença de temperatura. Controles suplementares foram relatados por Harry Howell (4) e por Kenneth Starz (5) em artigos repetindo os experimentos com temperatura.

3. O efeito eletroscópico

O eletroscópio do Dr. Moxnes em Oslo havia reagido negativamente às culturas *Sapa*. Entretanto, as luvas que estiveram em contato com elas reagiram positivamente ao eletroscópio de Reich. No princípio do verão de 1940, Reich iniciou uma série de experiências para ver se havia algum efeito do acumulador de orgônio sobre os eletroscópios. Não havia nenhum efeito num eletroscópio descarregado, isto é, as lâminas permaneciam estáticas. Quando se comparava com um eletroscópio carregado, com o mesmo alcance, que permanecia livremente dentro do aposento no qual se achava o aparelho, havia três expectativas possíveis. Reich considerava que:

Não haveria nenhuma diferença na medida da descarga entre os dois eletroscópios; ou que aquele que ficava no acumulador descarregaria mais rapidamente; ou que descarregaria de forma mais lenta. Os experimentos confirmaram a terceira expectativa.

Os eletroscópios usados eram de lâmina de alumínio, com escalas calibradas, fornecendo voltagens equivalentes. Reich sempre os carregava acima de dez divisões na escala, correspondendo a uma carga estática de 630 volts. O fato de que os eletroscópios se descarregam é atribuído à umidade do ar e é um fenômeno conhecido como "vazamento natural". A experiência de Reich consistiu em comparar *a medida do vazamento natural*, dentro e fora de seu acumulador. Mensurou o tempo que cada eletroscópio levava para se descarregar em dois intervalos na escala (o equivalente a 120 volts). As leituras de ambos os instrumentos flutuaram segundo a umidade atmosférica, o vazamento natural aumentando em dias úmidos e diminuindo nos secos, de acordo com as expectativas da física clássica. O que não se esperava era a medida bem mais lenta do vazamento na caixa do acumulador. Enquanto que o eletroscópio livre levava uma hora para descarregar suas divisões, o eletroscópio dentro do acumulador levava de duas a três horas para fazê-lo.

---

* Equivalente a cerca de 30 cm^3

Como controle face à objeção de que a diferença poderia ser devido à melhor circulação de ar nas imediações exteriores ao eletroscópio, Reich introduziu um ventilador dentro do acumulador para circular o ar retido. Isto não teve nenhum efeito na medida do vazamento natural.

Se retornarmos agora às descobertas do eletroscópio, a explicação usual para o vazamento natural é que íons negativos na atmosfera atrairiam a carga para fora. Se o eletroscópio havia se descarregado mais *rapidamente* dentro do acumulador, isto poderia sugerir que algum efeito elétrico estava presente. O fato de ter descarregado mais lentamente não poderia ser explicado pela teoria da eletricidade atmosférica. Um estudo completo das descobertas eletroscópicas de Reich foi realizado por C. Rosenblum, um estudante de física da Universidade de Nova York.

Experiências com tubos a vácuo e com o contador Geiger--Müller foram iniciadas por Reich numa época posterior e serão descritas em outro contexto.

4. *O efeito fluorométrico e o experimento XX*

Em dezembro de 1944, Reich adquiriu a aparelhagem necessária para medir os níveis de fluorescência nos líquidos: um fluorofotômetro. O detector era acoplado a um galvonômetro com uma escala com divisão centesimal. Todos os líquidos medidos eram expressos como múltiplos do valor fluorofotométrico da água destilada, tomado como unidade padrão. Dos líquidos comuns que Reich mensurou, o leite não pasteurizado forneceu uma leitura de 100, o leite pasteurizado 55, o mel 73, solução saturada de açúcar escuro 13, ovo branco 25 e água do mar 8. Essas foram leituras características tiradas da descrição de Reich de cerca de trinta substâncias (9).

Ele estava interessado em comparar água que fosse filtrada anteriormente contendo terra, com água fervida nas mesmas condições. A fervura de água com terra era um procedimento padronizado na produção dos bions, mas essa era a primeira vez que Reich procurava comparar a capacidade energética dos dois líquidos.

A água com terra filtrada apresentou uma leitura fluorométrica de 8, a mesma que a da água do mar. Água com terra previamente fervida forneceu uma leitura entre 30 e 60, com uma média de 45, um padrão que se comparava bem com os fluidos orgânicos.

Já em 1945, Reich escolheu uma série de tubos de ensaio contendo essa água filtrada, estéril e fluorometricamente potente; também separou uma série de tubos com água comum estéril como controle. Os tubos foram divididos em três grupos: um grupo foi colocado em um acumulador de pé cúbico, outro num refrigerador e o último foi deixado ao ar livre. Os resultados são mostrados abaixo:

	Acumulador de um pé cúbico	Refrigerador	Ar livre
Tubos de controle c/ água comum esterilizada	Faíscas se desenvolveram após vários meses	Nenhuma reação	Nenhuma reação
Água de bions a partir de terra	Faíscas se desenvolveram em 3 a 8 semanas	Faíscas se desenvolveram em 3 a 8 semanas	Faíscas se desenvolveram em 2 a 8 dias.

Esse experimento mencionado por Reich como Experimento XX, mostrou o aparecimento de faíscas amarronzadas, algumas de 1-5 mm de comprimento, na água previamente livre de partículas e clara. Essas faíscas foram extensamente estudadas por Reich (9) e por uma série de outros pesquisadores que repetiram essa experiência relativamente simples.

O autor teve a sorte de trabalhar de perto com um fisiologista que repetiu essa experiência em 1961 (11). Seu relato é reproduzido abaixo, em vista de sua importância na confirmação da exatidão das observações de Reich e em provar que os resultados espantosos obtidos por ele não tinham nada a ver com fantasia ou com artifícios de magia. As faíscas foram cuidadosamente fotografadas com grandes ampliações tanto por Reich quanto por Bernard Grad (10). A presença delas é inexplicável pela biologia tradicional.

5. *Um estudo preliminar do experimento XX de Reich*

por A. McDonald

Vinte anos de experiência e estudos do não-ortodoxo propiciaram ao autor poucas experiências mais espantosas do que o seu primeiro exame minucioso de *The Cancer Biopathy*. O estudo microscópico de Reich dos resultados ocorridos quando uma variedade de substâncias é submetida à fervura, aquecimento em autoclaves e até à incandescência, levou sua crítica ao padrão descritivo da origem de certos protozoários e bactérias.

O experimento XX consistiu num estudo dos efeitos da fervura da sujeira comum como parte de sua investigação de uma série de substâncias. Ele já havia descoberto que quando se ferve o feno partido ou grama com a finalidade de se fazer uma "infusão de feno", como é comumente feito em biologia para se obter o protozoário conhecido como paramécio, o processo era menos simples do que parecia. A grama desintegrada deu origem a pequenos corpos ovais de cerca de 1-3 mu de cor verde azulada que, Reich afirmou, subseqüentemente se aglutinavam para formar matérias amebóides que se separavam da grama como corpos independentes. Esta era considerada ser a explicação mais provável da origem do protozoário em uma infusão de feno do que a história passada de um autor a outro sobre a germinação de esporos ou cistos. O estudo de Reich sobre textos de biologia não revelou uma descrição de quem quer que seja que realmente visse uma ameba ou paramécio emergindo de um cisto. Deduziu-se que possivelmente todas as substâncias orgânicas e inorgânicas poderiam apresentar essa desintegração vesicular e, por conseguinte, seiva de carvão vegetal, carvão e fuligem pulverizados, músculo animal e terra foram submetidos à fervura e aquecimento em autoclave. Com a finalidade de refutar a crítica de que as suas preparações eram contaminadas, Reich começou a aquecer a seiva de carvão vegetal até a incandescência em uma espátula de metal com o bico de Bunsen. O material incandescente foi colocado num tubo para cultura contendo caldo bacteriológico estéril (caldo de carne com legumes) com um volume proporcional de N/10 de solução de KCl. Descobriu-se que o álcali parecia promover a desintegração, e um estudo dos efeitos do NaOH, KOH, de outros compostos de potássio e de sódio mostrou que a solução de KCl era mais adequada. A formação vesicular pode ser vista de forma muito rápida com as preparações de seiva de carvão vegetal.

A água de terra, obtida fervendo-se terra com água, é um líquido cor de urina ao ser filtrada. Contém várias partículas microscópicas, a não ser que seja filtrada em filtros muito finos do tipo Seitz, usando, digamos, sacos de filtro do tipo *Ford's Sterimat*. Os experimentos de Reich com água de terra foram repetidos, em parte, pelo autor e suas descobertas correspondem até agora com as descritas em *The Cancer Biopathy*. Em resumo, a terra é separada de pedras e de duros torrões e um punhado é colocado num frasco cônico de meio litro, tampado, com cerca de 250 cc de água de torneira. O barro é fervido brandamente por cerca de meia hora. Então deixa-se o barro descansar e o líquido flutuante é cuidadosamente decantado num frasco cônico estéril. Deixa-se a água de terra descansar novamente por um breve espaço de tempo e depois filtra-se através de um filtro de sucção estéril, usando os sacos de filtro do tipo *Ford's Sterimat*, primeiro um grau FCB, registro n.º FC 048, e então o filtro mais fino, grau SB, registro n.º FC 040. Os números dos registros são os do catálogo Messrs. Gallenkamp, do qual todos os instrumentos necessários podem ser obtidos. O líquido filtrado é então pipetado em frascos de vidro esterilizados com tampa rosqueada conhecidos por *Containers Universais*, que são os modernos substitutos dos famosos tubos de ensaio, com tampão de algodão em rama. Os frascos devem ser enchidos quase pela metade. São aquecidos em autoclaves a 15 lb p.s.i. (120º C) por meia hora e, então, deixados para esfriar. As autoclaves adequadas são as Pentacon e Easiwork com panelas de pressão, acopladas com manômetros. Não devem ser resfriadas rapidamente como na cozinha, mas sim deixadas esfriar lentamente antes que a válvula seja aberta. As tampas rosqueadas são apertadas e os frascos são divididos em três grupos, A, B e C. O grupo A vai para o acumulador de orgônio, o grupo B é deixado numa prateleira no laboratório e o grupo C é colocado no *freezer* de um refrigerador. Oito dias após o congelamento, um ou dois frascos do grupo C são descongelados. Antes de descongelar, observar-se-á que a cor amarela se concentrou no centro do gelo em forma de uma densa mancha amarelo-amarronzada e que a periferia do gelo é bem mais clara. Um frasco que descongelou enquanto se degelava o refrigerador e então congelou novamente numa posição entornada, ainda assim desenvolveu um núcleo com o mesmo eixo em relação ao frasco. Imediatamente após o descongelamento, faíscas marrons ou esbranquiçadas apareceram com 1-5 mm de comprimento. Os grupos A e B desenvolveram as mesmas faíscas, mas somente após três ou oito semanas. O exame microscópico de um total de quinze tubos que haviam sido congelados por mais de seis meses, em alguns casos apresentou os mesmos dois tipos de faíscas: (1) formas bem definidas, lisas e plasmáticas nas quais se acham dispersos grânulos de cor amarelo-amarronzado que parecem ser divididos radialmente e uns poucos bions azuis; (2) aglomerados de vesículas possuindo um forte reflexo azul e um contorno definido.

As faíscas aumentam em poucos dias se as preparações são conservadas estéreis e aumentam ainda mais, digamos, em três semanas. As linhas plasmáticas se modificam rapidamente em numerosos bions azuis se mantidas úmidas, durante o estágio microscópico, por quarenta e oito horas.

As faíscas se assemelham na aparência com a alga amebóide conhecida por *chlorarrachnion*. Entretanto, o processo de esterilização acima poderia matar os esporos de algas e o surgimento imediato de faíscas é rápido demais para o desenvolvimento de esporos viáveis, se houvesse algum.

Reich disse que suas preparações, na época e após o descongelamento, apresentavam o que parecia ser protozoários móveis que poderiam ser submetidos a cultura em água de bions estéreis. Finalmente, concluiu que a partir de orgônio livre concentrado, matéria protoplasmática e então protozoários, poderiam se desenvolver e que o experimento sugeria que moléculas bioquímicas se desenvolveram, não antes mas durante o processo de organização plasmática.

Sumário: A produção de faíscas plasmáticas foi repetida e confirmada pelo autor e a aparência microscópica das mesmas corresponde exatamente às fotos micrográficas reproduzidas nas publicações de Reich. A investigação longitudinal das preparações, como descritas por Reich, ainda precisa ser realizada.

6. *O efeito em chapas fotográficas*

Em dezembro de 1943, Reich realizou uma rápida experiência com bions de terra e uma chapa de emulsão ortocromática. Os bions eram colocados num recipiente próprio para cultura sob a forma de bolinhas de cerca de meia polegada de largura. A chapa de emulsão era então suspensa sobre o recipiente com a cultura e toda iluminação era eliminada. A idéia era expor a emulsão fotográfica à influência de qualquer irradiação proveniente dos bions e depois remover a cultura e revelar a chapa fotográfica. A cultura de bion ficou próxima, mas não em contato com a chapa durante quatro dias. Depois foi exposta à luz por um décimo de segundo. O negativo mostrou uma área iluminada no centro da chapa correspondendo à posição da cultura de bion abaixo da mesma. Na revelação esta área se apresentou como uma sombra escura de uma polegada de diâmetro.

Encorajado por esse resultado, que parecia indicar que a irradiação dos bions obstruiu a influência da iluminação ordinária, Reich queria ver se haveria qualquer efeito em outras ondas eletromagnéticas. No outono de 1944 ele tentou fotografar o campo energético entre as palmas das mãos. O controle experimental consistiu simplesmente em apresentar a chapa de raios-X enquanto as mãos permaneciam em repouso a cerca de quinze centímetros de distância. Então as palmas das mãos eram movimentadas, aproximando-se e afastando-se uma da outra, maneira essa que Reich sabia, a partir de sua experiência vegetoterapêutica, poderia induzir correntes de sensações nas mãos. Se alguém mover as próprias mãos desta forma, é possível sentir uma sensação de atração entre as palmas das mãos.

Na chapa de raio-X revelada um escurecimento distinto da chapa era visível entre as palmas das mãos. Reich concluiu que a sensação subjetiva de atração entre as palmas das mãos e o sombreamento objetivo na chapa de raios-X eram ambos expressão da irradiação entre as palmas das mãos (12).

7. O efeito sobre a temperatura do corpo

Em dezembro de 1940 um acumulador de orgônio suficientemente espaçoso para que uma pessoa se sentasse dentro dele foi, pela primeira vez, construído. Reich estava interessado em sua aplicação médica, que será considerada em detalhes oportunamente, e mais tarde em seu efeito sobre a temperatura corporal como medida pelo termômetro clínico. Naturalmente, quando um indivíduo fica dentro de qualquer espaço fechado, a temperatura se eleva devido à irradiação do calor corporal. Mas não se espera que a temperatura corporal por si só suba. Sem dúvida as flutuações superiores a meio grau Fahrenheit se acham comumente entre os primeiros sinais de indisposições físicas. Em 1942 Reich descobriu pela primeira vez que a temperatura corporal aumentava dentro do acumulador. Reich nunca publicou quaisquer ilustrações a respeito desse fenômeno, mas um estudo cuidadoso da temperatura corporal dentro do acumulador foi feito por Paul e Jean Ritter em 1954 (13). Os resultados são reproduzidos abaixo:

Experimentos com o acumulador de orgônio

por Paul Ritter e Jean Ritter

Aparelhagem: Construir uma caixa com os seguintes materiais da forma mostrada no diagrama:

(a) Lâmina de aço, 1/16" ou 1/32" de espessura, nos seguintes tamanhos: 2 de 2'9" x 4'6", 2 de 2' x 2'4", 2 de 4'6" x 1'11". Uma dessas últimas tem um orifício de 10" x 10"6" a partir do topo, todas as lâminas possuem os orifícios de 1/2" perfurados a 1/2" dos perímetros para receberem parafusos separadamente.

(b) Madeira-de-lei, 2" x 1".
8 de 4'6", 8 de 2'7 1/4", 4 de 1'9 1/4", 2 de 11 3/4", 2 de 10".

(c) Pranchas de celotex, 2 de 8' 0" x 4', ambas com 1/2" de espessura, cortadas com lâminas de aço.

(d) Escória de manta de lã ou lã de vidro, 1/4" de espessura. 1,67 m² aproximadamente.

(e) Lã de aço. 6 quilos aproximadamente.

(f) Pregos de 1", parafusos de 1/2", 3 dobradiças firmes.

Necessário também: uma cadeira, dois termômetros clínicos e algumas pessoas.

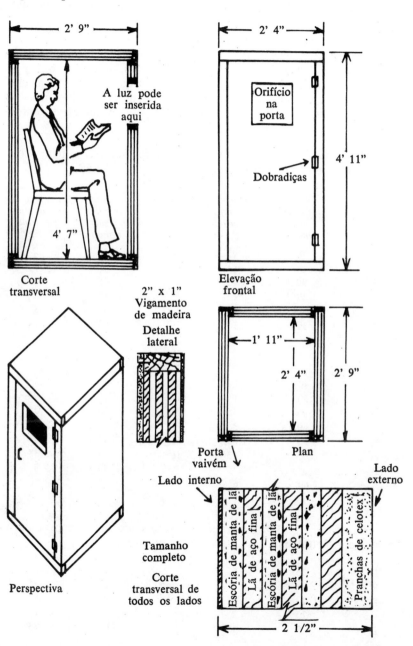

Procedimento: Medir a temperatura corporal sob a língua com os dois termômetros e checar até que as leituras sejam as mesmas em ambos os termômetros por duas leituras consecutivas, com dois minutos de diferença uma da outra. Registrar as mesmas.

Retirar as roupas de lã até onde seja possível, entrar na caixa, sentar na cadeira, fechar a porta, ler, falar, relaxar. Medir a temperatura antes de cada intervalo de dez minutos. Registrar o tempo e a temperatura quando o máximo for alcançado. Subtrair as médias das leituras dos dois termômetros para encontrar a diferença, se houver, em graus Fahrenheit entre a temperatura antes de entrar na caixa e o ponto máximo.

Resultado I: Trinta e cinco experimentos sucessivos feitos com oito pessoas em Liverpool durante o inverno de 1949-50.

Iniciais das pessoas	Tempo máximo em minutos	Aumento da temp. em graus F.	Iniciais das pessoas	Tempo máximo em minutos	Elevação da temperatura em graus F.
J	35	.15	J	35	.3
J	30	.1	Ed	20	.75
T	30	.75	J	45	.2
A	20	.2	P	30	.2
A	30	.58	J	40	.3
P	30	.3	J	40	.73
Gr.	30	.85	A	35	.7
J		.2	P	20	.35
D	25	.25	P	15	.2
J	40	.1	P	35	.5
P	30	.1	H	45	.95
H	45	1.35	H	20	.05
H	40	.8	H	40	.7
H	50	.65	H	60	.6
H	65	.75	H	80	.35
P	35	.25	P	50	.3
A	60	.65	P	20	.50
P	15	.7			

Resultado II: Dez experimentos sucessivos feitos com quatro pessoas em Nottingham durante o verão de 1953.

D	15	.65	P	15	.90
P	40	1.00	P mesmo dia	15	.25
P	40	.5	E depois	30	.8
P	20	.2	P	30	.1
J	35	.55	P	60	.35

Resultado III: Exemplos de variações de temperatura durante 80 minutos em 30 de janeiro de 1950.

Caixa num quarto frio perto da janela:

	Horas	Aumento da temperatura em graus F.
'H' entra na caixa fria e retira a maior parte das roupas	15.00	98.25
	15.05	98.25
	15.15	98.50
Sente calor e retira todas as roupas	15.22	
	15.30	98.35
Sente calor novamente	15.40	98.55
	15.45	98.60
	15.50	98.65
Pico após uma hora	16.00	98.85
Aumento de 0.60 graus F.	16.10	98.85
	16.15	98.60
	16.20	98.60

Caixa em um cômodo frio perto da janela:

Resultado IV: Um exemplo de variação de temperatura na caixa com calor.

	Graus F.
Entrada na caixa sentindo-se 'fraco'	99.8
Após 15 minutos — muito quente	100.5
Após 1 hora — sentindo-se melhor e mais fresco	99.3

Experimentos-controle

Com a finalidade de verificar que não é a natureza fechada da caixa a responsável pelos resultados em qualquer hipótese:

Construir uma caixa similar inteiramente de celotex e repetir o procedimento: nossos experimentos não mostraram nenhum resultado positivo.

Especialmente, colocar ambas as caixas em um ambiente frio. Primeiro, sentar-se despido dentro da caixa-controle durante quinze minutos. Não tem sido experienciado nenhum aquecimento considerável do corpo nestas condições. Num dia semelhante ao da experiência anterior, sentar-se na caixa revestida de aço. Apesar do frio inicial, o corpo se torna quente enquanto os lados da caixa de aço ainda permanecem frios. Este experimento demonstra que o efeito de aquecimento não se deve a propriedades isolantes dos lados da caixa, que são aproximadamente os mesmos em ambas as caixas.

Sem construir uma caixa-controle os seguintes testes podem ser feitos:

Para mostrar que não é a falta de ar fresco que eleva a temperatura corporal: direcionar a caixa para uma janela aberta, assim o vento sopra em direção a ela. Nossas experiências mostraram que isso basicamente não influencia os resultados.

Para demonstrar que não se trata de hipnose, sugestão, telepatia, etc.: escolher pessoas que não saibam o que esperar, pessoas que entrem na caixa na ausência de alguém e sem o conhecimento de uma pessoa que sabe o que esperar e pessoas "descrentes", mesmo após a obtenção de resultados positivos; tudo isso pode mostrar que não é uma questão de qualquer tipo de influência. Nossas experiências descartaram tal possibilidade.

Conclusão: O aumento da temperatura corporal pode somente ser interpretado satisfatoriamente dentro da estrutura da teoria de Reich sobre o orgônio.

As camadas específicas de materiais, de acordo com esta hipótese, resultam num potencial orgonótico mais alto dentro da caixa do que na atmosfera. Isso representa um sistema orgônico de energia e o contato ou fusão com um sistema mais potente, ou seja, a pessoa dentro da caixa resulta em irradiação, iluminação e excitação geral de ambos os sistemas. O aumento da temperatura do corpo e os sentimentos subjetivamente experienciados e descritos são manifestações desta excitação. Estes convidam a uma comparação com algumas sensações experimentadas na luta contra as doenças.

Aviso: O uso do acumulador de orgônio pode ser perigoso. Em especial, pessoas sob tratamento com raios-X ou aquelas trabalhando constantemente com instrumentos de radioatividade como, por exemplo, radiografias, podem experimentar uma indisposição específica devido à in­teração das duas energias antitéticas envolvidas.

8. *Reações subjetivas ao acumulador de orgônio*

O aumento na temperatura corporal fornece evidência de que há uma resposta organísmica precisa à irradiação no acumulador. As reações corporais são acompanhadas por uma série de sensações subjetivas, em relação às quais é difícil ser objetivo se a pessoa está ciente do que esperar. Entretanto, uma experiência muito interessante pode ser feita pedindo a pessoas que não estejam a par das reações subjetivas de formigamento e calor descritas por Reich e que não tenham nenhum conhecimento de que impressões visuais possuem relação com a aparelhagem, para sentarem no acumulador e relatarem suas impressões. Tal experimento foi realizado pelo autor em 1954. As crianças são especialmente valiosas por duas razões: suas reações vegetativas são mais sensíveis do que as de muitos adultos e o conhecimento teórico anterior de outros tipos de "fenômenos irradiativos" é mais facilmente eliminado.

Abaixo reproduzimos o relato original de doze sujeitos experimentais (14).

As sensações subjetivas são uma fonte essencial do conhecimento orgonômico. Os experimentos bioelétricos conduzidos por Reich entre 1935 e 1937 demonstraram experimentalmente que a intensidade da sensação de um órgão é funcionalmente idêntica à quantidade das alterações de energia que ocorrem no organismo. O método de pesquisa funcional é baseado nessa identidade fatual da percepção subjetiva e da mensuração objetiva, na qual qualidade e quantidade, observador e observado, se acham unidos num todo funcional. As sensações dos órgãos, corretamente compreendidas, podem ser uma ferramenta básica da pesquisa natural.

O presente artigo apresenta algumas reações individuais típicas a um acumulador de orgônio de 5x (usado em Nottingham), baseado em cada caso em experiências pessoais.

i. *Resposta plasmática*

Uma garota de 13 anos a quem nada absolutamente foi dito sobre os efeitos característicos do acumulador disse, após sentar-se em um durante três minutos: "Caramba, é simplesmente como um formigamento." Numa outra ocasião a mesma menina assinalou: "É semelhante a quando temos resfriado e ficamos inteiramente quentes..." acrescentando que a parede "transforma os dedos numa espécie de coração (pulsação)". Ainda num outro momento descreveu os efeitos como "uma espécie de zumbido".

A mesma garota aplicou o funil de uma pequena caixa de orgônio a um dedo infectado que estava sem sensibilidade há dez dias. Após dois minutos de irradiação, o dedo pulou uma ou duas vezes dentro do funil e ela sentiu muita dor, a ponto de cerrar os dentes e transpirar levemente na testa. A reação dela foi "Oh, pula!". Depois disso, chupou o dorso da mão e disse: "Semelhante a isso apenas um ímã!"

A um senhor polonês foi solicitado que colocasse a mão dentro do acumulador e informasse caso sentisse qualquer coisa não usual.

De fato, ele sentiu e respondeu: "Talvez — sim, há alguma coisa lá. É como, você sabe, há algo semelhante a pregos na minha mão". Então levantou a mão, olhou por todo o aposento, apanhou uma escova de cabelos e pressionou-a levemente contra a palma da minha mão, explicando o que havia sentido.

Uma mulher que estava familiarizada com a própria descrição de Reich das sensações subjetivas, sentou-se no acumulador durante quase meia hora. Nesse período descreveu suas reações em intervalos de tempo nas seguintes palavras: "Está frio. Ficando mais frio. É como quando a gente vai dormir — uma espécie de ascenção. A parte posterior do meu pescoço está quente, meus braços estão ficando rosados". (Isso não foi assinalado quando mais tarde ela tornou público seu depoimento): "É como formigamento: quero dizer, é como quando se tem gripe ou algo parecido e não se sabe se está com calor ou com frio. Quanto mais próximo se está das paredes, maior é a sensação. Credo, poderia queimar a gente... ele magnetiza a gente... faz-nos sentir vontade de tocar as paredes. É uma sensação muito agradável. Certamente faz com que nosso coração bata mais rápido. Faz o meu couro cabeludo formigar." Após sair da caixa e sentar-se do lado de fora, prosseguiu: "Você se sente maravilhosamente bem, como se saísse de um mergulho frio. Não me sinto cansada agora. Você pode sentir a totalidade de si mesmo e não apenas as partes que estão ardentes." A reação da mesma mulher à almofada de energia orgônica foi: "Ela palpita como um corpo. Posso senti-la no meu braço."

Um homem que manteve sua mão contra a parede interna do lado de fora, comentou: "Está empurrando a minha mão, é como ao cair no chão — uma espécie de ardor. Posso sentir a carne esticando como acontece em frente ao fogo."

Uma mulher que se sentou na caixa durante cerca de vinte minutos expressou sua consciência de algo nas paredes da seguinte forma: "Você sente que se a tocasse, ela chiaria" e comparou a sensação nas palmas de suas mãos à sentida ao se manter a mão elevada sobre a chama quente de um fogão. A comparação é surpreendente em vista da frieza das paredes de metal do acumulador ao serem tocadas. Esta mulher, como muitas outras que experimentaram o calor do acumulador, recebeu um grande choque emocional ao tocar as paredes e ser lembrada de sua frieza.

Um homem sentiu pouca coisa, com exceção de seus braços. A sensação sentida por ele foi descrita como semelhante a "finos fios dentro do meu braço".

Uma mulher que sabia o que esperar, mas entrou no acumulador com um senso crítico muito grande, sentiu o formigamento característico após quase cinco minutos. Isso a surpreendeu visivelmente.

Então disse que a caixa a fez sentir-se "muito quente e excitada" e, poucos instantes depois, "Você compreende, é muito peculiar... Sei o que me lembra..." Estava visivelmente abalada pelas sensações que sua intonação e tudo sobre ela me mostravam ser de natureza genital. Saiu da caixa algo amortecida e disse estar muito interessada e gostaria certamente de saber mais sobre orgonomia. Logo após, ela deixou Nottingham e não tivemos mais nenhum contato, até aproximadamente há seis meses atrás. Posso supor apenas que o efeito do acumulador, provocando nela sensações com as quais não poderia lidar, foi tão forte que ficou assustada e, por essa razão, cortou o contato.

Uma garota de sete anos que se sentou no acumulador por cerca de cinco minutos, disse: "Sinto-me estranha, não posso explicar de que forma". Uma outra menina expressou esta sensação *emocional* de modo bastante apropriado: "Algo está me atingindo." A um homem muito encouraçado, de disposição neurótica, foi oferecida a oportunidade de confirmar por si mesmo a existência da energia orgônica através da experimentação das sensações subjetivas. Ele havia expressado previamente seu desprezo por tais "idéias", ou seja, o orgônio de forma não duvidosa. Agora mostrava-se cauteloso e disse preferir não experimentar a caixa, pois tinha receio que pudesse prejudicar seu coração. Voltando as costas à realidade na tentativa de negá-la inteiramente, em geral, produz-se em grande parte mais sensações ameaçadoras na imaginação do que as existentes nos fatos reais. Este terror é compreensível somente à luz do fato de que o acumulador de orgônio, na verdade, mobiliza energia, que é algo profundamente assustador para aqueles cuja energia tem se mantido imóvel na luta contra seus próprios sentimentos.

Um homem que sabia apenas que o acumulador estava associado a uma sensação de "formigamento", sentou-no no mesmo por cerca de quinze minutos. Sentiu um fraco ardor em seu rosto e pescoço como se tivessem sido "expostos ao sol". A sensação em sua mão, que parecia ser extra-sensitiva, descreveu como sendo semelhante ao que se sente após remover-se a mão da água quente ou de frente do fogo.

Um homem cujo trabalho o mantinha em constante contato com muitas variedades de metais, sentou-se no acumulador durante quase quarenta minutos. Não sentiu qualquer ardor, porém me disse que a sensação que teve ao colocar sua mão próxima à parede interna de metal era muito diferente em textura a tudo que havia experimentado anteriormente em relação a metais. Descreveu-a como um "líquido suave rolando vagorosamente pela minha mão". Comparou a sensação que experimentava à sentida ao colocar sua mão próxima à face de uma criança saudável e radiante. Quanto mais se tornava consciente da sensação em sua mão, mais enfatizava essa comparação. Poucas coisas poderiam apontar de modo mais eficaz, partindo de um observador não treinado e inicialmente crítico, a identificação da energia viva e não viva do que isto.

ii. *Impressões visuais*

Um homem que usou o acumulador por cerca de quinze minutos sentiu uma irritação nos olhos. Queixou-se de que a luz era demasiadamente brilhante, ainda que o dia em si estivesse nublado. Comparou a sensação visual com o efeito de bruma observável no horizonte da costa Lincoln, "mesmo quando não há sol de espécie alguma". Descreveu-o como uma "espécie de verde".

A mesma garota de treze anos que havia reagido de forma bastante sensível aos outros efeitos do acumulador, direcionou o "arremessador" do funil de orgônio em direção ao seu olho direito, apesar de minhas explícitas advertências, e antes que eu pudesse impedi-la. Houve uma reação imediata de dor moderadamente severa, que foi descrita por ela como semelhante a um dedo pressionando fortemente contra seu globo ocular. Viu cintilações púrpura, vermelha e amarela durante e após a irradiação: "Você compreende, a púrpura — era semelhante a pontos".

A mesma menina observou efeitos de luz similares em duas ocasiões distintas simplesmente sentando-se no acumulador em um quarto escuro ao entardecer. Na primeira ocasião após quase dez minutos, descreveu o que viu como sendo "semelhante a uma chuva púrpura, com iluminação artificial amarela, ou melhor como "uma série de listas". Na segunda oportunidade disse: "Posso ver manchas azuis e verdes... é difícil acompanhá-las".

Em face a todas essas reações subjetivas ao acumulador de orgônio, apenas duas explanações foram feitas. Ou acreditamos nas palavras de um homem que encontrei que simbolizou em poucas respostas irracionais da seguinte forma: "Qualquer um sabe que se for colocado vidro e aço juntos isso provoca uma corrente elétrica". Ou nos convencemos da existência da energia orgônica, conforme descoberta, descrita e demonstrada *objetivamente* por Reich. Se endossarmos qualquer um dos pontos de vista convenientes que atacam os efeitos orgonóticos puramente de um ângulo ortodoxo, precisamos necessariamente fechar nossos olhos a muitos fenômenos que contradizem tais "ataques". Assim, se deixamos de fazer controles experimentais adequados, é comparativamente fácil para um cientista de visão estreita "explicar" a sensação de ardor em termos de isolamento ou propagação ou algo similar. Mas isso não explicará os efeitos luminosos. Nem se explicarmos tais efeitos em termos de ilusões ópticas (negligenciando tomar a precaução de verificar se são ampliáveis ou não), podemos negligenciar a sensação de três pessoas expressa de modo diverso que "algo estaria ocorrendo a elas". Na prática, ninguém que sentiu plenamente as sensações orgonóticas características pode acreditar que seja "apenas" isso ou aquilo. Aqueles que sentem somente pouca coisa ou absolutamente nada são os que precisam mais desesperadamente negar a existência de uma energia que, uma vez aceita, tornaria óbvio o fato de que as sensações de seus órgãos estão seriamente perturbadas.

Explicações e interpretações

Reich não pretendia ingressar no campo da física. O efeito irradiativo foi descoberto como resultado da pesquisa *biológica*. As propriedades físicas da energia em atividade no acumulador experimental de Reich exigiam um estudo sistemático num laboratório de física, bem equipado. Reich não queria, a princípio, assumir responsabilidade pela experimentação nesse campo. Desejava ficar livre para estudar a relevância de suas descobertas no campo do câncer e as possibilidades terapêuticas das culturas de bion e o acumulador. No início de janeiro de 1941 ele escreveu a Einstein solicitando um encontro no qual poderia apresentar algumas das descobertas de suas pesquisas em relação a uma nova forma de energia.

Einstein respondeu convidando Reich para ir à sua casa com essa finalidade e o encontro crucial, com a duração de cinco horas, realizou-se em 13 de janeiro. A princípio Reich não descreveu o efeito de aquecimento, mas se restringiu a uma explanação dos efeitos biológicos das culturas e das impressões visuais associadas ao acumulador. Reich descreveu ainda sua observação do cintilar na atmosfera. Então as luzes foram apagadas e Einstein olhou através do simples tubo de ampliação que Reich havia trazido consigo e viu o mesmo cintilar observado por ele, após cerca de vinte minutos de aclimatização ao escuro. Desse modo, ele *confirmou* as observações visuais, com um certo assombro, mas prosseguiu questionando como poderia estar certo de que o cintilar não estava nos olhos(16).

A resposta de Reich foi que se os raios podiam ser ampliados, não poderiam ser subjetivos. Todas as discussões subseqüentes em relação à subjetividade/objetividade das impressões visuais (17-20) se voltam para a questão de se os raios luminosos e os pontos de luz eram, na realidade, ampliáveis ou não. Uma das mais completas discussões sobre esse tema foi feita por A. McDonald (20), que achou difícil estar completamente certo se o fenômeno que observou estava de forma definitiva sendo ampliado ou não.

Entretanto, mesmo se os fenômenos se confirmassem estar nos olhos, teria que ser explicado porque os olhos respondiam dessa forma sob certas condições e não sob outras. O próprio Reich sugeriu que mesmo quando os olhos permaneciam fechados, não havia nenhuma razão pela qual não pudesse haver uma excitação pela irradiação do nervo óptico.

Após Einstein ter discutido a iluminação, Reich descreveu a diferença de temperatura que havia encontrado. Einstein replicou que tal diferença era impossível e que se fosse verdadeira seria uma grande surpresa para a física. Reich prometeu enviar-lhe um acumulador com o qual poderia fazer suas próprias observações e Einstein se comprometeu a apoiar as descobertas de Reich se confirmasse o efeito de aquecimento.

Reich estava esperançoso de que o Instituto de Estudos Avançados em Princeton pudesse se encarregar do trabalho em face da recomendação de Einstein e esperou, impacientemente, pela sua confirmação da diferença de temperatura.

No início de fevereiro Einstein respondeu afirmando que limitaria seus comentários ao fenômeno da temperatura, visto que não poderia excluir impressões subjetivas em relação ao fenômeno luminoso. Einstein realizou uma série de observações com termômetros e *confirmou* a diferença de temperatura. Encontrou regularmente uma diferença de 0,3º a 0,4º C entre a temperatura dentro da caixa e a livremente existente fora. Entretanto, um assistente deu uma explicação de que isso se devia a diferenças de propagação entre o ar acima da mesa sobre a qual se achava o acumulador e o ar do ambiente como um todo. Einstein descobriu, por exemplo, uma diferença de temperatura de 0,6º entre o ar acima do topo da mesa e o ar abaixo, devido ao fato de que o ar quente proveniente do teto aquecia o ar abaixo da mesa por propagação, e o ar mais frio do chão resfriava o ar abaixo da mesa pelos mesmos meios. Ele sugeriu que um processo dessa natureza era suficiente para explicar a diferença de temperatura observada por Reich e confirmada por ele.

Reich respondeu à carta de Einstein com uma descrição bastante longa, detalhada e cuidadosa de experimentos realizados por ele como controle à hipótese da propagação. Sugeria suspender livremente o acumulador no ambiente, ao invés de deixá-lo sobre uma superfície, ou introduzir uma chapa horizontal adicional acima da aparelhagem instrumental com a finalidade de interromper qualquer propagação presumida de calor abaixo do teto. Também se reportou a uma série de experiências realizadas por ele com acumuladores ao ar livre onde não havia nem tetos, nem tampos de mesa para afetar os resultados. Em todas essas circunstâncias a diferença de temperatura permaneceu. Era, de fato, mais forte ao ar livre. A carta de Reich também descrevia as descobertas eletroscópicas e os efeitos terapêuticos. Foi uma tentativa esmerada de passar para Einstein, no transcurso de umas vinte e cinco páginas, as descobertas fundamentais que sustentavam sua reivindicação de que uma nova forma de energia havia sido descoberta.

A essa carta Reich não recebeu nenhuma resposta, embora escrevesse a Einstein muitas outras vezes brevemente para questionar porque nenhuma resposta fora dada em oposição à sua refutação. Finalmente, ao ouvir um rumor de que Einstein fora incapaz de confirmar suas descobertas, escreveu novamente dizendo que seria necessário publicar a correspondência trocada entre ambos. A essa altura, três anos após o primeiro encontro, Einstein escreveu para dizer que a razão de não ter respondido a longa carta de Reich foi que não estava em condições de dispensar a ela mais tempo. Reich respeitou os desejos dele e a correspondência não foi publicada até sua morte.

O problema com a pesquisa de Reich foi que ela encerrava descobertas em muitas áreas diferentes. Aqueles biólogos, que explicavam a pesquisa do bion em termos de contaminação aérea, não levaram em conta as propriedades radiativas das culturas, o que não ocorre com os germes existentes no ar. Quando Einstein explicou a diferença de temperatura em virtude da propagação, deixou de lado os efeitos terapêuticos, visto que não se tem conhecimento que o ar propagado proveniente do teto tenha propriedades terapêuticas. As pessoas que explicaram os efeitos eletroscópicos como resultantes da "estática atmosférica" ignoraram o aumento da temperatura corporal, e assim por diante.

Parece haver apenas três *tipos de explicação* possíveis para os resultados experimentais de Reich:

1. Reich estava ficando "maluco", havia falsificado seus resultados e imaginado suas descobertas. Ninguém os repetiu e seus alunos eram pessoas ingênuas logradas pelo estilo científico solene de Reich.

Esta é a conclusão mais comum dos que leram descrições populares e distorcidas de sua pesquisa, na qual calúnias são levantadas em relação a sua sanidade mental. Qualquer um que leia os relatos ou a correspondência de Reich com Einstein não pode ter dúvidas quanto a sua sanidade. E qualquer um que se dê ao trabalho pode facilmente repetir algumas das experiências mais simples. O fato de Einstein ter confirmado a presença do fenômeno luminoso e a diferença de temperatura deveria demonstrar de forma conclusiva que qualquer que seja a opinião sustentada quanto à interpretação de Reich, as descobertas nas quais se basearam são reais, respeitáveis e acima de controvérsias.

2. Reich descobriu novas propriedades e efeitos de formas conhecidas de energia. Vamos assumir por um momento que todas

as suas principais descobertas poderiam ser demonstradas como resultantes da "eletricidade atmosférica". Então tratar-se-ia de uma descoberta extremamente importante e digna de nota, de implicações fundamentais e revolucionárias, ou seja, que a "eletricidade atmosférica" poderia ser acumulada numa simples cabine e possuía efeitos de natureza terapêutica sobre o organismo. De fato, certas propriedades descritas por Reich, relativas a sua "energia orgônica", têm na verdade sido reivindicadas como atmosféricas com um grande número de íons negativos (21, 22). Tais propriedades parecem possuir um efeito altamente benéfico sobre os organismos. Se, como parece eminentemente improvável, o fenômeno orgônio pudesse ser reduzido a alguns conceitos tais como "íons negativos", Reich teria ampliado enormemente nosso conhecimento de tais propriedades e de forma prática de como tirarmos proveito delas.

A responsabilidade de estudá-las recai sobre aqueles cientistas que ignoram as *descobertas* de Reich e fornecer seja qual for a explicação alternativa que possam encontrar, que honestamente abarque a multiplicidade de fatos diferentes demonstrados por ele, e que de modo íntegro sobrevive aos desafios de quaisquer controles experimentais que sejam introduzidos como verificação de qualquer outra hipótese.

3. Reich descobriu alguma forma nova de energia que não era até então conhecida pelos cientistas. Se assim for, é provável que suas conclusões teóricas pudessem ser parciais, incompletas ou relativamente não sofisticadas, da mesma forma que os pioneiros no estudo da eletricidade, Franklin, Galvani e Volta, fizeram descobertas vitais, mas foram batalhadores na tentativa de uma explicação teórica que requereu modificações à luz de pesquisadores posteriores. Assim como as concepções do átomo passaram por estágios sucessivos de sofisticação desde as primeiras tentativas de explicar os acontecimentos eletrônicos e nucleares que irrompiam próximo à virada do século, acompanhando a descoberta do raio-X e da radioatividade, assim é possível que a "hipótese do orgônio" de Reich necessitasse ser aprimorada e corrigida à luz da pesquisa que fundamenta suas descobertas.

Se esta explicação para os resultados de Reich for a verdadeira, como ele mesmo acreditava, então há sem dúvida muitos paralelos ao ponto de vista de que existem muitas evidências do fenômeno energia que estiveram num dado momento fora das fronteiras da "ciência ortodoxa", embora algumas delas se mostrem mais aceitas hoje nos meios científicos. Deve ser lembrado que muitas das grandes descobertas na história da ciência foram condenadas como heréticas pelas ortodoxias vigentes na época. Alguns exemplos serão dados num capítulo posterior. Na revisão a seguir serão dados alguns exemplos do trabalho de vários pesquisadores que estão relacionados com as descobertas de Reich quanto ao que denominou energia orgônica. Os fenômenos estudados por todos esses autores podem todos ser diferentes manifestações de algum processo energético que nenhum deles compreendeu totalmente; ou um desses conceitos poderia se revelar mais útil do que os demais em explicar as descobertas de todos os outros. É mais provável que a compreensão plena de qualquer dos fenômenos ainda esteja no futuro.

Paralelos à pesquisa de Reich sobre a energia do orgônio

Muitos estudos têm sido realizados de vários efeitos de campos energéticos associados ao corpo humano, com plantas e cristais e com a terra e a atmosfera. Os estudos iniciais de Mesmer em 1775 possuem muitos pontos onde ele parece ter antecipado algumas observações de Reich, segundo Marc Shapiro (23), com sua teoria de um "fluido universal" que pudesse influir sobre o sistema nervoso dos organismos sob a forma de um "magnetismo animal". Karl von Reichenbach (25), o químico alemão, famoso por suas descobertas do creosoto e da parafina, publicou por volta de 1850 os resultados de milhares de experiências realizadas durante duas décadas sobre os efeitos de campos energéticos de cristais, plantas e animais. Ele empregou o termo *od* para se referir à energia que acreditava ser a responsável pelos vários efeitos luminosos e "magnéticos" que observou. Os estudos de Galvani a respeito do que, a princípio, chamou de "eletricidade animal", convenceram-no de que estava lidando com uma energia orgânica que diferia em diversos sentidos da eletricidade comum. Isso levou-o a uma controvérsia com Volta que, naquela época, parecia estar com a razão. Entretanto, os anais da ciência contêm muitos experimentos interessantes de Galvani e de seu discípulo Aldini, que não podem ser facilmente explicados em termos dos conceitos elétricos ortodoxos (26). Na segunda década deste século, o Dr. John Kilner (27), de Londres, realizou estudos cuidadosos em relação ao que chamou "aura humana", usando anteparos diciânicos para tornar visível o campo energético que parece emanar do corpo e circundá-lo como um invólucro. Burr e Northrop (28), nos Estados Unidos, publicaram provas nos autos da *National Academy for Science* relativas ao que denominaram de campo "eletrodinâmico" em organismos primitivos, árvores e animais. Gurwitsch (29) usou o termo "raios mitogenéticos" para uma radiação detectada por ele em 1925 e que emanava das células. Os raios podiam ser refletidos e absorvidos e eram capazes de aumentar a multiplicação de células em fermentação. Em 1955, Mark Gallert publicou um livro intitulado *New Light on Therapeutic Energies,* no qual escreveu:

"Superposto ao que poderia ser chamado a era da química, podemos observar pelo menos o início de uma era da energia... Está se tornando evidente, a partir de pesquisas em vários campos, algumas das quais são descritas neste livro, que as características dos organismos vivos abrangem mais tipos de energia do que foi anteriormente percebido e incluem tipos de energia que não se enquadram no campo de ciência não orgânica"(30).

Seu livro contém sumários fascinantes do trabalho de muitos pesquisadores independentes, inclusive Reich. O trabalho de L. W. Eeman, que dirigiu milhares de experiências sobre maneiras de se fazer com que a energia vital de uma pessoa influencie outra é particularmente rico em controle experiencial com a finalidade de excluir a presença de fatores subjetivos. George Lakhovsky, o biofísico francês, publicou o resultado de suas pesquisas em *Cosmic Rays and Radiations of Living Beings,* no qual desenvolveu seu ponto de vista de que as radiações cósmicas poderiam ser "sintonizadas" numa determinada oscilação de freqüência na qual apresentariam claros efeitos organísmicos (32).

John Pierrakos publicou os resultados de vinte anos de observações sobre efeitos de campo de seres humanos, plantas, cristais e da terra (33, 34, 35).

Em julho de 1970, num Simpósio Internacional sobre Compatibilidade Eletromagnética na Califórnia, vários pesquisadores de uma série de áreas não relacionadas fizeram menção em apoio ao ponto de vista de que:

"Provavelmente o mais distante possível do horizonte seja a existência provável de uma nova força na natureza que tudo penetra; não coaduna com fórmulas conhecidas; não pode ser mensurada por equipamentos de testes eletrônicos e pode ter um espectro peculiar. Possui muitos nomes, tais como uma segunda força da gravidade (gravitons), elópticos, hidrônicos, hidroscopia, radiônicos e radiestesia, para citar alguns. A eletrônica moderna está começando a deparar-se com os mesmos mas não possui meios de estabelecer uma relação entre eles com o objetivo de obter respostas práticas"(36).

Por muitos anos, todos esses pesquisadores que pareciam rejeitar explicações convencionais prontas permaneceram à margem das fronteiras estabelecidas da "ciência oficial". Um bom exemplo é o fenômeno da hidroscopia, por meio do qual a irradiação proveniente da água subterrânea, metais e de outros materiais pode ser detectado por indivíduos sensitivos pelo efeito energético da irradiação em seus próprios corpos. O uso deste efeito *inexplicável* está agora sendo respeitado pelo fato de que as Forças Americanas no Vietnam o empregaram para localização de túneis subterrâneos, munições enterradas, etc.

A conclusão significativa a ser extraída da riqueza do material evidente disponível é que há muitos efeitos radiativos e energéticos que não podem ser explicados facilmente no presente em termos da teoria física atual. Contudo, eles existem e podem ser empregados de forma prática. O conceito de Reich de "energia orgônica", para explicar os vários efeitos observados por ele, faz parte da longa lista de conceitos citados para explicar efeitos de campo organísmicos e atmosféricos. Em si mesmo não é mais "misterioso" ou "fantástico" do que o conceito de radiestesia que foi empiricamente verificado por organizações e grupos que não possuíam *a priori* nenhuma simpatia por pontos de vista não ortodoxos.

A partir dessa indicação muito breve da riqueza da pesquisa paralela quanto aos efeitos de campo, podemos passar ao exame mais detalhado das *aplicações médicas* da forma de energia descoberta por Reich.

REFERÊNCIAS

1. Ollendorff, Ilse, *Wilhelm Reich: a personal biography* (Nova York e Londres, 1969).
2. Reich, Wilhelm, 'The discovery of the orgone', *Int. J. of Sex-econ. and Org. Res.*, Vol. I, N.º 1, 1942.
3. Reich, Wilhelm, 'Thermical and electroscopical orgonometry', *Int. J. of Sex-econ. and Org. Res.*, Vol. 3, N.º 1, 1944.
4. Howell, Harry, 'The physics of orgone therapy', *Org. Funct.*, Vol. 2, N.º 1, 1955.
5. Starz, Kenneth, 'The effect of the orgone energy accumulator on air temperature', *Creative Process,* Vol. 2, N.º 4, 1963.
6. Ritter, Paul & Jean, 'Thermical orgonometry', *Org. Funct.*, Vol. 1, N.ºs 4 e 5, 1954.
7. Howell, Harry, 'Lead and lag in To-T experiments', *Org. Funct.*, Vol. 2, N.º 4, 1955.
8. Rosenblum, C. F., 'The electroscope', *Journal of Orgonomy,* Vol. 3, N.º 2; Vol. 4, N.º 1, 1969-70.
9. Reich, Wilhelm, 'Experimental demonstration of the physical orgone energy', *Int. J. of Sex-econ. and Org. Res.*, Vol. 4, N.ºs 2-3, 1945.
10. Grad, Bernard, 'Wilhelm Reich's Experiment XX', *Core,* Vol. 7, 1955.
11. McDonald, A., 'A preliminary study of Reich's Experiment XX', *Org. Funct.*, Vol. 7, N.º 2, 1961.
12. Reich, Wilhelm, 'An X-ray photograph of the excited orgone energy field of the palms', *Orgone Energy Bulletin,* Vol. 1, N.º 2, 1949.
13. Ritter, Paul & Jean, 'Experiment with the orgone accumulator, 1', *Org. Funct.*, Vol. 1, N.º 1, 1954.

14. Boadella, David, 'Subjective reactions to the orgone accumulator', *Org. Funct.*, Vol. 2, N.º 1, 1955.
15. Reich, Wilhelm, 'Orgonotic pulsation, VI: Orgonotic heat', *Int. J. of Sex-econ. and Org. Res.*, Vol. 3, N.ºs 2-3, 1944.
16. Reich, Wilhelm, *The Einstein Affair: Biographical Material-Documentary Volume A-XI-E* (Orgone Institute Press, Nova York, 1953).
17. Ritter, Paul, 'Notes on visual manifestations of atmospheric orgone', *Org. Funct.*, Vol. 3, N.º 1, 1956.
18. Chadwick, J. H., & others, 'Pin-points in the sky': Correspondence in the *New Scientist*, setembro de 1957.
19. Barth, Laurence, 'Four new facts about atmospheric orgone dots', *Org. Funct.*, Vol. 5, N.º 6, 1958.
20. McDonald, A., 'An investigation into the atmospheric "dancing dots" phenomenon', *Org. Funct.*, Vol. 7, N.º 2, 1961.
21. —, 'Soviet science: an aeroion generator that brings fresh air into Russian factories', *Manchester Guardian*, 21 de abril de 1959.
22. Howell, Harry, 'Anti-statics, aeroions and orgonomics', *Org. Funct.*, Vol. 6, N.º 5, 1959.
23. Shapiro, Marc, 'Mesmer, Reich, and the living process', *The Creative Process*, Vol. 4, N.º 2, 1965.
24. Bertholon, M., *De l'electricité des végétaux* (Paris, 1783).
25. Starz, Kenneth, 'The researches of Karl von Reichenbach', *The Creative Process*, Vol. 3, N.ºs 1 e 2; Vol. 4, N.º 1, 1963-4.
26. Bizzi, Bruno, 'Orgone energy: life-force (Galvani) and morbid states', *Energy and Character*, Vol. 1, N.º 1, 1970.
27. Kilner, W. J., *The human aura*, 2nd edition (Nova York, 1965).
28. Burr, H. S., & Northrop, F. S. C., 'Evidence for the existence of an electro-dynamic field in living organisms', *Proc. Natl. Acad. Sci.*, 1939.
29. Gurwitsch, L., 'Die mitogenetische Spektralanalyse', *Biochemische Zeitschrift*, 1931.
30. Gallert, Mark, *New Light on Therapeutic Energies* (Nova York, 1955).
31. Barth, Lawrence, 'Orgone in relation to some other energies', *The Creative Process*, Vol. 4, N.º 2, 1965.
32. Lakhovsky, George, *The Secret of life: Cosmic Rays and Radiations of Living Beings* (Londres, 1939).
33. Pierrakos, John, 'The energy field of man', *Energy and Character*, Vol. 1, N.º 2, 1970.
34. Pierrakos, John, 'The energy field in plants and crystals', *Energy and Character*, Vol. 1, N.º 3, 1970.
35. Pierrakos, John, 'The energy field in the atmosphere, the earth and the ocean', *Energy and Character*, Vol. 2, N.º 2, 1971.
36. 'New horizons in EMC', *Proceedings of the 1970 International Symposium on Electromagnetic Compatibility*, Anaheim, California, julho de 1970.

CAPÍTULO SETE

O TRATAMENTO DAS DOENÇAS
Conceito de Biopatia

Durante o período em que trabalhou em seus experimentos biológicos em Oslo, Reich foi acusado de alegar uma "cura de câncer", numa fase inicial da campanha jornalística na Noruega. Nessa ocasião, não acalentava a menor idéia de pesquisar alguma coisa no campo do câncer. Foi como se o malicioso crítico houvesse inconscientemente adivinhado a conexão entre a derivação dos bions e a origem das células de câncer.

Esta conexão só se tornou clara aos olhos de Reich em data posterior, após ter realizado os experimentos com injeção de bacilos-*t* em camundongos, observando os estágios de transição da saúde até o desenvolvimento dos tumores cancerosos, razão da morte de muitos daqueles animais.

Reich permaneceu trabalhando ativamente no campo da pesquisa do câncer, na qualidade de interesse central de trabalho, durante um período de oito anos; começou em 1937, quando pela primeira vez foram detectados os bacilos-*t* e foi até 1944, data do aparecimento de trabalhos escritos sobre suas últimas descobertas.

A contribuição de Reich para o entendimento do processo do câncer distribui-se por três setores: seus estudos sobre a origem da célula de câncer, baseados em observações microscópicas durante os últimos dois anos na Noruega; relatos clínicos do processo do câncer, baseados em diversos pacientes portadores da doença, aos quais aceitou observar e tratar gratuitamente; o processo de tratamento em si, por ele iniciado, primeiro empregado em camundongos, depois em pacientes humanos.

No que diz respeito à medicina tradicional, a doença do câncer continua um problema sem solução. Embora os tumores possam ser afetados com raios-X, cirurgias, além de outros procedimentos drásticos, os antecedentes da doença ainda não foram compreendidos. Alguns dos ataques mais amargos que Reich sofreu no caminho de sua vida foram dirigidos ao seu trabalho no campo do câncer. Seu substancial volume a tal respeito, o *Cancer Biopathy* (1), de há muito é impossível de ser obtido por motivos que virão à tona a seguir. Mesmo os que tiveram acesso ao mesmo passaram por grandes dificuldades para entender os conceitos ali expressos pelo simples motivo de, neste seu trabalho sobre o câncer, todas as partes integrantes do trabalho existencial de Reich terem se reunido em formas que, menos do que ninguém, pudera suspeitar. Portanto, o *Cancer Biopathy* só pode ser completamente absorvido pelas pessoas que, além de um bom nível de conhecimento de patologia médica, detiverem informações sobre áreas especializadas de pesquisa nas quais Reich se localizara: a economia sexual do orgasmo; os processos de profundidade do caráter; antíteses entre expansão e contração no sistema nervoso vegetativo; o desenvolvimento de formas plasmáticas móveis oriundas de substâncias em desintegração em soluções.

Uma vez que não são apresentadas em seu livro sobre o câncer as evidências sobre as quais Reich baseava suas alegações em cada um destes campos, sendo ao contrário apenas apresentadas sumariamente, a impressão mais imediata é que Reich fez uma enorme barafunda com conceitos não verificados. Sempre ocorreu de o especialista em um campo ter dificuldades para entender um especialista de outro. A facilidade de Reich consistia em vincular tais especialidades, em entrar num campo novo e considerá-lo à luz de suas experiências em outros campos, algo que o cientista ortodoxo julga tão inaceitável e que o leva a aproximar-se do trabalho de pesquisa de Reich com tantas reservas. No entanto, foi precisamente a habilidade de Reich no sentido de integrar conhecimentos alcançados em campos aparentemente desvinculados, apreendendo o que tinham em comum, o que o levou repetidas vezes a obter êxitos superficialmente inexplicáveis em respostas a problemas que os especialistas de cada área não haviam conseguido atinar.

O fato de a pesquisa ortodoxa sobre o câncer *até recentemente* não ter conseguido digerir a abordagem organísmica total de Reich não deve ser entendido como indicador de ausência de bases para suas descobertas. Muitas das descobertas individuais feitas por Reich foram independentemente *confirmadas* por pesquisas clássicas sobre o câncer. Só que estas descobertas permaneceram isoladas e assim seu significado dentro do contexto geral não foi apreendido. No relato que se segue, as principais confirmações ao trabalho reichiano sobre o câncer estão descritas no final de cada seção.

Tecidos saudáveis e doentios

A primeira opinião formada por Reich a partir dos resultados de sua produção experimental de tumores de câncer em camundongos foi que os bacilos-*t* por ele injetados eram, de alguma forma, agentes tumorosos específicos.

As perguntas que sua pesquisa teria que responder, naquela ocasião, eram as seguintes:

1. O bacilo-*t* é realmente "específico" para o câncer e só encontrado em conjunção com a doença do câncer?

2. No caso de não serem específicos, qual seria a ligação entre bacilos-*t* e a doença de câncer? Ajudariam na produção do câncer, ou seriam produtos do processo canceroso?

3. Na pesquisa de Reich, os camundongos haviam sido injetados com bacilos-*t*. Como é que teriam se instalado no tecido canceroso fornecido por Leif Kreyberg, o patologista norueguês de câncer?

As respostas a estas questões foram baseadas em cuidadosas observações ao microscópio feitas com tecidos em estado vivo e não-adulterados. Reich empregou os poderes mais altos, como de costume, nos quais os movimentos são visíveis, algo que não ocorre em poderes mais baixos. Além disso, suas observações cobriam um período de tempo mais extenso e ele registrou o desenvolvimento dos tumores de câncer com fotografias seqüenciais por um período de oito a catorze meses (2).

O bacilo-*t não* se mostrou específico em relação ao câncer. Reich examinou amostras de *sangue e secreções* de diferentes pessoas e descobriu que os bacilos-*t* poderiam ser vistos em tecidos perfeitamente saudáveis. Chegou inclusive a encontrá-los numa pequena lesão em sua própria língua. Bacilos-*t* extraídos do sangue de um assistente, produzidos durante um dos testes de Reich com sangue (os quais serão descritos mais adiante), foram injetados num camundongo e resultaram num tumor maligno (adenocarcinoma) na nádega. O ratinho foi enviado para a Universidade de Columbia para identificação e a natureza cancerosa do tumor foi confirmada no departamento de patologia.

Como é que poderiam então formas microorganísmicas extraídas de uma pessoa saudável produzir doença num camundongo? Esta questão levou Reich mais uma vez a enfrentar toda problemática da resistência à doença tanto infecciosa quanto não-infecciosa. Por que é que determinadas pessoas portadoras de um vírus são imunes a seus efeitos, enquanto outras contraem a doença? O que é a natureza da imunidade? Por que é que embora a maioria dos portadores de câncer de pulmão seja constituída por pessoas que fumam muito, a maioria das pessoas que fumam muito não contraem câncer do pulmão? O que determina a resistência biológica nos tecidos orgânicos aos processos patológicos?

As observações de Reich foram que bacilos-*t* em organismos saudáveis eram destruídos antes de poderem multiplicar-se ou causar qualquer dano. Em condições normais, eram destruídos pelas células brancas da corrente sangüínea saudável. Mas se o organismo fosse inundado por bacilos-*t*, ou na forma de algum processo interno de fraqueza e deterioração, ou, como no caso de seus camundongos experimentais, por efeito de um agente externo, então uma segunda forma patológica de defesa contra os bacilos-*t* começava comprovadamente a desenvolver-se. O tecido, enfraquecido pela presença concentrada de bacilos-*t*, começava a deteriorar-se prematuramente, formando vesículas de um modo que era exatamente paralelo ao processo biônico já estudado por Reich desde 1936, com todas as modalidades de substâncias.

Os mesmos bions em forma de pacote dotados de movimentos amebóides (bions *Pa*) eram produzidos em tecido enfraquecido nos camundongos injetados. Reich foi defrontado pelo fato de, em suas antigas experiências com infusão de grama, ter sido sempre muito mais fácil produzir a desintegração dos bions em grama antiga, outonal, do que na jovem grama primaveril. Materiais recentes resistem à decadência. Tecidos mais fracos e antigos têm menos "coesão" e mais prontamente se rompem atingindo um nível de organização protozoal mais simples.

O significado dos bions *Pa* no camundongo doente consistiu em Reich ter tido possibilidade de acompanhar cada um dos estágios de desenvolvimento destes bions até a formação de pilhas de bions que se aglutinavam e se desenvolviam em células de câncer, com formato cilíndrico e moviam-se de forma lenta e espasmódica, visíveis a 3.000 ampliações. Reich distinguiu os seguintes cinco estágios de desenvolvimento:

1. As células do tecido enfraquecido mudam de forma e de textura. A forma pentagonal costumeira das células epiteliais desaparece e as células tendem a encolher e a arredondar-se. Ao invés de claras e translúcidas, notam-se grânulos. Os bacilos-*t* são observáveis dentro da célula e em torno de sua periferia no fluido adjacente.

2. O tecido granulado se dissemina e infiltra-se nos tecidos vizinhos, provocando o surgimento de uma área inflamatória crônica.

3. Diversas células desintegram-se em vesículas e aglutinam-se para formar células de formato cilíndrico ou pontiagudas de rápida multiplicação. Tecidos em partes bastante separadas do corpo poderão

apresentar tais células mas em regiões de concentração especial elas começam a formar blocos.

4. As células de formato cilíndrico e pontiagudas amadurecem formando células de câncer amebóides, altamente móveis; as células proliferam, formando um tumor.

5. O tecido original continua desintegrando-se em vesículas e em bacilos-t mas as células de câncer também começam a desintegrar. É desencadeado um processo de decadência pútrida viva, ou auto-intoxicação, ao qual é inevitável que o organismo sucumba.

A morte do camundongo canceroso ou do paciente com câncer não é necessariamente causada pelo tumor. Tumores malignos podem formar-se em partes não essenciais do corpo e não são fatais. Nos casos em que o tumor em si não se mostre fatal, a morte ocorre devido ao processo final de putrefação no organismo que atinge o sangue e o tecido. O tumor é apenas o sintoma mais visível de uma tendência subjacente ao corpo de ter suas células rompidas, perdendo nisto seu poder de coesão.

Os testes sangüíneos reichianos

Como resultado de seu estudo das reações do sangue em camundongos saudáveis e doentes e, posteriormente, em pessoas doentes e saudáveis, Reich elaborou uma série de testes de sangue para verificar a *vitalidade biológica* dos tecidos. Eram em número de três:

1. *Teste de desintegração*. Uma pequena gota de sangue é depositada numa lâmina com uma concavidade contendo uma pequena quantidade de solução salina fisiológica morna (0.9%). São então efetuadas algumas observações ao longo de um período de vinte a trinta minutos tanto em magnificações baixas quanto altas. O interesse particular de Reich voltava-se para a aparência visual dos corpúsculos vermelhos do sangue e em seu ritmo de desintegração. No sangue doentio, a desintegração começava imediatamente e estava acabada em tempo muito breve, menos de cinco minutos. No sangue saudável, a desintegração não começava senão depois de três ou quatro minutos e não acabava antes de escoar-se meia hora. O aspecto visual do sangue saudável, quando finalmente acabava por desintegrar-se, compunha-se de grânulos grandes e uniformes; o sangue doente, por seu turno, por exemplo, oriundo de camundongos cancerosos, desintegrava-se em grânulos murchos e as células vermelhas do sangue também evidenciavam espículas características na periferia, às quais Reich referia-se como espículas-t. Eram realizadas muitas outras observações excessivamente detalhadas para serem descritas aqui. O ponto importante é que o sangue variava sua forma

de desintegração na solução salina, e a variação mostrava-se fator distintivo entre camundongos saudáveis e doentes.

2. *Teste de cultura do sangue*. Uma gota de sangue é inoculada num meio para cultura, em situação esterilizada. A cultura é colocada numa incubadora por um dia ou dois, a uma temperatura de 37ºC. Reich usava a infusão para coração de Difco. O sangue saudável deixava a infusão clara. Sangue doente apresentava bacilos-*t* que faziam com que o fluido se tornasse pútrido e exalasse um odor desagradável depois de um dia ou dois. O exame do fluido ao microscópio revelou a presença de muitos bacilos-*t*.

3. *Teste de resistência biológica*. Várias gotas de sangue são postas em tubos de ensaio contendo misturas iguais do mesmo fluido e de uma solução a 0,1% de cloreto de potássio. A solução é então fechada dentro de um recipiente que funciona como uma panela de pressão e sofre o efeito da pressão do vapor superaquecido, durante cerca de meia hora. O sangue saudável desintegrava-se em grandes flocos acastanhados, que depositavam-se rapidamente e degeneravam lentamente. O sangue doente desintegrava-se em flocos pequenos e esverdeados que depositavam-se lentamente e entravam em rápida degeneração.

As minúcias de todos estes três testes são apresentadas num manual compilado pelos colegas de Reich (3). Sua importância imediata reside no fato de constituírem um *instrumento diagnóstico* crucial. Posto que o tumor canceroso não aparece antes do quarto estágio do processo canceroso, na época em que Reich desenvolveu estes testes (1938) não havia meios conhecidos de se diagnosticar o câncer antes da presença do tumor. "Ausência de tumor, ausência de câncer" era a doutrina médica de rotina então seguida, e que fora exposta pelos biólogos no experimento Peckham de saúde; não passava da política míope do "se não há sintomas, não há doença". Entretanto, os testes de Reich com sangue, capacitaram-no a detectar o processo pré-canceroso no estágio um.

As experiências com bions em magnificações elevadas e em preparações vivas conduziram logicamente à solução do enigma relativo ao desenvolvimento da célula cancerosa. Restavam mais dois problemas gigantescos a serem resolvidos pela pesquisa sobre o câncer:

1. Quais processos, nos seres humanos, provocavam a *desvitalização biológica* que se manifestava num quadro de sangue doente o qual, em forma extrema, poderia chegar a um antecedente para o câncer que acabaria eventualmente culminando na formação de tumores?

2. Seria possível *revitalizar* o sangue e os tecidos de tal sorte que a tendência para a produção de bacilos-*t* e para a decadência

dos tecidos em vesículas amebóides antitéticas, na qualidade de reação defensiva, pudessem ser superadas? Seria possível ajudar o corpo a resistir à deterioração biológica a fim de salvá-lo de uma reação tão drástica e desesperada?

Antes de considerarmos as respostas que a pesquisa de Reich forneceu a estas duas perguntas, é importante verificarmos se alguma de suas descobertas sobre o câncer receberam até agora confirmação em alguma outra fonte.

Comparação entre os dados de Reich sobre os tecidos e as outras pesquisas sobre o câncer

Durante os últimos dez anos a pesquisa clássica sobre o câncer tem estudado corpos minúsculos denominados *micoplasmas*, dotados de diversas propriedades em comum com os bacilos-*t* de Reich, na opinião de Coulson (4.5).

i. Os micoplasmas são gram-negativos. Também o são os bacilos-*t*.

ii. Os micoplasmas são muito pequenos (0.1 mu); também o são os bacilos-*t* (cerca de 0.2 mu).

iii. Os micoplasmas têm a capacidade de adsorverem-se às células vermelhas do sangue, provocando-as à formação de grumos. Bacilos-*t* em número suficiente fazem com que as células vermelhas do sangue se desintegrem em bacilos-*t*, os quais aglutinam-se freqüentemente.

iv. Os micoplasmas podem produzir leucemia nos camundongos. Os bacilos-*t* produzem adenocarcinoma e outras malignidades nos camundongos.

v. Os micoplasmas produzem uma grande quantidade de ácido quando incubados com células. Os bacilos-*t* têm um acentuado odor ácido.

Ainda não está confirmado se o que Reich chamava de bacilos-*t* é idêntico aos micoplasmas. Mas formas muito semelhantes foram comprovadamente associadas de perto ao câncer. A primeira vez em que foram obtidas diretamente de tumores cancerosos deu-se em 1964.

A capacidade de Reich em diagnosticar o câncer pelo exame das células de secreções sangüíneas antecipou em pelo menos quinze anos o esfregaço de cérvix usado como teste da tradicional pesquisa sobre o câncer (6). A descoberta de que se poderiam detectar células cancerosas na saliva de pacientes portadores antes do aparecimento de tumores não foi feita pela patologia clássica do câncer antes de

1955 (7). A descoberta de células do câncer na saliva foi publicada por Reich em 1943.

O próprio Reich citou as pesquisas de diversos pesquisadores de câncer que haviam observado formas amebóides nos tecidos de portadores de câncer, mas que não lhes haviam dado atenção, acreditando tratarem-se de *parasitas* amebóides; mais uma vez, a velha idéia de uma infecção por agente externo (8).

Enterline e Coman publicaram um artigo, em 1950, no qual confirmavam a conclusão de Reich de que as células amebóides não eram parasitas e sim derivações do processo canceroso. Não foi feita nenhuma referência à prioridade de Reich a tal respeito. Os autores concluíram que "células neoplásicas são em geral ativamente amebóides"(9, 10).

A descrição dada por Reich ao que ele denominou de "espículas-*t*", presentes nos corpúsculos vermelhos do sangue biologicamente desvitalizado — formação esta que tem importante papel diagnóstico nos seus testes de sangue — parecem ter íntima semelhança ao que Schwartz e Motto denominaram de célula carrapicho e que descreveram em 1949 com as seguintes palavras: "A célula carrapicho é um eritrócito maduro de cerca de 7.5 micra ou menos, de diâmetro, dotado de uma ou mais projeções afiladas, em sua periferia. Escolhemos denominá-la 'célula carrapicho' devido à sua semelhança com o tegumento espinhoso de um carrapicho"(11).

A célula "carrapicho" foi encontrada em associação com numerosas condições patológicas e os autores concluíram que as células carrapicho eram valiosos indicadores diagnósticos de condições anêmicas.

A ausência de coesão era, para Reich, um dos principais aspectos distintivos do sangue e dos tecidos doentios, destacando-os dos saudáveis. Este dado foi confirmado por Coman em 1944, em termos do tecido canceroso, embora não para o tecido normal. Este sugeriu que uma diminuição na aderência mútua por ele observada e mensurada em células de câncer "poderá constituir a base física para a malignidade destas células".

Eis aqui cinco áreas específicas nas quais Reich parece claramente haver *antecipado* os dados dos especialistas em câncer. Se Reich tivesse conseguido isolar suas conclusões sobre o câncer da pesquisa sobre o bion e de todas as demais áreas que o haviam levado nessa direção, talvez tivesse recebido atenção se houvesse se especializado em pesquisa sobre o câncer e se houvesse devotado toda a sua vida nesse sentido. Mas este tipo de especialização exclusiva, caso ele a tivesse adotado, teria precisamente sido o tipo de empreendimento com maiores chances de haver bloqueado a percepção dos vínculos transdisciplinares cruciais e das inter-relações funcionais que realmente Reich conseguiu ter.

Antecedentes bioenergéticos do câncer

Reich ficou estudando o processo do câncer nos camundongos durante quatro anos antes de aceitar seus primeiros pacientes humanos portadores de câncer para observação e tratamento experimental, em março de 1941. O primeiro paciente de Reich foi uma mulher, irmã de um amigo de um homem que fazia a consultoria fiscal de Reich e que, por este motivo, estava a par de suas experiências. Ela foi a primeira dos muitos pacientes que Reich aceitou. O tratamento era *gratuito*, apesar de serem encorajados pequenos donativos ao fundo do Laboratório de Pesquisa sobre Orgônio e Câncer. Os detalhes da terapia, sua eficácia, seu modo de atuação, serão explicados detalhadamente a seguir.

Mas primeiro é necessário descrever os dados encontrados por Reich sobre os antecedentes da doença. Na primeira vez em que tratou tais pacientes, foi capaz de valer-se de todas as suas habilidades anteriores como psiquiatra e vegetoterapeuta na avaliação da imagem total organísmica e da personalidade.

Quando começou a envolver-se na biologia da célula cancerosa, Reich confessou a um amigo secreto que conseguira desvencilhar-se do "amaldiçoado problema sexual" e conseguiria concentrar-se na patologia orgânica. Antigos amigos de seu trabalho queixaram-se de que Reich estaria ultrapassando o domínio no qual tornara-se especialista. O próprio Reich acreditava que estava se deslocando para perto do domínio da biologia da morte e da decadência, afastando-se aparentemente de seus estudos iniciais sobre a libido freudiana. Mas não era este o caso. Quando passou a estudar os estilos de vida de seus pacientes, Reich descobriu que estava mais uma vez frente a frente, embora a nível mais profundo, com o "amaldiçoado problema sexual".

Cada um dos pacientes cancerosos que tratou tinha deficiência de libido. Todos sofriam de uma estase sexual crônica, em muitos casos severa, decorrente de haverem sofrido uma abstinência por uma década ou mais. Reich já estava familiarizado com a detalhada imagem sexual da impotência orgástica. De que maneira então seria o portador de câncer diferente da vasta maioria da humanidade? A conclusão a que Reich chegou após ter tratado de muitas e diferentes condições foi que existem duas respostas biológicas fundamentais à estase sexual, ou a qualquer outro bloqueio do funcionamento emocional: pode-se suprimir a expressão de emoções poderosas exteriormente mas continua-se a senti-las internamente, na forma de ataques de ansiedade ou de *stress*, devidos à raiva não manifesta; ou as emoções da pessoa podem ser enfraquecidas por um processo de retração interna. O estudo da personalidade em pacientes de câncer revelou a combinação da estase sexual com a resignação caracterológica (13).

Enquanto o paciente cardiovascular, e muitas outras formas de distúrbio psicossomático, envolviam uma elevada carga central de energia (apesar de a carga na superfície da pele poder ser fraca), o paciente de câncer mostrava-se relativamente esvaziado de emoções fortes. Faltava-lhe a força de excitações vegetativas centrais e era típico apresentar uma calma emocional crônica. Mais ou menos por essa época, Reich introduziu o termo "biopatia" para descrever qualquer doença que tenha sido produzida por um distúrbio crônico na pulsação biológica. O câncer mostrava-se como um distúrbio tão severo que se manifestava no próprio cerne do processo de vida, no próprio metabolismo das células.

Reich estava estudando um processo que funcionava em profundidade, envolvendo muitas áreas que geralmente são vistas em separado e pertencem a especialidades diferentes. O distúrbio da pulsação biológica manifestava-se das seguintes formas:

1. Sexualmente, na forma de uma retração dos interesses sexuais e na ausência crônica da satisfação sexual.

2. Caracterologicamente, na forma de resignação e na sensação/sentimento de vazio emocional.

3. Muscularmente, na forma de espasmos e tensões profundas em diversas áreas, muitas das quais, em pacientes cancerosos, mostraram-se pontos para o desenvolvimento tumoroso quando se instalassem os últimos estágios da doença biopática.

4. Vegetativamente, a respiração mostrava-se cronicamente deficiente. Uma respiração externa deficiente provocava uma respiração interna tissular precária, nos pacientes cancerosos.

5. Bioenergeticamente, a carga dérmica estava sempre rebaixada. O portador de câncer encontrava-se biologicamente desvitalizado e padecia de uma contração crônica, com coloração e turgidez da pele deficientes.

5. Organicamente, a carga diminuída dos tecidos revelava-se na falta de coesão, detectada pelos testes de sangue e pelo exame de secreções.

A imagem total era de *encolhimento* e morte prematura. Reich encarava tal processo como algo que se desenrola em três fases típicas. Na primeira fase, por ele denominada fase de contração, a inabilidade sexo-econômica, caracterológica e vegetativa para expandir é o fator predominante. Na segunda fase, chamada de fase do encolhimento, são produzidos os quatro primeiros estágios característicos do câncer, desde o quadro sangüíneo enfraquecido até a formação de tumores. A fase final, a de putrefação, instala-se quando o organismo começa literalmente a desintegrar, conforme o plasma for sendo inundado pelos produtos tóxicos dos tumores.

Reich raciocinava que a rápida divisão das células malignas era paralela a um ataque de ansiedade aguda, no organismo como um todo, a nível do núcleo. Era como se o próprio núcleo assumisse a tarefa de descarregar energia num sistema que houvesse abandonado a capacidade de irradiar-se e de expandir-se em níveis mais elevados.

Confirmações das contribuições de Reich ao entendimento da biopatia do câncer

Tal como no campo da descoberta de Reich da origem da célula cancerosa, as confirmações vieram aos poucos. Muitos dados individuais foram corroborados, faltou apenas o contexto total, evitado com o estratégico silêncio que tão tradicionalmente se instala quando o câncer é mencionado em sociedade.

A perspectiva de Reich segundo a qual o câncer seria uma doença psicossomática funcional foi bastante revolucionária. Mesmo quando outros pesquisadores começaram a focalizar atenção nas características de personalidades dos pacientes portadores de câncer, faltava-lhes a metodologia para entender o encadeamento de processos que poderia associar uma fraqueza emocional a tecidos em putrefação. Não obstante, conquanto limitadas, estas confirmações devem ser anotadas.

"Nos últimos anos", escreve Coulson, "tem aumentado o montante de evidências que indicam os pacientes de câncer como uma amostra não randômica da população. O bloqueio emocional parece ser uma característica principal destes pacientes, associado ao desespero, à resignação, à perda da esperança, etc. Estes testes, em grande parte as manchas de tinta de Rorschach e as entrevistas, podem ser executados à guisa de análise previsora, de modo que qualquer efeito do conhecimento de que o paciente tem um câncer está eliminado (conquanto os efeitos inconscientes ou hormonais do tecido pré-canceroso não possam sê-lo). A perda de um ser querido ou do trabalho, entre seis meses e oito anos antes do diagnóstico de câncer é incidente em 60% dos casos de algumas pesquisas. A perda é considerada catastrófica ao equilíbrio emocional, que era mentido basicamente através do objeto perdido."

As principais fontes das quais Coulson retirou dados para fundamentar suas opiniões estão incluídas nas referências (14, 15).

Myron Sharaf (6) apresentou outras evidências de fraquezas sexo-econômicas e caracterológicas em pacientes de câncer; Stephenson e Grace encontraram um ajustamento sexual muito precário em pacientes com câncer do cérvix, se comparado com outros tipos de câncer: "Descobriu-se que pacientes com câncer do cérvix apresentavam mais baixa incidência de orgasmo durante a relação sexual do que pacientes no grupo controle. Desprazer no ato sexual, chegando até a aversão pelo mesmo, ocorria muito mais freqüentemente nos pacientes com câncer do cérvix" (16).

Três pesquisadores que escreveram para *Psychosomatic Medicine* estudaram as características de personalidade de quarenta mulheres com câncer de seio. Encontraram típicas atitudes masoquistas associadas a "sexualidade inibida e a incapacidade de descarregar ou enfrentar apropriadamente a raiva, a agressividade ou a hostilidade, encobertas por uma fachada de 'prazer' " (17).

Um outro trio de pesquisadores, no mesmo jornal, comentou a respeito da "aquiescência educada, apologética, quase que dolorosa, de pacientes com doença em rápida progressão", em contraste com as personalidades mais expressivas daqueles que exibiram maior resistência à doença ou que exibiram remissões espontâneas (18).

David Kissen, da Unidade de Pesquisa Psicossomática, na Universidade de Glasgow, examinou as manifestações de descarga emocional de pacientes com câncer pulmonar e formulou a hipótese segundo a qual, quanto mais precária a descarga, menor seria a exposição necessária ao fumar para desencadear câncer de pulmão.

No que tange aos dados de Reich relativos à respiração prejudicada, o trabalho do bioquímico alemão Otto Warburg é importante. Este relatou problemas respiratórios em tumores, em 1924 e Reich deu-se ao cuidado de fazer referências a estes dados. Warburg encontrou uma deficiência local de oxigênio nas células e um excesso de dióxido de carbono com alta produção de ácido lático. Embora Warburg recebesse o Prêmio Nobel de Fisiologia e Medicina, em 1931, devido a seu trabalho em respiração celular, sua teoria de que o câncer era devido a um metabolismo celular defeituoso, causado por deficiência de oxigênio, suscitou acerbas polêmicas e jamais granjeou aceitação geral.* Sugere Coulson que a respiração deficiente da célula de câncer deve ser devida ou a um metabólito liberado por um carcinógeno dotado de efeito depressor sobre a respiração (este tipo de efeito foi demonstrado em termos dos bacilos-*t*), ou então a tensão de oxigênio daquele tecido era cronica-

---

* Mais recentemente, Warburg apresentou novas evidências em favor de suas perspectivas no trabalho *"The Prime Cause and Prevention of Cancer"* (A Causa Básica e a Prevenção do Câncer), *Preceedings of the II Int. Seminar for Cancer Prevention*, Roma, 1968.

mente baixa (este efeito decorreria de uma respiração reduzida a nível geral), ou bem estes dois fatores entrariam em operação.

Por fim, a colocação de Reich segundo a qual o núcleo da célula, em contraste com o estado esvaziado do organismo como um todo, estaria bioenergeticamente hiperativo no tecido canceroso, foi confirmada por Gurwitsch, que descobriu a radiação mitogenética, e também por Klenitsky, sendo que ambos encontraram uma radiação grandemente aumentada em material tumoroso.

As evidências deixam claro que, com respeito a suas conclusões básicas quanto à natureza biopática do câncer e quanto a seu relacionamento com um encolhimento caracterológico e à morte emocional, Reich mais uma vez esteve bem à frente da pesquisa tradicional do câncer que só há pouco, e de modo fragmentado e precavido, começou a entender uma parcela das implicações psiquiátricas do câncer. Longe de desviar-se de seu campo próprio de pesquisa, Reich estava eminentemente em seus domínios. Foi quase que inacreditável como cada fase de seu trabalho anterior teve meios de equipá-lo com habilidades específicas necessárias ao entendimento de aspectos diferentes do processo de câncer. Seu trabalho sobre o problema do orgasmo associou-o aos pesquisadores que descobriram uma relação entre aversão ao sexo e câncer; seu estudo das resistências de caráter vinculou-o aos que encontraram emoções bloqueadas como fato típico de pacientes de câncer; seu trabalho sobre problemas respiratórios associou-o aos dados de Warburg sobre a sufocação celular; seu trabalho sobre os movimentos amebóides em suas culturas de bions preparou-o para as células cancerosas amebóides que Enterline e Coman confirmaram como procedentes do interior do corpo e não como parasitas. Da mesma forma, os estudos sobre as antíteses básicas da vida vegetativa haviam dado a Reich exatamente aquele tipo de entendimento do processo de *contração* como um encolhimento psicossomático global, necessário para que a doença do câncer pudesse ser compreendida.

E como se tudo isto não bastasse, os dados mais recentes de Reich, a descoberta da energia de radiação, primeiro numa cultura de bions e depois no organismo e na atmosfera, demonstraram ser a única forma de acesso aos tecidos biologicamente desvitalizados, entendimento este necessário para que pudesse haver uma esperança de afetar terapeuticamente os antecedentes do câncer.

Terapia experimental do câncer

Assim que Reich completou sua mudança para os Estados Unidos, em agosto de 1939, estava pronto para dar início a uma série de experimentos para descobrir se os bions *Sapa,* os quais haviam demonstrado efeitos biológicos tão pronunciados na Noruega, poderiam exercer algum efeito em camundongos doentes. Reich conseguiu alguns camundongos com câncer no departamento de patologia da Universidade de Colúmbia. O primeiro a ser injetado com uma solução de fluido da cultura apresentava um tumor mamário com o tamanho aproximado de um feijão grande. Após dois dias o tumor havia ficado mais mole e de tamanho mais reduzido. Esta rápida redução inicial no tamanho foi seguida por um recrescimento mais lento. Através de um processo de tentativa e erro, Reich refinou o processo de injeção ao longo de vários métodos, os quais envolviam soros preparados a partir da cultura de bions filtrada; descobriu então que era capaz de prolongar substancialmente a vida dos camundongos, acima da expectativa normal para camundongos com câncer não-tratados. Abaixo são dados os detalhes.

Foi apenas depois de julho de 1940, quando a energia atmosférica foi pela primeira vez concentrada sistematicamente, que tornou-se possível um método muito superior de tratamento dos camundongos: o acumulador de orgônio. Os primeiros acumuladores para camundongos eram pequenas caixas de folhas de ferro, com o tamanho aproximado de uma caixa de charutos, 12 cm^3, cobertas com uma placa de celotex por fora, dotada de respiradouros na tampa. O camundongo passava meia hora por dia em sua cela terapêutica. Os efeitos foram muito superiores ao método da injeção: os camundongos melhoravam rapidamente, o estado de seu pêlo mudava e adotava o brilho normal da saúde, o animal todo ficava mais animado e esperto, ao invés de embrutecido e contraído. Os tumores paravam de crescer, ou retrocediam, como no caso dos experimentos com injeção, mas desta vez não havia recrescimentos compensatórios posteriores. Reich concluiu, com base em suas observações sobre o sangue a nível microscópico, que ambos os métodos de tratamento funcionavam pelo efeito de carga sobre o sangue; enquanto as injeções de bion representavam uma carga energética limitada, logo esgotada, o método do acumulador envolvia um efeito de radiação constante.

O principal problema era que, à medida que o tumor ficava mais mole e começava a morrer, impunha um esforço enorme ao organismo, que precisava eliminar o material do tumor morto. Se os tumores passassem de um determinado tamanho mínimo, os camundongos morriam regularmente das conseqüências de estarem se livrando dos tumores: rins congestionados era o mais típico dos resultados de uma excreção excessiva e por demais rápida.

Em suma, Reich tratou de 137 camundongos, 101 dos quais pelo método da injeção e 36 nos pequenos acumuladores. Os resultados das duas séries comparadas a um grupo controle de 27 camundongos que não receberam tratamento estão resumidos na tabela abaixo (1):

	Grupo controle	Grupo da injeção	Grupo do Acumulador
Tempo máximo de vida após detectação do tumor	11 semanas	28 semanas	31 semanas
Tempo médio de vida após detectação do tumor	3,9 semanas	9,1 semanas	11,1 semanas

Os resultados eram enormemente encorajadores e indicavam uma nítida influência terapêutica por parte das aplicações de orgônio.

Em março de 1941, Reich aceitou seu primeiro paciente humano de câncer, uma mulher no estágio terminal da doença, cujo histórico de caso preenche vinte e oito páginas do primeiro relato de Reich publicado a respeito do processo do câncer. Seu tumor era do tamanho de uma maçã, em um dos seios, apresentando diversas metástases (formações tumorais secundárias), na coluna. Estava imobilizada ou quase, há já dois anos, devido a dores na coluna e nos quadris. Dois médicos declararam que seu caso era irrecuperável; um terceiro considerava que ela viveria no máximo duas semanas, e um quarto deu-lhe um máximo de dois meses de sobrevida.

A terapia orgônica física envolvia o uso de um acumulador maior, de tamanho humano, que Reich havia construído em dezembro de 1940. Tinha cerca de 75 cm de lado por 1,5 m de altura, de modo que quando uma pessoa se sentava lá dentro, ficava cercada de perto por todos os lados com paredes de metal, sem ficar concretamente encostada nas mesmas. Uma abertura na porta, com aproximadamente 1 m², garantia a comunicação com o exterior. Segundo a construção, a intensidade do efeito de acumulação de energia poderia sofrer variações. Assim, construindo as paredes com camadas alternativas de celotex e de folhas de ferro (depois, camadas de fibra de vidro e lã de aço foram usadas para conferir uma concentração adicional), aumentava-se a força (41). Os primeiros acumuladores constituíam-se de apenas umas poucas camadas, no máximo cinco, embora o Dr. Walter Hoppe em Israel fosse mais tarde o primeiro a utilizar acumuladores de vinte camadas.

Quando o primeiro paciente canceroso de Reich sentou-se para suas sessões de trinta minutos, experimentou as típicas reações subjetivas que já foram descritas. Começou a transpirar, a pele avermelhou e a pressão sangüínea diminuiu. A explicação de Reich para estes efeitos era que a energia acumulada a partir da atmosfera estimulava a energia organísmica, promovendo um efeito vagotônico, expansivo e hidratante sobre os tecidos do corpo. Enquanto o câncer constituía uma *biopatia de encolhimento,* o acumulador de orgônio provia a pessoa com uma terapia *expansiva.* A interação era mais efetiva quanto mais o paciente estivesse circundado de perto pelos materiais. Os camundongos respondiam mal aos acumuladores grandes, porque os campos organísmico e atmosférico não poderiam interagir tão imediatamente, argumentava Reich.

Seja qual for o modo de explicar a ação do acumulador, seu efeito sobre a paciente cancerosa foi espantoso. O nível de hemoglobina de seu sangue subiu de 35% para 85% em três semanas. As dores cederam e ela conseguiu dormir bem, sem morfina. Não estava mais presa à cama, retomou seu trabalho doméstico habitual e foi capaz de viajar de metrô até o local do tratamento, quando antes era-lhe necessário ser carregada como uma aleijada. Chapas de raios-X de sua coluna mostraram um saudável crescimento ósseo na área que antes mostrara-se escurecida pela sombra de metástases. Após oito sessões de terapia de orgônio seu tumor do seio não podia mais ser apalpado.

Estas notáveis modificações, que nenhum médico que acompanhara seu caso fora capaz de explicar, não constituíram uma "cura milagrosa". Reich manteve-se ao longo de todo o tratamento de pacientes com câncer numa atitude de grande cautela, a fim de não alimentar falsas esperanças em seus pacientes ou nos parentes destes. Cada pessoa era alertada no sentido de que o tratamento era experimental e que a doença de câncer apresentava muitos problemas que não podiam ser facilmente solucionados. Um destes era o problema da excreção dos tumores. Um outro problema seria o medo caracterológico subjacente do próprio processo de expansão, desencadeado pela terapia. Embora o tratamento com orgônio de sua primeira paciente tivesse tido êxito em recarregar seu sangue e em superar a formação tumorosa, não conseguiu reverter alguns dos mais profundos efeitos orgânicos do processo de encolhimento. Havia uma atrofia subjacente, e um dos efeitos desta era uma finura característica nos ossos. Um acidente súbito, que causou a fratura do fêmur, levou a paciente a um rápido declínio, após o que morreu quatro semanas mais tarde.

Reich assinalou que sua morte fora devida aos fatores biopáticos antecedentes e não aos tumores ou ao processo de putrefação.

A paciente vivera durante dez meses, cinco vezes mais do que estimara a mais otimista avaliação de seus médicos. O tratamento libertara-a de seus tumores e das dores que anteriormente precisava suprimir com morfina.

A abordagem de Reich das dificuldades e dos problemas da terapia do câncer lembravam sua abordagem das dificuldades da análise da resistência, quinze anos antes. Agora, como naquela época, ele enfatizava os desapontamentos e os fracassos.

Seu artigo sobre o tratamento experimental com a terapia pelo orgônio contém relatos dos resultados do tratamento de um total de quinze pacientes, dos quais dois apenas não estavam em estágios avançados de câncer; só tinham ido procurá-lo porque a medicina ortodoxa nada tinha mais a oferecer-lhes. Todos eles sentiram alívio das dores, de modo que a dependência de drogas pode ser eliminada por completo ou pelo menos reduzida. Em todos os casos, os tumores reduziram seu tamanho e os tumores de seio desapareceram por inteiro. Quatro pacientes exibiram ossificação em ossos anteriormente lesionados, segundo chapas de raios-X. Seis pacientes que antes estavam incapacitados de trabalhar, retomaram suas ocupações. Cinco pacientes cujos médicos os haviam abandonado por serem irrecuperáveis, com cânceres inoperáveis, responderam tão bem que suas vidas tiveram um prolongamento de pelo menos dois anos, estando ainda ativos e em boa condição, na época em que Reich publicou seu relato.

A conclusão mais importante destes extraordinários resultados é que o processo de câncer é reversível, se for tratado a tempo. Os tumores podem ser reduzidos e eliminados pelo tratamento com orgônio, desde que não se encontrem em estado muito avançado. A biopatia de encolhimento pode ser contra-atacada por um programa terapêutico combinado que envolva terapia de caráter, vegetoterapia, e tratamento no acumulador de orgônio, desde que não tenha ocasionado alterações estruturais com conseqüências secundárias próprias. Reich nunca se mostrou excessivamente otimista a respeito do alívio sintomatológico. Seria uma ilusão perigosa, ele o sabia, crer que a pessoa poderia dominar o câncer com o tratamento pelo orgônio: a resposta última que existe para a miséria do câncer só reside na prevenção das condições que provocam a resignação, a retração da energia e a desvitalização. A patologia orgânica da biopatia do câncer retomou o problema fundamental de cunho *social*, ou seja, a prevenção do distúrbio geral de funcionamento que desencadeia a doença de encolhimento.

Como foi recebida a pesquisa do câncer

Em nenhuma parte do trabalho de Reich como no caso do câncer houve mais mostras de irracionalidade sobre suas controvertidas descobertas. Aos olhos da pesquisa ortodoxa sobre o câncer, Reich era um invasor de seu território especial. Façamos o contraste entre duas reações: por um lado, a direta, interessada, ajuizada; por outro, o ressentimento e a hostilidade cegas.

A revisão do Dr. Francis Regardie, sobre o *Cancer Biopathy,* adotou o seguinte ponto de vista:

"Embora as teorias deste livro possam parecer fantásticas, não devem ser levianamente postas de lado. Os postulados são passíveis de verificação ou negação, e deveriam ser detalhadamente estudados antes de serem rejeitados. O enigma do câncer ainda não está solucionado e a teoria de que se trata de uma doença geral com manifestações locais tem muito a seu favor"(20).

"O trabalho de Reich pode muito bem vir a confirmar décadas de práticas e de tratamento empírico. Parece-me que todos os tipos de terapia podem beneficiar-se ainda mais com investigações adicionais sobre os extraordinários conceitos apresentados e desenvolvidos em *The Cancer Biopathy*"(21).

Austin Smythe, Secretário do Conselho de Farmácia e Química, publicou um ataque contundente sobre o acumulador de orgônio, no *Journal of the American Medical Association*. Seu último parágrafo dizia o seguinte: "Pesquisas recebidas com relação ao 'instituto' que publica estes absurdos indicam que a 'teoria' está sendo promovida como um método para a cura do câncer. Evidentemente não existem provas a indicar que isto seja algo mais do que uma outra fraude impingida ao público e à profissão médica"(22).

Foram atitudes como esta última que inspiraram a perseguição de Reich na década de 1950, pela *Food and Drug Administration*. O desdobramento completo desta campanha será relatado em capítulo posterior.

O ridículo é uma experiência; deturpação ostensiva é outra. Clara Thompson, a escritora analítica, não pôde refrear-se, numa referência ao trabalho pregresso de Reich, de introduzir em seu levantamento do desenvolvimento da psicanálise a informação completamente irrelevante e imprecisa de que as idéias posteriores de Reich não "receberam confirmação de outros." Referia-se ela, especificamente, aos resultados negativos obtidos por T. Hauschka, antigo membro encarregado do Departamento de Zoologia Experimental do Instituto de Pesquisa do Câncer. Na realidade, Hauschka havia tentado repetir alguns dos experimentos de Reich com bions; porém, ignorara o estudo da literatura básica sobre a técnica para experiências com bion e seu "controle" do trabalho de Reich não tinha mais valor do que a mais simplista reação de Kreyberg, em Oslo. Além do mais, Hauschka, especialista em câncer, não realizara nenhum dos experimentos de Reich com terapia de orgônio em câncer, nem sequer nenhuma outra forma de trabalho dos descritos neste capítulo. Mais importante ainda foi que seu artigo alegando haver refutado os experimentos *nunca foi publicado* (23). Verificaremos que o padrão de refutação pela "evidência" que permanece é algo que irá repetir-se quando estivermos examinando a campanha da FDA.

Nesse ínterim, os colegas médicos de Reich que levaram avante seu próprio trabalho terapêutico com o acumulador de orgônio no tratamento do câncer, tais como Dr. Simeon Tropp, de Nova York, e o Dr. Walter Hoppe, de Tel-Aviv, obtiveram confirmações *positivas*, que foram publicadas.

Uma das mais interessantes exceções à aparente recusa dos pesquisadores ortodoxos do câncer em considerarem as alegações de Reich é de origem muito recente. O Dr. Bruno Bizzi, Vice-Diretor de um hospital italiano, introduziu alguns acumuladores de orgônio para o tratamento de queixas físicas, incluindo uns poucos casos diagnosticados como cancerosos. Obteve também confirmações positivas na redução de tumores e teve êxito no sentido de interessar o Professor Chiurco, Diretor do Centro Internacional de Pesquisa de Condições Pré-Cancerosas, na Universidade de Roma. O Professor Chiurco é uma das mais respeitadas autoridades mundiais sobre o câncer, (27) e foi por sua iniciativa que se realizaram diversos Seminários Internacionais sobre a Prevenção do Câncer. No segundo destes, em outubro de 1968 em Roma, o Dr. Bizzi apresentou um artigo (28) sobre a Terapia do Câncer pelo Orgônio, que se constituiu num marco histórico na medida em que propunha as conclusões de Reich fatualmente, indicando-as como abordagem ao tratamento do câncer que era digna de uma consideração científica cuidadosa. Num Congresso Internacional sobre Câncer, realizado em Cassano Junio, na Itália, em novembro de 1968, o Dr. Walter Hoppe apresentou um artigo sobre o tratamento de um melanoma maligno de pele por meio de um acumulador de orgônio e foi nomeado um ano mais tarde membro da Academia Sybaris-Magna Graecia, em reconhecimento pelo trabalho que, na mesma época fora forçado ao anonimato, nos Estados Unidos, pela perseguição movida pela FDA.

Ao escrever sobre o preconceito da medicina ortodoxa contra os resultados de Reich com o câncer, assim se pronunciou o Dr. Walter Hoppe: "Só quero mencionar um dentre centenas de experimentos por mim realizados com a medicina orgonômica e com a física orgônica. Um melanoma de pele, no rosto, uma das formas mais perigosas de câncer, foi tratado com meu acumulador de orgônio. O diagnóstico fora feito por especialistas consagrados: um cirurgião, um dermatologista, dois radiologistas, e por mim mesmo. Estes mesmos especialistas retiraram seus próprios diagnósticos e modificaram um tumor canceroso em inflamação inofensiva após o tratamento pelo orgônio haver atingido um decisivo êxito terapêutico e o tumor encontrar-se em rápida desintegração. Mas um exame microscópico do remanescente do tumor, feito na Universidade de Jerusalém, resultou no inequívoco diagnóstico de melanoma canceroso" (42).

Já são agora trinta anos desde que Reich começou seu tratamento do câncer. A quantidade de trabalho realizado por outros na ampliação deste e na elaboração de seus resultados é ainda penosamente pequena mas, pelo menos, um passo inicial foi dado, com o trabalho de Hoppe, Chiurco e Bizzi, na Itália, com repercussões internacionais (43, 44).

"Existem hoje cerca de trinta a quarenta homens e mulheres que constituem uma espécie de gabinete secreto da cancerologia", escreveu Bernard Glemser, em seu resumo da pesquisa e da evolução do câncer. "São cientistas de peso e de dedicação total; seu prestígio é imenso e, merecidamente, detêm considerável poder; e direta ou indiretamente estão envolvidos com praticamente todos os aspectos da pesquisa sobre o câncer em todo o mundo" (29).

O fato de o Professor Chiurco, que pertence a este destacado grupo, ter ficado suficientemente convencido da correção dos conceitos bioenergéticos de Reich a ponto de dar-lhes apoio e encorajar sua mais ampla aplicação e um desenvolvimento mais intenso da terapia pelo orgônio, pode chegar a abalar um pouco a confiança daqueles que, baseando-se em evidências do ouvir falar, em rumores e em relatos indiretos, sem referências a quaisquer fontes originais de material ou a experimentos, proscreveram como inútil o trabalho de Reich sobre o câncer.

Desenvolvimento da terapia pelo orgônio

Uma vez que a terapia pelo orgônio, presumivelmente, opera através de seu efeito de carga sobre os tecidos do corpo, que então promove o processo regenerativo natural e a defesa auto-imunológica contra a doença, não é de surpreender que o acumulador de orgônio tenha se mostrado tão eficaz no tratamento de uma vasta gama de queixas.

O próprio Reich descreveu o alívio de sintomas em três casos de *angina pectoris*. Walter Hoppe também relatou três casos de angina, um de doença cardíaca arterioesclerótica, e dois de miodegeneração cardíaca. Foram apresentados mais estudos de casos substanciais por Emmanuel Levine, sobre estados hipertensos e oclusão das coronárias; por Kenneth Bremner, casos de doença cardíaca reumática.

Nenhum destes relatos alegou cura dos casos. Exige-se uma extrema cautela na avaliação de qualquer método novo de tratamento. Mas face à natureza prolongada da maioria das queixas cardíacas e da duração muito breve de tempo que a terapia levou na maioria dos casos, parece fora de dúvida que o tratamento pelo acumulador demonstrou pronunciados efeitos de alívio.

A questão da extensão de efeitos do tratamento pelo orgônio em *defeitos estruturais* foi levantada por Reich num relato (2) do uso do acumulador para o tratamento de um idoso que estava na cama há vários anos padecendo de uma grave artrite. Seus joelhos estavam imobilizados na posição fletida e ele não conseguia andar. Sofria de constipação, de apetite deficiente e de anemia. Reich comentou com a família que não via esperanças de melhora em uma condição tão severa, mas foi por ela persuadido a emprestar um acumulador de orgônio, sem cobrar as taxas. O paciente morava no Maine, onde Reich passava suas férias de verão e ele não viu o paciente de novo antes do verão seguinte. O homem estava então livre da constipação, tinha bom apetite, e boa coloração de pele. Os joelhos haviam-se soltado o suficiente para que pudesse andar de modo relativamente normal. Reich ficou surpreso ao verificar melhoras tão pronunciadas num caso que ele se considerara incapacitado de favorecer. Chester Raphael e William Anderson publicaram estudos de caso de condições reumáticas e artríticas que responderam bem ao tratamento pelo orgônio (35, 36).

Foram estudadas diversas outras doenças. O Relato de Victor Sobey (34) sobre o tratamento de dois casos de tuberculose pulmonar com o acumulador é especialmente válido por suas cuidadosas citações, de relatos feitos por especialistas em tuberculose, durante os diferentes estágios do tratamento. Allan Cott relatou um caso notável de um homem com 45 anos que sofria de ictiose, uma doença rara que envolve uma pele escamosa e pruriginosa, que tende a fender-se, rachar e descascar. A doença é considerada incurável e não responde a nenhuma forma de terapia. O paciente havia tentado todas as formas de medicação, sem encontrar coisa alguma que pudesse impedir o prurido, que mais se acentuava durante os meses de inverno. O paciente começou a usar o acumulador no outono e continuou com o tratamento ao longo do inverno. Pela primeira vez em sua vida, estava inteiramente livre da coceira nos meses de inverno, livre da pele rachada e gretada que foi aos poucos sarando; o descamamento foi acentuadamente reduzido.

Walter Hoppe (38), em Israel, usou o acumulador numa grande variedade de transtornos e doenças. Foi pioneiro no uso de acumuladores mais potentes, com vinte camadas, necessários na atmosfera mais úmida daquele país. Vários médicos relataram a eficácia do tratamento pelo orgônio na promoção de uma rápida cura de ferimentos (30, 33, 39). A mais abrangente discussão teórica da relação entre diferentes biopatias e a explicação dos processos patológicos em termos bioenergéticos foi apresentada numa série de três artigos pelo médico interno Robert Dew, cujo relato altamente técnico de uma ampla gama de doenças biopáticas é recomendado a todos os médicos que estejam preparados para ultrapassar os limites do tratamento sintomático adentrando o domínio da pulsação biológica no organismo e dos padrões detalhados assumidos por seus muitos distúrbios.

Paciente e idade	Diagnóstico	Sintomas / História	Duração da terapia	Resultado	Ref.
—	Angina pectoris	Dores cardíacas severas e crônicas.	Poucos meses	Ataques menos freqüentes. Redução nas drogas.	(2)
—	Angina pectoris		Poucos meses	Desaparecimento dos sintomas. Não houve recorrência nos 3 anos seguintes.	(2)
—	Angina pectoris				
Homem 56	Angina pectoris	Ataques várias vezes ao dia, antes do tratamento.	Poucos meses	Desaparecimento dos sintomas. Sem recorrências em três anos seguintes.	(2)
Homem 44	Angina pectoris	Forte pressão acima do coração. Incapaz de trabalhar normalmente.	Um mês	Sem recorrência nos 9 meses seguintes.	(30)
Homem 62	Angina pectoris	Dores em volta do coração durante esforço físico nos últimos 12 anos.	Algumas semanas	Pressão aliviada, recuperação da capacidade para o trabalho.	(30)
Homem 62	Doença cardíaca arterioesclerótica	Hospitalizações repetidas nos últimos cinco anos.	Cinco semanas ou mais	Aumento de 4 quilos no peso, em quatro semanas. Dores melhoraram em 5 semanas. Vontade de trabalhar mais forte do que nunca.	
Homem 72	Miodegeneração cardíaca	Incapaz de andar sem ajuda de bengala. Pressão sangüínea alta (210).	Poucas semanas	Melhora na capacidade de andar.	(30)

Paciente e idade	Diagnóstico	Sintomas / História	Duração da terapia	Resultado	Ref.
Mulher 65	Miodegeneração cardíaca	Incapaz de sair de casa durante dois anos depois de tratamento hospitalar.	Três meses	Pressão sangüínea: ligeiro declínio para 190. Capaz de andar sem bengala.	(30)
			Várias semanas	Capaz de andar e sair de casa pela primeira vez após dois anos.	(30)
Mulher 64	Doença hipertensiva	Dores de cabeça, tonturas, pressão sangüínea elevada durante os últimos dez anos. Estados ansiosos.	14 meses, em combinação com vegetoterapia	Permanecem sintomas moderados de ansiedade. Hipertensão crônica modifica-se para estados alternados de pressão aguda, sob pressão com muito maior capacidade de relaxar na ausência de pressão.	(31)
Homem 39	Oclusão das coronárias		18 meses de tratamento carátero-analítico	Sintomas cardíacos reduzidos em freqüência e intensidade.	(32)
Mulher 44	Doença cardíaca reumática	Hospitalizada quatro vezes em 7 meses. Múltiplos defeitos de válvulas. Pulso irregular.	Três vezes ao dia	Anemia corrigida. Déficit de pulso eliminado. Alívio das dores e da superficialidade da respiração.	(33)

O maior obstáculo no caminho de quem desejar estudar este rico campo consiste no fato de os relatos originais e os estudos de casos aos quais aqui fazemos referência terem sido proibidos para distribuição ou então incinerados, por ordem judicial. A completa e tenebrosa história da supressão de descobertas médicas vitais pelo poder do capital será retomada subseqüentemente.

REFERÊNCIAS

1. Reich, Wilhelm, *The Cancer Biopathy* (Nova York, 1948).
2. Reich, Wilhelm, 'Experimental orgone therapy of the cancer biopathy (1937-1943)', *Int. J. of. Sex-econ. and Org. Res.*, Vol. 2, 1943.
3. Reich, Wilhelm, 'Orgonomic Diagnosis of the Cancer Biopathy' (compilação de Chester Raphael e Helen MacDonald), *Orgone Energy Bulletin*, Vol. 4, N.º 2, 1952.
4. Coulson, Chris, 'Wilhelm Reich's investigations into the cancer process', *Energy and Character*, Vol. 4, N.º 2, 1973.
5. Basile, M. F., 'The biology of the mycoplasmas', *Annals of the New York Academy of Science*, Vol. 143, 1967.
6. Raphael, Chester, 'Confirmation of Orgonomic (Reich) tests for the diagnosis of uterine cancer', *Orgonomic Medicine*, Vol. 2, N.º 1, 1956.
7. Sharaf, Myron, 'Priority of Wilhelm Reich's cancer findings', *Orgonomic Medicine*, Vol. 1, N.º 2, 1955.
8. Ewing, James, *Neoplastic Diseases* (Nova York, 1942).
9. Blasband, Richard, 'Cancer research: a comment on the literature', *Orgonomic Medicine*, Vol. 2, N.º 1, 1956.
10. Enterline, H. T., & Coman, D. R., 'The amoeboid motility of human and animal neoplastic cells', *Cancer*, Vol. 3, N.º 6, 1950.
11. Schwartz, S. O., & Motto, S. A., 'The diagnostic significance of "burr" red blood cells', *American Journal of Medical Sciences*, novembro de 1949.
12. Coman, D. R., 'Decreased mutual adhesiveness, a property of cells from squamous cancer', *Cancer Research*, Vol. 4, N.º 10, outubro de 1944.
13. Reich, Wilhelm, 'The carcinomatous shrinking biopathy', *Int. J. of Sex-econ. and Org. Research*, Vol. 1, 1942.
14. Lesham, L., & Kissent, D. (ed.), *Psychosomatic Aspects of Neoplastic Disease* (Pitman Medical Co., 1964).
15. — —, 'Psychophysiological Aspects of Cancer', *Annals of the New York Academy of Sciences*, Vol. 25, 1966.
16. Stephenson & Grace, in *Psychosomatic Medicine*, Vol. 16, 1954.
17. Bacon, Benneker & Cutter, in *Psychosomatic Medicine*, Vol. 14, 1952.
18. Blumberg, West & Ellis, in *Psychosomatic Medicine*, Vol. 16, 1954.
19. Warburg, Otto, in *Biochemisch Zeitschrifte*, Vol. 152, 1924.
20. Regardie, Francis, Resenha de *The Cancer Biopathy* in *Electronic Medical Digest*, Autumn 1948.
21. Regardie, Francis, 'New light on the cancer problem', *Electronic Medical Digest*, Autumn 1948.
22. Smith, Austin, 'Orgone accumulator', *Journal of the American Medical Association*, Vol. 139, 2 de janeiro de 1949.

23. 'Correction regarding a "control" of one of Reich's cancer experiments', *Orgone Energy Bulletin,* Vol. 2, N.º 4, 1950.
24. Tropp, Simeon, 'Orgone therapy of an early breast cancer', *Orgone Energy Bulletin,* Vol. 2, N.º 3, 1950.
25. Tropp, Simeon, 'Limited surgery in orgonomic cancer therapy', *Orgone Energy Bulletin,* Vol. 3, N.º 2, 1951.
26. Hoppe, Walter, 'Orgone versus radium therapy in skin cancer — report of a case', *Orgonomic Medicine,* Vol. I, N.º 2, 1955.
27. Chiurco, Giorgio, *Precancerogenesi e Tumori Professionali,* 3 vols., 1955, 1962, 1963.
28. Bizzi, Bruno, 'Orgone energy, life-force, and morbid states', *Energy and Character,* Vol. 1, N.º 1, 1970.
29. Glemser, Bernard, *Man against Cancer: research and progress* (Bodley Head, Londres, 1969).
30. Hoppe, Walter, 'My experiences with the orgone accumulator', *Orgone Energy Bulletin,* Vol. 1, N.º 1, 1949.
31. Levine, Emmanuel, 'Treatment of a hypertensive biopathy with the orgone energy accumulator', *Orgone Energy Bulletin,* Vol. 3, N.º 1, 1951.
32. Levine, Emmanuel, 'Observations in a case of coronary occlusion', *Orgone Energy Bulletin,* Vol. 4, N.º 1, 1952.
33. Bremner, Kenneth, 'Medical effects of orgone energy', *Orgonomic Medicine,* Vol. 1, N.º 2, 1953.
34. Sobey, Victor, 'Treatment of pulmonary tuberculosis with orgone energy', *Orgonomic Medicine,* Vol. 1, N.º 2, 1955.
35. Anderson, William, 'Orgone therapy in rheumatic fever', *Orgone Energy Bulletin,* Vol. 2, N.º 2, 1950.
36. Raphael, Chester, 'A case of rheumatoid arthritis treated with orgone energy', *Orgonomic Medicine,* Vol. 2, N.º 1, 1956.
37. Cott, Allan, 'Orgonomic treatment of ichthyosis', *Orgone Energy Bulletin,* Vol. 3, N.º 1, 1951.
38. Hoppe, Walter, 'Further experiences with the orgone accumulator', *Orgone Energy Bulletin,* Vol. 2, N.º 1, 1930.
39. Silver, Michael, 'On the medical use of orgone energy', *Orgone Energy Bulletin,* Vol. 4, N.º 1, 1932.
40. Dew, Robert, 'The Biopathic Diathesis, Parts I, II and III', *Journal of Orgonomy,* Vol. 2, N.º 2; Vol. 3, N.º 2, 1968-9.
41. Reich, Wilhelm, *The Orgone Energy Accumulator: its scientific and medical use* (Orgone Institute Press, 1951).
42. Hoppe, Walter, 'Reich and the scientific method', *Freedom,* Londres, 28 de maio de 1960.
43. Hoppe, Walter, 'Biopsychische und biophysische Krebsentstehung im lichte der Orgonomie', *Proceedings of the II International Seminar on Cancer Prophylaxis and Prevention,* C.E.S.P.R.E., Roma, 1968.
44. Hoppe, Walter, 'Die Behandlung eines malignen Melanomas mit Orgonenergie', *Proceedings of the II International Seminar on Cancer Prophylaxis and Prevention,* C.E.S.P.R.E., Roma, 1968.

CAPÍTULO OITO

LIVRE CRESCIMENTO
Em Direção à Democracia do Trabalho e à Auto-regulação

O desenvolvimento do trabalho psicológico e biológico de Reich na Europa foi inseparável do desenvolvimento de sua crítica sociológica. Para alguns, parecia que, ao ter entrado no campo da pesquisa básica e na intrincada área da medicina psicossomática, ele havia abandonado seus envolvimentos sociopolíticos anteriores.

É verdade que, durante os últimos seis anos de sua estadia na Europa, havia rompido com todos os laços organizacionais dos partidos marxistas. Mas, durante todo este período, publicou o *Zeitschift für Sexualökonomie und Politische Psychologie,* no qual seus conceitos bioenergéticos ainda foram apresentados lado a lado com uma crítica social tão radical que foi denominada de "ultra-esquerdista". Foi durante este período que Reich publicou duas análises profundas sobre o que havia acontecido de errado com a revolução na União Soviética (1, 2). Os detalhes de suas críticas são complexos e não serão abordados em minúcias aqui. É suficiente declarar que, para Reich, um dos conceitos mais básicos e centrais do marxismo era o alheamento do Estado como estrutura autoritária com funções repressivas. Os objetivos marxistas, aos quais Reich deu sua adesão, foram os da "organização livre, nos quais", conforme declarou Marx, "o livre desenvolvimento de cada um se transforma na base do livre desenvolvimento de todos". Quando os partidos marxistas se afastaram do objetivo original de trabalhar pelo *autogoverno social* e começaram a fazer o jogo da política de poder, o que iria levar a maioria das sociedades comunistas a se transformarem em estados policiais, Reich desligou-se deles para iniciar um exame mais profundo das causas dos fracassos das revoluções sociais. Por que uma ideologia tão humanitária como o marxismo em sua forma original (3) havia degenerado em uma nova forma de tirania?

Nesta época, as simpatias de Reich tinham muito em comum com os conceitos libertários dos grupos anarquistas: compartilhava, com eles, da crença de que a vida social podia basear-se no respeito voluntário por regras racionais, feitas pelos próprios membros da comunidade, e que o autogoverno de escolas, fábricas e outras organizações era uma possibilidade prática. Entre 1939 e 1941, desenvolveu estes conceitos em duas monografias, às quais chamava "democracia natural do trabalho"(4, 5). A diferença entre a visão de Reich e a dos grupos anarquistas é que Reich não promovia a democracia do trabalho como uma nova forma de objetivo político nem organizava um novo movimento político baseado nela. Considerava-a como a forma natural de organização social que existiu sempre que as pessoas cooperaram harmoniosamente em serviços de necesidades comuns e interesses mútuos (6).

Durante milhares de anos, representantes de diversas formas de ordem social e líderes políticos de todos os credos foram capazes de, simultaneamente, falar de paz, liberdade e valores democráticos, enquanto se envolviam em guerras que destruíam a maioria dos valores humanos. Reich estava preocupado não com um "movimento pela paz" mas com as condições biológicas que tornassem possível a vida comunitária pacífica entre 25 pessoas; não com uma "ideologia da liberdade" mas com a estrutura biossocial que faz com que as pessoas tenham medo da liberdade: "Se a liberdade significa, antes de tudo, a responsabilidade de cada indivíduo pela determinação racional de sua própria existência pessoal, profissional e social, então não há medo maior do que o do estabelecimento da liberdade geral"(7.273).

Todos os movimentos libertários pressupunham um otimismo irreal sobre a capacidade das massas de governarem suas próprias vidas. Reich comparou as atitudes deles com as de um médico charlatão que diz a seus pacientes que eles não estão realmente paralisados e que, se tiverem firmeza de pensamento, serão capazes de andar. Da maneira oposta, sistemas políticos opressivos têm como parte de suas doutrinas que as pessoas são congênitas e constitucionalmente despreparadas para se governarem ou para assumirem responsabilidades pelas condições de seu próprio trabalho, sendo *escravas por natureza.*

A visão de Reich estava baseada no reconhecimento da capacidade generalizada de ser livre e no medo da responsabilidade excessiva, mas, com o conhecimento que esta incapacidade era em si mesma o resultado de condições sociais e, portanto, alterável.

As palavras "trabalho" e "política" começaram a ter, para Reich, significados opostos, a primeira representando a soma geral de todos os esforços sociais humanos, produtivos e racionais, e a última, a soma final de tudo o que obstrui o trabalho vitalmente necessário. Reich resumiu essa *antítese* da seguinte forma:

"O político pensa em "Estados" e "Nação", enquanto o indivíduo trabalhador *vive* "socialmente" e "sociavelmente". O político pensa em "disciplina" e "ordem", enquanto o indivíduo trabalhador sente "alegria no trabalho" e "cooperação". O político pensa em "moral" e "dever", enquanto o indivíduo trabalhador vivencia, ou tenta vivenciar, "decoro espontâneo" e "sentimentos naturais em relação à vida". O político fala dos "ideais da família", enquanto o indivíduo trabalhador desfruta, ou tenta desfrutar, "o amor entre marido, mulher e filhos". O político fala dos "interesses da Economia e do Estado", enquanto o indivíduo trabalhador quer "satisfação das necessidades vitais". O político diz "livre empresa" e, com isso, quer dizer "lucros", enquanto o indivíduo trabalhador quer "iniciativa" e "liberdade para o desenvolvimento". ...Estes dois campos são mutuamente incompatíveis: sempre, na história da sociedade humana, sociabilidade natural e desfrute do trabalho foram destruídos pela disciplina do Estado autoritário, a Sociedade pelo Estado, o amor entre marido, esposa e filhos pela família compulsoriamente sagrada, o decoro natural pela moralidade compulsória, e o indivíduo trabalhador pelo político"(8).

As implicações sociopolíticas dos conceitos de Reich e suas relações com pontos de vista de alguns outros sociólogos modernos são, em si mesmos, um tema. Mas o desenvolvimento de Reich não se restringe a esta direção. Cada vez mais, abandonava a crítica da ordem social autoritária para se dedicar à exposição das forças do *irracionalismo social* nas pessoas em geral, que alimentavam instituições e atividades repressoras, tornando-as possíveis.

Em 1941, já havia apresentado o termo "praga emocional" como nome genérico para todas as formas de patologia social organizadas e sem organização. Como este conceito tem sido amplamente mal interpretado, é uma sorte que Reich o tenha definido com bastante cuidado (9).

A praga emocional

O termo "praga emocional" foi introduzido para descrever um fenômeno perturbador: a presença da irracionalidade em grupo e da destrutividade em grupo. Quando Reich estudou as personalidades neuróticas, descreveu suas camadas em termos de camada superficial controlada, que presta devoção, da boca para fora, aos valores e objetivos morais; uma camada mediana, destrutiva e patológica, o "inconsciente freudiano reprimido"; e uma fonte primária de impulsos biológicos não distorcidos. No neurótico, estas camadas, geralmente, estavam em conflito entre si. Sob certas condições sociais, contudo, impulsos patológicos secundários poderiam se tornar socialmente infecciosos e altamente racionalizados e, desta forma, poderiam ser conduzidos de maneira muito mais completa do que o neurótico comum é capaz de fazer com seus impulsos perversos.

Um exemplo específico pode ajudar a esclarecer melhor o conceito da praga emocional. Uma pessoa neurótica, obcecada por fantasias de torturar alguém, geralmente se sente consideravelmente culpada, e luta para suprimir tais desejos. Se falhar e os realizar, corre o risco de tornar-se um pervertido sádico. Se tiver sucesso e os bloquear, transformar-se-á numa personalidade neurótica com uma boa couraça e uma perigosa camada mediana reprimida. A saída para esta pessoa, se quiser recuperar uma vitalidade real, é encontrar uma situação, semelhante àquela que uma terapia lhe pode oferecer, onde possa dar vazão total aos sentimentos que mantém reprimidos, sem ter que realizá-los socialmente. No trabalho de vegetoterapia e terapia bioenergética, são dadas todas as oportunidades ao paciente para que libere seus impulsos sádicos e destrutivos em um contexto seguro. Em todos os casos em que isto é feito apropriadamente, o paciente recupera contato com seu calor e com sua sociabilidade básica no processo de exaurir a raiva acumulada (e histórica).

Ao contrário disso, a personalidade-praga-emocional é uma pessoa que entrou numa situação de reforço mútuo com outras pessoas que têm em comum uma série de impulsos destrutivos dos quais não estão conscientes, e juntas criam um *álibi social* para realizarem estes impulsos conjuntamente e com a racionalização mediante a ideologia de algum grupo. Assim, nos julgamentos das bruxas de Salem, foi possível a toda uma comunidade de pessoas, que se diziam cristãs, tramar de forma a perseguir, por tortura e execução, qualquer um que divergisse do etos do grupo e não se juntasse aos processos ritualísticos de condenação e autocondenação. Como a história humana em grande parte é um processo de patologia social humana, não é difícil encontrar inúmeros exemplos de processos de praga emocional em ação. O surgimento do fascismo na Alemanha nazista é um exemplo excelente. O termo praga se refere à natureza contagiosa da histeria social e à dificuldade de se resistir a ela. Em seu livro *The Mass Psychology of Fascism* ("A Psicologia de Massa do Fascismo"), Reich já havia tentado compreender o surgimento do nazismo relacionado à situação econômica, política e de psicologia de massa da Alemanha. Reconhecia que o fascismo era um fenômeno internacional. Em seu conceito de praga emocional, aprofundava esta visão num entendimento de que o fascismo político era a expressão de um fascismo básico emocional que podia ser encontrado em todos os credos religiosos e tendências políticas, pois, realmente, podia ocorrer mesmo em grupos de pessoas cujos objetivos conscientes tivessem um caráter extremamente positivo.

Reich deu exemplos de processos de praga emocional em sistemas tais como misticismo institucional, códigos morais repressivos, no espalhar de boatos, destruição de reputações, propaganda de guerra, métodos punitivos na criação de filhos, autoritarismo burocrático, e "tudo o que é incluído em 'coerção', anti-sociabilidade criminal, pornografia, usura, e preconceito racial". Mas ele também procurou perto de si e a identificou dentro de seu próprio grupo: "Um economista sexual é capaz de dizer de si mesmo: 'Não estou bem hoje, estou com a praga'. Em nossos círculos, tais ataques da praga, se brandos, são controlados, retirando por um certo tempo a pessoa atingida, até que o ataque de irracionalidade passe"(9).

Esperava que, ao contrário de muitas organizações que se esfacelaram por conflitos internos e de um partidarismo mesquinho, seu movimento fosse capaz de se auto-regular, mediante a democracia do trabalho. Em um artigo sobre a "Democracia do trabalho em ação"(10), descreveu os elementos de uma empresa cooperativa em que só os objetivos comuns de trabalho determinariam o processo social, e no qual tanto a dominação autoritária de outros como a subserviência submissa às autoridades poderiam ser evitadas.

Em seu livro *Escuta, Zé Ninguém* (11), Reich se *permitiu* a indulgência de escrever emocionadamente sobre os muitos ataques conspirados socialmente que sofreu durante o curso de seu trabalho. Um dos mais comuns era o que denominou "reação específica da praga emocional", na qual o ataque tomava a forma de difamação especificamente sexual. Reich passou por um número bem alto deste tipo de difamação e zombaria, em virtude de seu trabalho estudar processos sexuais. Viu que, nestes ataques, as pessoas projetavam seus medos da própria sexualidade reprimida e o expressavam sob a forma de condenação, ridicularização ou menosprezo.

Não é verdade que Reich tenha interpretado todas as críticas desta maneira. Mas, no fim de sua vida, quando os ataques a sua pessoa começaram a se acumular e a serem coordenados de uma maneira muito perigosa, eles o levaram a usar o termo "praga emocional" quase como um termo de insulto, apesar de este uso ser especificamente contra-indicado quando, pela primeira vez, o definiu: "O termo 'praga emocional' não tem conotação difamatória. Não se refere à malícia consciente, degeneração moral ou biológica, imoralidade, etc"(9). O uso subseqüente deste termo, por Reich, contudo, será abordado em um próximo capítulo.

Em *Escuta, Zé Ninguém*, Reich também se mostrava atento ao início destas tendências em seu próprio grupo que tinham, mesmo sem intenções destrutivas, efeitos destruidores. Começou a enfocar a relação especial que existe entre seguidores e líder. Tornou-se consciente da extensão em que muitos, de seu próprio grupo, gravitavam à sua volta como conseqüência de uma fraqueza interna, procurando retirar forças do poder de sua personalidade e da associação com seu trabalho, sem uma fundamentação real na democracia do trabalho. Talvez estivesse menos consciente da extensão na qual características de sua própria personalidade estavam ajudando a estabelecê-lo exatamente na posição de domínio e poder que seu conceito de democracia do trabalho pretendia erradicar; e em que extensão isto aumentava e aprofundava as necessidades de dependência no grupo à sua volta. Em *The Murder of Christ* ("O Assassinato de Cristo") (12) escreveu extensamente sobre a relação entre Cristo, como um líder carismático, e os discípulos que andavam à sua volta para absorver sua força e conseguir uma determinação de propósito e emoção vindos de sua presença. Estava consciente deste problema na sua própria vida, sentia a necessidade de um conceito totalmente diferente do que seria uma verdadeira liderança, mas era incapaz de alcançar, por si mesmo, a posição do "novo líder" que via como uma necessidade, se realmente se quisesse evitar o partidarismo dentro do grupo, as rivalidades internas e a destruição após a morte do líder.

O Dr. John Bellis, em uma monografia sobre "O Poder dos Grupos" escreveu, com certa minuciosidade, como via as dinâmicas emocionais da situação grupal em que Reich se encontrava:

"Wilhelm Reich conhecia bem o poder dos grupos. Repetidamente em *A Psicologia de Massa do Fascismo* assinalou seu potencial para arrebatar o ego e a couraça da personalidade e liberar as energias frustradas e bloqueadas do indivíduo em orgias místicas de vingança.

"Continuamente alertou sobre o poder dos grupos nas mãos de um demagogo. Em *O Assassinato de Cristo* e em diversas outras publicações, profeticamente anteviu sua própria incapacidade de conter este poder, denunciando seus seguidores até mais do que seus próprios inimigos. Em seu trabalho clínico, preferia trabalhar com indivíduos, e neste trabalho brilhou quase além do acreditável. Como sua genialidade e energia lhe garantiram um papel de liderança, era como Cristo, *divisor,* dividindo seus seguidores do mundo e o mundo deles. Percebendo esta *armadilha,* denunciou seus seguidores assim como o mundo (*Escuta, Zé Ninguém*) e cada vez mais, procurou refúgio para suas energias, sem descanso, nas ciências naturais, cada vez mais distante do seu primeiro trabalho com o homem e a sociedade.

"W. R. Bion, em seu trabalho clássico sobre a patologia de grupos (*Experiences in Groups* — Experiências com Grupos), descreve bem as armadilhas que ameaçam as funções de trabalho de um grupo ou a "democracia do trabalho" a que Reich aspirava. Bion viu que todo grupo desenvolve coerência e vida próprias, uma vez que tenha se reunido para a realização de algum objetivo (função de trabalho). Entretanto, se a própria coerência do grupo é ameaçada, este, pode perder de vista sua função de trabalho e agir *como se* estivesse ali por alguma outra razão. Este fenômeno do grupo de fazer "como se" Bion denominou de Suposição Básica do Grupo. Quando a existência do Grupo é ameaçada, como diante da perda de um membro ou por uma luta pelo poder dentro do Grupo, o fenômeno da Suposição Básica surge, interferindo e, na verdade, virtualmente obliterando a função de trabalho do grupo.

"As três Suposições Básicas de Grupo definidas por Bion são:

"1. O Grupo de Dependência que Reich percebeu e superou. O grupo neste exemplo age 'como se' estivesse ali para ser 'alimentado' pelo líder.

"2. O Grupo Lute-ou-Corra que Reich evitou em suas denúncias de política fascistas, comunistas, liberais e conservadoras. Este grupo, quando ameaçado por uma dissolução, age 'como se' estivesse ali para lutar ou correr de um inimigo comum, geralmente externo. Os 'judeus' são um inimigo interno predileto, assim como os comunistas, bruxas e madrastas.

"3. Ele (Reich) finalmente caiu vítima do Grupo 'Entre Pares' ou 'Messiânico' que, segundo as indicações de Bion, age 'como se' sua principal função fosse salvar a 'Criança Não-Nascida'.

Reich viu essa armadilha mas não conseguiu escapar de sua própria identificação, tanto com o Messias, como com a Criança Não-Nascida. Não é mera coincidência que toda sua herança seja deixada para 'os bebês que não nasceram' do mundo (O Fundo de Crédito para Bebês Wilhelm Reich). Ele não deixou nenhuma outra herança a não ser apreensão para aqueles que lidam com grupos"(13).

Este é um tema, entretanto, que não será abordado mais extensamente aqui. O desenvolvimento seguinte, do grupo que rodeava Reich, não apresenta interesse especial para este estudo; só será abordado quando tiver produzido alguma realização de trabalho e, sempre que possível, isso será descrito no contexto apropriado. A identificação de Reich com a criança que não nasceu pode ter tido elementos neuróticos do tipo que John Bellis sugere, mas isto não deve ofuscar nossa visão sobre a extraordinária importância das percepções e realizações de Reich no campo do desenvolvimento das crianças e nos cuidados que devem ser dispensados aos bebês. Se Reich não deixou outro legado além da apreensão para aqueles que lidam com grupos, não deixou outra herança além da esperança para aqueles que lidam com crianças. E são as bases racionais desta esperança que nos interessam aqui.

Auto-regulação

Um dos acontecimentos mais felizes e duradouros da vida de Reich foi sua amizade com A. S. Neill, o pedagogo inglês, que, como pioneiro, criou uma escola na qual todas as características patológicas da escola comum foram cuidadosamente reconhecidas e, em grande parte, evitadas. Neill é o fundador da Escola Summerhill, famosa quase ao ponto de não precisar ser descrita (14). Em Summerhill, que existia já há uns quatorze anos, antes de Reich e Neill se encontrarem, Reich reconheceu a aplicação prática de muitos de seus conceitos de organizações de democracia de trabalho e processos de auto-regulação. Neill havia ido para Oslo, em 1935, para falar sobre seu trabalho na escola, e Reich estava entre o público desta palestra. Os dois homens desenvolveram uma íntima amizade que duraria o resto da vida de Reich. Neill, por sua parte, reconhecia que a terapia de Reich fornecia, a nível individual, o tipo de liberação de emoções reprimidas que ele tentava fornecer a nível de grupo, e não hesitou em passar pela experiência da vegetoterapia com o próprio Reich. Suas impressões sobre isto, e sobre Reich, são dadas na última seção deste livro. Uma das descrições mais extensas sobre o trabalho de Neill e suas relações com o de Reich é dada por Robin Skidelski (15).

Neill não falava em "auto-regulação" mas praticava uma forma de autogoverno em sua escola, dando às crianças tanto o poder como o direito de chegar às maiores decisões que afetavam suas vidas dentro da escola, sem terem que se submeter ao controle autoritário de cima para baixo.

Reich reconheceu os paralelos entre o que Neill havia conseguido e o trabalho pioneiro de Vera Schmidt em Moscou em seu jardim de infância para crianças ainda menores. No início, sentiu-se propenso a deixar para outros o trabalho de escrever sobre crianças e suas necessidades em detalhes específicos, mas, mais tarde, deixou-se absorver cada vez mais, tanto pessoal como profissionalmente, pela vida do bebê e da criança pequena.

Os conceitos de auto-regulação foram, pela primeira vez, explicitamente formulados pelo íntimo colaborador de Reich, Tage Philipson, em um artigo sobre "Criação Sexo-Econômica", originalmente publicado, em dinamarquês, em periódico dirigido por Philipson, mas que, mais tarde, foi traduzido e publicado no jornal de Reich, em 1942 (16). Philipson escreveu sobre a importância de tratar uma criança pequena como um indivíduo com direitos iguais aos nossos, e da necessidade dos pais manterem contato com seus sentimentos e permitirem sua expressão. Era essencial que os ritmos orgânicos de funcionamento, próprios da criança, fossem respeitados e pudessem se desenvolver naturalmente. Disto se desenvolveu toda uma metodologia de criação de bebês, de forma que seus ritmos naturais pudessem ser preservados da melhor forma possível. Em certas funções, como no mamar naturalmente, era vital se permitir que o bebê regulasse a duração e a freqüência das mamadas. Da mesma maneira, em funções como eliminação, sono, brincadeira, lavar e vestir o objetivo mais importante para o educador era preservar e proteger o senso natural de prazer corporal da criança, que é o alicerce de sua capacidade de se dar completamente em qualquer atividade com um envolvimento real. Ao responder às freqüentes objeções de que um regime como este produziria uma criança "mimada", Philipson assinalou que a essência da situação que produz a criança mimada é o esbanjamento de prazeres substitutos numa tentativa de compensar uma deficiência básica de responder às necessidades reais da criança. Se as necessidades fundamentais da criança são gratificadas, ela aceitará as frustrações e acomodações inevitáveis, implícitas no processo da vida, muito mais rapidamente do que a criança que perdeu seu ritmo básico e aprendeu a reprimir seus sentimentos naturais.

Nos Estados Unidos, Reich logo reuniu à sua volta um entusiasmado grupo de pedagogos e pediatras interessados em implementar estes conceitos. Lucille Bellamy Dennison, que dirigia um jardim de infância progressivo semelhante ao de Vera Schmidt, publicou, no jornal de Reich, um artigo sobre como aplicava o conceito de auto-regulação em suas crianças (17).

Em 1942, nasceu o terceiro filho de Reich, o primeiro de seu casamento com Ilse, e ele iria experimentar as alegrias e riscos de tentar prover uma criação auto-regulatória, em primeira mão, para seu próprio filho. Foi uma experiência despretensiosa que lhe ensinou como deve ser sensível o contato diário com um bebê recém-nascido, se pretendermos manter contato com o ritmo de suas necessidades.

"Eu lhe asseguro", escreveu Reich em 1942, "que após vinte e cinco anos de trabalho psiquiátrico intenso e extenso, estou descobrindo, pela primeira vez, como um estudante calouro em psiquiatria, a verdadeira natureza de um bebê recém-nascido. É surpreendente e assustador como é pequeno o conhecimento deste psiquiatra metido a sabido sobre as coisas mais primitivas da vida humana... Levei algumas semanas para compreender o que o bebê queria quando chorava"(18).

A angústia, nos três primeiros meses de vida, é extremamente comum. Segundo Charlotte Bühler, "do nascimento ao terceiro mês de vida, o bebê faz mais gestos de angústia do que de prazer, passa a maior parte do seu tempo de vigília chorando ou fazendo caretas e poucas vezes está contente e, falando de maneira geral, na verdade, não gosta de ser tocado, movido, ver luz ou ouvir vozes"(19).

Esta aflição se deve principalmente à dificuldade vivenciada pela mãe para interpretar as pistas não-verbais do bebê. Na terminologia de Reich, só o contato orgônico sem perturbação, entre mãe e bebê, pode fornecer as bases pelas quais ela irá ler corretamente a linguagem corporal do bebê. Devemos nos lembrar que o pequeno bebê não pode satisfazer suas necessidades a não ser por intermédio da mãe. Não consegue levantar a cabeça para obter ar, se estiver sufocado por um travesseiro muito mole; não pode pedir mais cobertores, se sentir frio, ou empurrá-los, se sentir calor. Quando tem fome e o seio está fora de seu alcance, não pode se aproximar dele. Tudo que um bebê recém-nascido pode fazer, quando tem alguma necessidade, é chorar; e um choro pode indicar qualquer uma das numerosas necessidades. Apenas os pais, através da experiência e sensibilidade, podem aprender que necessidade está sendo indicada em determinado momento pelo choro, e assim prover esta necessidade.

Biólogos do Centro de Saúde Peckham usaram o termo "estabelecimento" para descrever o aspecto geral do bebê quando suas necessidades são providas corretamente. "Seu corpo se dilata; sua pele se adapta bem à sua forma; seus olhos abrem-se bastante quando está acordado e, como um cachorrinho satisfeito, dorme profundamente nos intervalos"(20).

O bebê de Reich parece ter tido uma quantidade bem comum de angústia nos primeiros meses de vida. Segundo Isle Ollendorf (21), o bebê precisava estar com uma chupeta na boca, durante a maior parte de suas horas de vigília, nas primeiras dez ou doze semanas de vida; e, como Reich disse em outro contexto: "na segunda semana ele chorou muito, e as pessoas à sua volta não conseguiam entender a razão daquele choro. Nem sempre a chupeta o sossegava"(22.329).

Uma das razões da criação de bebês ser um processo tão sutil é que, nesta idade, o funcionamento físico e emocional estão muito mais intimamente relacionados do que em qualquer outro período da vida. Uma conduta incorreta na alimentação, em um nível prático (erros ou ignorância na administração do alimento ou outras formas de falta de jeito devido à ausência de experiência), provoca reações no sistema emocional do bebê. Da mesma maneira, ansiedade ou *stress* emocional da mãe levam-na a fazer julgamentos falsos e a interpretar erradamente a linguagem corporal do bebê.

"Nos primeiros anos da infância", escreveram os Aldriches, em um dos poucos livros sobre cuidados com bebês que enfatizam um ponto de vista muito próximo ao da auto-regulação, "funções físicas e mentais estão tão fundidas na autodeterminação do crescimento que não podem ser consideradas separadamente. Na verdade, nesta idade, o crescimento mental é medido por realizações físicas. Sendo assim, não pode haver uma higiene mental muito separada da higiene física. Cuidados físicos atenciosos são uma boa higiene mental na primeira infância"(23).

Reich apresentou o problema de como comunicar uma compreensão da maneira mais correta de lidar com um recém-nascido quando escreveu: "Ainda continuou sem solução o problema de quantas destas primeiras e mais espontâneas atividades, em uma inter-relação humana sem palavras, que resistem à expressão verbal, podem ser ensinadas a mães e pais, enfermeiras e médicos em geral"(24).

Reich estava entrando em contato, à medida que enfrentava alguns dos problemas de ajudar a criar seu próprio bebê, com toda a questão do que constitui a "vitalidade" em uma criança recém-nascida. Era o mesmo problema de animação vegetativa que havia encontrado ao lidar com pacientes adultos; mas, em um bebê, estes processos eram muito mais rapidamente percebidos. Se um bebê está relaxado e contente, seus olhos brilham, regurgita alegremente, sua respiração é profunda, estabelece contatos imediatos e sem perturbações com seu ambiente. Se seu corpo não está sentindo prazer, isto também se torna imediatamente visível. Ele chora, se mostra ansioso ou segura a respiração. Os olhos perdem o brilho, choraminga ou geme, se recolhe em si mesmo. Aqui, novamente, estavam os dois processos de expansão em direção ao mundo exterior e de retração, deixando o mundo, que estão subjacentes a todo o trabalho anterior de Reich. O bebê que mantém contatos tem um bom fluxo orgônico, que carrega os tecidos e fornece mobilidade espontânea e vigorosa. O bebê que está sem contato sofre uma perda da carga energética da pele que Reich denominou de "anorgonia". As crescentes tensões musculares no corpo e os traços de personalidade de introversão, falta de confiança e raiva reprimida têm suas raízes na perturbação do fluxo energético entre mãe e bebê.

O interesse de Reich pelo bebê recém-nascido o levou a três direções. Fez com que voltasse, com energia redobrada, ao campo das formas mais profundas de perturbações de personalidade, as esquizofrenias e autismos. E, assim, rejuvenesceu seu trabalho psiquiátrico. Também o levou a desenvolver planos a longo prazo de psiquiatria preventiva — isto é, clínicas onde mães pudessem receber ajuda de como lidar com seus bebês, antes que os problemas se estabelecessem profundamente. E ainda o estimulou a explorar algumas das implicações filosóficas da condição humana, sob a luz de como tratar nossos próprios bebês. Cada um destes campos de interesse será considerado individualmente.

A cisão esquizofrênica

Nesta época, Reich começou a tratar uma paciente com uma difícil esquizofrenia, cuja história foi finalmente publicada em 1949. O *insight* básico que guiou seu tratamento foi de que as sensações enternecedoras e de prazer, que são um direito de nascimento de todos os bebês, tornam-se tão ameaçadoras para um esquizofrênico que ele passa a senti-las como algo fora de seu corpo, forças persecutórias que ameaçam invadi-lo e aniquilá-lo. O esquizofrênico sofreu uma cisão básica entre as sensações de seu corpo e a autopercepção. Além disso, também teve uma perturbação específica no contato-pelo-olhar, ao qual Reich se referia como o "olhar para bem distante". Sua paciente esquizofrênica "enlouquecia" o olhar de uma maneira que, em grande parte, é específica da condição esquizofrênica ou pré-esquizofrênica. Ao trabalhar com a paciente, descobriu que o bloqueio em seus olhos aumentava em todas as situações em que ela vivenciava um aumento dos fluxos de energia no corpo. "Arrisquei uma primeira suposição", escreveu Reich, "de que o 'enlouquecimento' dos olhos era devido à contração local do sistema nervoso na base do cérebro. Segundo esta suposição, a contração teria a mesma função de todas as contrações biopáticas: evitar o fluxo e as sensações excessivas. Desta forma consegui uma base firme para a compreensão orgônica do processo esquizofrênico"(25).

A criança em desenvolvimento geralmente aprende a integrar as percepções de seu mundo com as de si mesmo, e a coordenar seus movimentos com suas emoções, mas, o esquizofrênico teve experiências tão ruins na primeira infância que as coordenações e as integrações apropriadas nunca acontecem. "Na desintegração esquizofrênica, que é o inverso do processo original de coordenação bioenergética, racionalidade, determinação, expressividade, discurso, associação e outras altas funções do organismo se desintegram na mesma extensão em que desintegram suas bases emocionais e bioenergéticas"(25).

Qualquer pessoa que leia este caso de Reich, pela primeira vez, deve sentir uma sensação estranha. Pois aqui ele fala sobre "forças" esquizofrênicas, campos de energia, dentro e fora do organismo. Parece estar levando a sério as percepções da paciente sem rejeitar como ilusões tudo o que ela diz. E aí está exatamente o ponto da questão. Como Laing e outros assinalaram, mais recentemente do que Reich, somos muito apressados ao traçarmos uma divisão estrita entre o louco e o são. E se o louco perceber a realidade sob algumas formas mais verdadeiras do que nós? E se começarmos a traduzir sua estranha linguagem simbólica e chegarmos a um tipo de percepção muito racional?

Reich transformou em uma regra fundamental para se trabalhar tanto com pacientes psicóticos como não-psicóticos o "dar-se ao paciente a total segurança de que se está levando a sério suas queixas, que não as consideramos esquisitas ou 'malucas', 'anti-sociais' ou 'imorais'. Não se chega a parte alguma se o paciente não tiver ou não desenvolver uma total confiança em seu médico, o que irá lhe permitir sentir confiança absoluta em si e sentir que suas palavras e sentimentos são compreendidos, por mais esquisitos que possam parecer para um leigo. Deve-se mostrar uma compreensão real para com o esquizofrênico, mesmo que ele ameace a vida do médico"(25.408).

Devido à capacidade de ir ao lugar onde o esquizofrênico se perdeu, Reich era capaz de oferecer ajuda real, e o paciente conseguia uma boa melhora. Entretanto, quando se tratava do mundo do *homo normalis* eram precisamente os conceitos bioenergéticos de Reich que, quando se lê sobre estes homens em um caso história, que pareciam "esquisitos e malucos". Assim para o psiquiatra convencional, condicionado a ver a psicose em termos de uma perturbação química do cérebro, é compreensível que Reich parecesse ter mais do que um traço de esquizofrenia em si mesmo.

É interessante, em relação a isso, mencionar um incidente que envolveu duas pessoas que foram influenciadas pelos conceitos de Reich e trabalharam com eles em graus variados. A primeira delas, um catedrático de psicologia, podia aceitar os conceitos de Reich sobre tensão muscular, couraça corporal e inibição da respiração. Na verdade, ele fez muitos trabalhos que confirmaram estas conclusões de Reich. A segunda pessoa era uma vegetoterapista que já possuía muita experiência prática das correntes vegetativas em seu próprio corpo e das sensações que as acompanham. Quando o professor de psicologia, que estava encouraçado contra essas sensações, foi abordado para explicar a realidade delas para a terapeuta, concluiu que esta deveria ser uma psicótica incipiente. Sua lógica é curiosa. O esquizofrênico sente profundamente, mas tem suas percepções e expressões bloqueadas. O "homem normal" se expressa com uma confiança muito maior, embora tenha bloqueado e amortecido suas percepções internas. A pessoa vegetativamente saudável consegue unir sentimentos profundos com expressão madura. O esquizofrênico e a pessoa saudável têm em comum a consciência do fluxo de uma energia pulsante (apesar de um a perceber como desintegrante e o outro, como uma experiência integrante). A pessoa que perdeu contato com as correntes energéticas de seu próprio corpo não tem outra alternativa a não ser a de rotular de "esquisita" e "maluca" a pessoa saudável que fala de suas sensações em torrentes, como o psicótico. Devemos nos lembrar que é a intolerância excepcional da mãe com o fluxo de energia e vitalidade na criança em desenvolvimento, uma vitalidade que literalmente ela "congela", que produz a cisão esquizofrênica em primeiro lugar.

Charles Rycroft, em um livro recente sobre Reich, extraordinário por sua superficialidade e falta de entendimento do assunto principal, disse o seguinte sobre Reich: "Psicanaliticamente, Reich era bem um homem de seu tempo ao não discutir o papel do vínculo oral inicial à mãe, na causa das neuroses. A psicanálise só passou a se interessar pelo primeiro ano de vida, depois de Reich ter-se desligado dela, e os pioneiros neste campo, Melanie Klein e Winnicott, trabalharam em Londres e não em Viena. Uma vez que a pesquisa contemporânea sobre as primeiras relações do bebê com sua mãe levou a uma crescente compreensão da importância da mágoa, depressão e desespero no desenvolvimento normal e neurótico, a extrema desatenção de Reich para este aspecto da experiência humana... pode ser interpretada historicamente como um reflexo do estado da psicanálise em Viena na década de 20"(26.59).

A verdade, no entanto, é exatamente o oposto desta afirmação. Precisamente porque Reich não permaneceu enraizado no clima da psicanálise de Viena e se moveu para além é que ele "se desligou dela". Se, na época do *Análise do Caráter,* Reich continuava escrevendo sobre a neurose, em termos dos conflitos que a criança vivenciava por volta do período edípico, quando desenvolveu as técnicas da vegetoterapia, no meio da década de trinta, já estava em contato com as experiências infantis mais profundas. Na verdade, a saudade reprimida do seio, freqüentemente, surgia durante a terapia sob a forma de movimentos clônicos de sucção dos lábios, tentativas de buscar com os braços e choros do primeiro ano de vida. Assim, enquanto Melanie Klein e Winnicott faziam um trabalho importante sobre as características depressivas da personalidade, Reich já havia desenvolvido um meio de trabalhar diretamente com as perturbações desta área.

Da mesma forma, quando autores como Fairbairn e Guntrip, na Grã-Bretanha, e Harry Stack Sullivan e Frieda Fromm-Reichmann, nos Estados Unidos, estavam rastreando as raízes infantis das perturbações da personalidade esquizóide, Reich já estava lutando, no início da década de quarenta, com as dinâmicas energéticas de seus pacientes esquizofrênicos. Os trabalhos de pioneiros no tratamento de perturbações esquizóides, como os de R. D. Laing (27) e Frank Lake (28), confirmam e são totalmente compatíveis com os pontos de vista desenvolvidos por Reich, apesar de existirem em outra dimensão. Enquanto Laing se esforça para conduzir-se pelos labirintos das comunicações verbais do paciente e estabelecer um relacionamento com o paciente que não seja afetado por problemas verbais, e Lake se esforça em drenar as experiências emocionais enterradas, através de uma terapia com LSD, cuidadosamente aplicado, Reich antecipou-se-lhes com seu tratamento bioenergético dinâmico. Os métodos de James Willie (29, 30), baseado no que aprendeu com Reich, que ao lidar com pacientes esquizofrênicos tenta encontrar formas seguras de liberação de suas agressividades; ou de Alexander Lowen, outro estudante de Reich, que busca compreender as energéticas do processo de congelamento na estrutura do corpo esquizóide, e de como o processo de descouraçamento tem que ser cuidadosamente controlado para não inundar o paciente com uma quantidade excessiva de sensações com as quais não possa lidar ou expressar através de seu corpo (43), ainda estão muito à frente mesmo dos métodos vanguardistas de compreensão e tratamento de pessoas muito aterrorizadas internamente e retraídas.

Na década de setenta, o debate sobre a "criança autista" continua com muitas pessoas aceitando que se trata de uma condição congênita. Mas um quarto de século atrás, Reich salientou que o autismo do bebê era um artefato resultante do comportamento dos adultos; era uma resposta a um ambiente que recebia a criança sem calor vital mas "com regras rígidas e comportamento espúrio"(22).

Na época em que Rene Spitz e John Bowlby estavam explorando o intenso efeito da ausência maternal sobre a personalidade, a falta de amor materno, Reich já estava focando diretamente as exigências básicas do amor materno: bom contato corporal e a capacidade da mãe de criar uma empatia com as necessidades da criança. Isto se deu dez ou mais anos antes de Harry Harlow surpreender o mundo científico com sua descoberta de que os macacos Rhesus ficavam mais ligados a substitutos da mãe, que forneciam uma sensação sensual de corpo, do que a substitutos de mãe que forneciam alimento sem esta sensação.

Um ou dois colegas de Reich transferiram-se para a área da terapia infantil e novamente tiveram resultados espetaculares ao lidar com crianças muito retraídas, quase autísticas. Felicia Saxe (31, 32) publicou alguns notáveis casos de crianças pequenas com as quais trabalhou com vegetoterapia, demonstrando que as características típicas do autismo começavam a se alterar sempre que as poderosas técnicas que utilizava ajudavam as emoções congeladas a fluírem. Nic Waal relatou o caso de uma criança autista tratada por ela, no Congresso da Associação Internacional de Psiquiatria Infantil de Toronto, em 1954. Na discussão que se seguiu à apresentação de sua monografia foi dito: "O estudo da Dra. Waal sobre o menino Hans, de três anos de idade, é particularmente interessante quando descreve os estágios iniciais do tratamento de uma criança não-verbal, gravemente regredida, que respondeu com *rapidez incomum* à compreensiva ajuda de uma terapeuta sensível... É o procedimento detalhado do tratamento da Dra. Waal que mais nos interessa... este procedimento parece absolutamente necessário para o tratamento destas crianças não-verbais profundamente regredidas... Certamente é uma idéia interessante sobre a qual gostaríamos de ter mais pesquisas"(33).

Reich estava longe de se mostrar "pouco atento" ao primeiro ano de vida. É Charles Rycroft que está pouco ciente do grande enfoque que Reich deu a esta área.

Se perturbações tão profundas como esquizofrenia e autismo puderam ser provocadas por acontecimentos bioenergéticos emocionais entre a mãe e a criança, evidentemente era de importância vital fornecer um meio para ajudar as mães a lidarem com seus filhos nos primeiros meses de vida, e foi nesta direção que Reich, em seguida, voltou sua atenção.

O Centro de Pesquisa Infantil Orgonômico

A importância da tarefa de estudar as qualidades da saúde emocional na criança recém-nascida já havia se tornado clara, para Reich, em dezembro de 1940, quando em um encontro com cerca de quarenta médicos, enfermeiras e assistentes sociais, em Nova York, foi esboçado um programa para o estudo do funcionamento saudável das crianças.

O Centro de Pesquisa Infantil Orgonômico não foi constituído, formalmente, até 1949, e o primeiro comunicado de Reich sobre seus objetivos foi feito na Segunda Conferência Internacional Orgonômica, em Rangeley, em agosto de 1950 (34). Os serviços que o Centro pretendia fornecer eram:

1. *O cuidado de mães grávidas no período pré-natal.* Além das medidas rotineiras de higiene, o Centro estava particularmente interessado no fluxo emocional da mãe durante a gravidez e no efeito de qualquer bloqueio emocional, estados depressivos, etc., no desenvolvimento do feto. As mães aceitas pelo Centro, para observação e ajuda, passavam pelo uso rotineiro do acumulador orgônico durante toda a gravidez.

2. *Supervisão do nascimento e das primeiras semanas de vida do bebê.* Aconselhamento e ajuda para as mães em como interpretar as necessidades de seus bebês se alguma dificuldade surgisse neste campo.

3. *Reconhecimento e prevenção de couraça durante os primeiros anos.* Novamente o problema de se evitar padrões de tensão emocional e física neste período era totalmente diferente do tratamento

dado a crianças já portadoras de perturbações. O Centro não havia sido· instalado como centro de tratamento para crianças com perturbações.

4. *Acompanhamento de crianças que haviam sido assistidas na primeira infância até entrarem na adolescência.* Este plano era claramente ambicioso e visualizava observações e estudos adicionais para um período de mais de uma década. Devido aos ataques maciços ao trabalho de Reich, que iriam se desenvolver a partir de 1950, apenas os dois primeiros destes quatro objetivos puderam ser realizados em certo grau. Um total de três relatórios foram publicados sobre o trabalho no Centro.

O Dr. Chester Raphael relatou dois casos, de uma cliente particular e de uma mulher cuja gravidez foi estudada no Centro de Pesquisa Infantil (35). Em seu artigo, assinalava como o trabalho de parto freqüentemente era um processo *patológico,* no qual a síndrome da tensão-medo-dor induzia uma couraça temporária aguda mesmo em mães relativamente saudáveis. Se o organismo da mãe resistia aos tremendos ritmos biológicos do parto, então se esperava que estes tivessem efeitos adversos no estado bioenergético do bebê que estava nascendo. O Dr. Raphael descreveu maneiras pelas quais tentou ajudar as mães em questão a relaxarem no período imediatamente anterior ao parto. O que faltava a seu artigo era alguma referência aos vários sistemas de parto natural que foram desenvolvidos por terapeutas como Grantley Dick Read ou Lamaze, na França, que descobriram outras maneiras de evitar a síndrome medo-dor-tensão. Seria particularmente importante saber se o relaxamento que o Dr. Raphael procurava fornecer iria ajudar os casos de parto natural a serem mais ou menos eficientes. Um artigo adicional sobre a abordagem orgonômica do parto era apresentado pelo Dr. Michael Silvert (36).

Reich descreveu o caso de um bebê recém-nascido que parecia saudável logo após o parto mas que desenvolveu bronquite e problemas respiratórios nas primeiras semanas de vida (24). Evidentemente, enfermidades como a bronquite podem ser tratadas por cuidados médicos de rotina, doses de penicilina, etc. Mas Reich estava interessado em como o bebê chegou a desenvolver bronquite, no que havia acontecido para que sua resistência não agisse e permitisse que ele sucumbisse ao ataque de bronquite, e no relacionamento que sua baixa resistência mantinha com o contato orgonômico entre bebê e mãe.

Um dos problemas emocionais descobertos nesta mãe em particular foi a culpa de não estar sendo uma mãe suficientemente boa. Especificamente, ela usava o fato de ter sido incluída nos trabalhos do Centro de Pesquisa Infantil para construir o conceito de que esperava-se que ela fosse uma mãe perfeita e criasse uma criança absolutamente saudável. Em certa extensão, portanto, parecia como se o próprio fato de estar sob "observação" estivesse perturbando o processo que estava sendo observado — uma situação comum nas ciências sociais e que o Centro de Pesquisa Infantil conhecia bem e tentava neutralizar. Contudo, permanece verdade que há uma tendência generalizada entre mães, que se *importam* em dar a seus bebês a melhor forma de início de vida, em sentirem que os erros e dificuldades surgidos provocam uma reação em sua capacidade de serem boas mães e a culpa e ansiedade resultantes podem formar um bloco-embaraço e uma perturbação no fluxo entre mãe e criança maior do que aquilo que originalmente causou os problemas temporários. Há uma série de círculos viciosos que podem se desenvolver no período pós-natal e ser tão auto-reforçadores como o círculo vicioso medo-dor-tensão do próprio período do nascimento; e era parte da função do Centro de Pesquisa Infantil descobrir estes padrões emocionais e ajudar a mãe a quebrá-los para que assim as tensões resultantes não se estabelecessem permanentemente no organismo da criança.

O Dr. Elsworth Baker apresentou uma monografia em uma conferência do Centro de Pesquisa Infantil, em agosto de 1951, sobre "Ansiedade Genital em Mães que Estão Amamentando"(37), na qual descrevia como um bebê que anteriormente havia sido amamentado saudavelmente tornou-se perturbado quando a mãe não conseguiu mais suportar as sensações de prazer em seus seios enquanto o bebê mamava. Ela havia se afastado sexualmente de seu marido nessa época e estava evitando as correntes vegetativas induzidas pelas mamadas. Novamente, como no caso anterior de Reich, é fácil vermos que uma vez que o contato agradável foi perturbado, qualquer que seja a razão, a perturbação pode facilmente tornar-se reforçadora, devido à ansiedade criada na mãe.

Perturbações na primeira infância estão difundidas de tal forma que as tomamos como algo natural. Mães e bebês ficam totalmente confusos e o resultado é o "bebê normal", isto é, a personalidade neurótica cujos problemas têm suas raízes, nos primeiros meses de vida, nas diversas perturbações de contato que são aceitas como inevitáveis em nosso sistema tradicional de criação de filhos.

Em uma entrevista dada a Kurt Eissler em outubro de 1952 (38), Reich falou, com muita emoção, sobre muitas das medidas rotineiras às quais se submete o jovem bebê e que resultam em danos bioenergéticos permanentes. Uma vez que as vigorosas respostas sadias do bebê foram bloqueadas, o fluxo de energia no protoplasma foi permanentemente danificado, e disso nascem o rancor, o ódio, a inércia e o amortecimento, o grande "não" à vida que são estabelecidos e perpetuados nas instituições sociais e políticas organizacionais.

O foco de Reich na prevenção da couraça, mediante cuidados sensíveis com bebês e, mais tarde, escolas que abordem positivamente a vida, era, talvez, muito pouco conhecido, exceto para aqueles que assinavam os jornais nos quais suas monografias sobre a saúde do bebê eram publicadas, para que produzisse um efeito mais generalizado. Escolas como Summerhill, contudo, provocaram efeitos bem mais extensos e ocasionaram diversos imitadores, principalmente nos Estados Unidos (39). A filosofia desta escola inglesa pioneira, onde a ênfase estava centrada na criança e no prazer, trouxe uma revolução nos últimos vinte anos em algumas outras escolas. Muitos dos princípios pelos quais se orienta foram primeiramente estabelecidos por Neill, há vinte ou trinta anos, embora sua influência seja raramente reconhecida.

Uma das conseqüências mais benéficas dos estudos de Reich sobre auto-regulação foram os relatos detalhados de experiências cotidianas feitos pelos pais que tentaram criar seus filhos de uma forma auto-regulada. O primeiro foi o próprio Neill que dedicou um livro ao relato de como havia tentado criar seu próprio filho de uma maneira livre (40). A ele se seguiu o relato, bem mais completo, de Paul e Jean Ritter (41), de como criaram cinco filhos com esta abordagem. Os Ritter descrevem a maneira como combinaram os princípios de criação natural de filhos com seu conhecimento de auto-regulação no caso do nascimento de cada criança; e há um relato delicado e cuidadoso do relacionamento mãe-filho na situação da amamentação.

Há um exemplo específico de quão intimamente as tensões emocionais que perturbam a amamentação podem interagir com dificuldades práticas. Uma mãe foi se aconselhar com Jean Ritter porque seus seios tornaram-se engurgitados quando seu filho estava apenas com alguns dias de vida. Ele não conseguia pegar o bico que, de qualquer forma, era pequeno. Ela havia sido aconselhada pela enfermeira a usar um protetor de bico e, depois que os seios voltaram ao normal, tentou deixar de usá-los. "Contudo, quando tentou prosseguir sem o protetor, o bebê chorava continuamente até que ela se sentiu forçada a novamente usar o protetor. O bebê também sofria com uma certa quantidade de gases que provavelmente eram causados pela dificuldade de usar um protetor". Jean Ritter, devido a sua experiência e conhecimento, descobriu que "era óbvio, já numa primeira olhada, que a posição estava errada, a mãe havia se acostumado ao protetor de seio que os aumentava e, por isso, a cabeça do bebê estava muito baixa e, por ser ele ainda muito pequeno, não conseguia suportar sozinho o peso de sua cabeça e, assim, pegar no bico. A mãe levantou os cotovelos, segurando o bebê, respirou fundo algumas vezes e sentou relaxadamente — o bebê mamou sem um murmúrio, a não ser os de contentamento. A confiança foi estabelecida e não se precisou mais do protetor... O pai não conseguia acreditar que depois de tantos gases, lágrimas e tensão, agora só houvesse paz e relaxamento" (41.70).

A virtude do livro dos Ritter é o fato de conter muitos conselhos práticos deste tipo, em diversas áreas da criação de filhos; mas todos os problemas são encarados do ponto de vista geral de melhorar o relacionamento entre mãe e filho e maximizar as possibilidades de um fluxo de prazer entre eles. A capacidade de apresentar situações emocionais profundas e, depois, áreas de incompreensões específicas e de voltar novamente às situações dá ao livro uma grande flexibilidade e provavelmente ajuda a explicar porque ele tem sido uma fonte de inspiração para muitos pais que querem descobrir uma abordagem mais sensível de como tratar os seus filhos.

Enquanto deixava para outros a tarefa de traduzir suas descobertas em termos que fizessem sentido em suas famílias e escolas, Reich já estava preocupado com algumas das profundas implicações de sua compreensão do atrito entre a criança recém-nascida e os rituais e tradições do padrão cultural.

"O Assassinato de Cristo"

Durante o verão de 1951, Reich trabalhou no manuscrito de seu livro *O Assassinato de Cristo* (12). Aclamado por alguns de seus seguidores como o seu maior livro, certamente é, entre todos os seus livros, aquele mais vulnerável a interpretações erradas. Charles Rycroft (26) acreditou que Reich estivesse promulgando um novo misticismo e uma nova teologia. O que ele estava fazendo, mais do que tudo, entretanto, era a apresentação da essência de sua compreensão da condição humana, sob a forma de uma obra de arte, e não de um tratado científico. No momento em que seu trabalho científico estava absorvendo, mais do que nunca, sua energia, e em que estava envolvido por experiências com contadores Geiger e material nuclear, que serão descritas nos próximos capítulos, Reich achou tempo para escrever sua parábola visionária sobre a condição humana.

O Assassinato de Cristo é um livro complexo porque contém muitos assuntos. Um deles era sua preocupação com o tema dos líderes, seguidores e a dinâmica dos grupos. Outro é o tema da identidade entre a energia atmosférica e as intuições humanas da existência de um poder no universo, que ele mistificou de várias formas como "Deus". Ocasionalmente, o tema do ódio de Reich por um partido político em particular — o sistema stalinista — aparece em seu relato. Mas o tema dominante e compulsivo do livro é, simplesmente, a maneira pela qual as instituições da sociedade, através da história humana, se combinaram para perseguir a vida e obstruir o funcionamento natural. Para Reich, a pessoa de Jesus se tornou um símbolo conveniente de uma pessoa sem couraça, com funcionamento livre, afetuosa e quente, que estava em contato com seus próprios sentimentos e com o cosmos, era um curador sensível, com uma mensagem de fraternidade humana, e que foi morto cruelmente por um grupo de poder, insensível e rígido, apoiado pela "opinião pública" de uma maneira que exemplificava o comportamento da praga emocional organizada.

Se este relato da vida e morte de Cristo tem ou não uma precisão histórica, é irrelevante. Reich estava usando Cristo como um símbolo da vida, vitalidade e calor de forma semelhante à utilizada por Lawrence em sua estória "O Homem Que Morreu" ("The Man Who Died"). Se Cristo era o princípio da espontaneidade e da franqueza simples, daquilo que a vida era antes de ser bloqueada e virada do avesso, então todo recém-nascido carrega um princípio de Cristo dentro de si, que é sistematicamente atacado por todos os métodos de criação que se sucedem na danificação da vida emocional da criança. Neste sentido, toda criança que foi bem-sucedida em sua adaptação às cruéis exigências das normas culturais tem que morrer internamente. A courada caracterológica e muscular são simplesmente os sinais visíveis e exteriores de sua morte e rigidez. Neste sentido preciso, toda criança que passou por um processo tão repressivo foi simbolicamente "crucificada".

Evidentemente, para aceitar esta parábola deve-se estar em contato com todo o trabalho de Reich, subjacente a ela. É preciso conhecer as profundezas do tormento humano subjacente às convenções, ajustamentos e arranjos apressados. É preciso ter uma compreensão real sobre a verdadeira posição do psicótico que passou por pressões insuportáveis na primeira infância.* É preciso conhecer o mundo dos fluxos corporais e estar atento ao verdadeiro horror da "armadilha" em que se encontra a humanidade com seus milhares de anos de opressão e distorção política e social. "A cultura e a civilização ainda não existem", escreveu Reich no fim de seu livro sobre Cristo. Ou, como o poeta Ronald Bottrall escreveu: "A paz começa quando não há mais assassinatos no útero".

Como Charles Rycroft compreendeu, havia muito, na posição de Reich, que lembrava a atitude infantil adotada por William Blake, aliás um escritor que Reich admirava muito. Também há muitos paralelos entre a descrição reichniana de um "fluxo orgônico", entre mãe e filho ou entre duas pessoas que se encontrem num contato íntimo, e a tentativa feita por D. H. Lawrence, durante toda a vida, para capturar em palavras o sentimento deste tipo de contato e a morte em vida que resulta quando o que ele chamou de "chama da

---

* Para um tratamento cristão mais tradicional deste mesmo tema, indica-se ao leitor o livro *Clinical Theology* (Teologia Clínica), de Frank Lake (28).

vida" se torna lusco-fusco e cinzas. O filósofo indiano Krishnamurti também passou toda a sua vida tentando comunicar o conhecimento de que a consciência direta e imediata da criança é sistematicamente destruída e substituída por uma camisa-de-força de condicionamento mental, apesar de só ter percebido o amortecimento da mente, sem ver a rigidez que o acompanha no corpo.

Reich não estava desenvolvendo uma nova mística da infância, como alguns de seus críticos acreditaram. Não estava fundando uma nova religião orgonômica. Em vez disso, estava abrindo uma porta para a compreensão de alguns estados de êxtase religioso. Isto tinha um interesse especial para um dos primeiros colegas de Reich, Dra. Ola Raknes da Noruega, que publicou uma monografia muito interessante relatando as correntes vegetativas sentidas por crianças pequenas e por adultos sadios em relação às sensações de êxtase dos místicos religiosos: "As crianças têm uma vitalidade que raramente se encontra nos adultos. A principal qualidade desta vitalidade pode ser vista em diversas formas: há uma graça natural em todos os movimentos, uma impulsividade nova com ações sinceras tanto no afeto como na raiva, uma concentração intensa em qualquer tarefa que empreenda, uma vivência livre do prazer corporal (sexual) e, finalmente, uma capacidade única de contato com outras pessoas e um senso do que é sadio e do que é doentio"(42).

Raknes continua explicando como pacientes de vegetoterapia que perderam sua sensação de vitalidade conseguem recuperá-la à medida que sua couraça é destruída: "Acontece algumas vezes durante a terapia, geralmente com pacientes que não estão acostumados a prestar atenção às sensações de seu corpo, que nessas sensações passam a ser percebidas sem que, para o paciente, fique claro que elas são suas e que se localizam em seu corpo. Como não são sentidas como algo que surge em seus corpos, estes pacientes as vivenciam como algo misterioso e bizarro, da mesma forma que o místico religioso as sente, mesmo que as reconheça de forma inexplicável ou como um processo natural. Mas, desde que o paciente tenha vivenciado seu próprio organismo como a fonte e o terreno da sensação de vitalidade, o misticismo desaparece e tudo se torna bastante natural" (42).

A compreensão funcional-energética de Reich manteve pois sua posição perfeitamente distinta da dos místicos, mesmo que ela lhe tenha permitido entender alguns de seus *insights* e entrar em contato com as verdades biológicas sobre as quais se baseiam alguns dos ensinamentos mais iluminados das religiões: "A verdade básica em todos os ensinamentos da humanidade é semelhante e se resume em algo comum: descobrir seu caminho para aquilo que se sente quando se ama carinhosamente, ou quando se cria, se constrói uma casa, se dá à luz uma criança, ou se olha as estrelas de noite" (12.175).

A fim de se encontrar o caminho para este tipo de resposta direta a acontecimentos naturais, não é preciso ter nenhuma mística especial nem aceitar alguma teoria em particular. Para Reich era sempre uma questão de abrir caminho por entre a superestrutura de idéias e ideais com que as pessoas tentam se dar um falso *status* na vida e que acobertam sua incapacidade de funcionarem apropriadamente. Gostava muito de citar o diário do estudante Kostya Riabtsov: "Para compreender o significado da vida, é preciso antes de tudo amar a vida, é preciso estar totalmente submerso nela. Só então se compreenderá o significado da vida, entender-se-á para que se vive. Vida, em contraste a tudo o que o homem criou, é algo que não exige teoria. Quem é capaz de funcionar na vida não precisará de uma teoria sobre a vida."

No final, a mensagem fundamental de Reich foi de uma extraordinária simplicidade. Como escreveu em *Escuta, Zé Ninguém*: "Você não precisa fazer nada especial ou novo. Tudo o que precisa fazer é dar continuidade ao que está fazendo: are sua terra, empunhe seu martelo, examine seus pacientes, leve seus filhos à escola ou ao *playground*, relate os acontecimentos do dia, penetre cada vez mais nos segredos da natureza. Todas essas coisas você já faz. Mas acha que não têm importância... Tudo o que precisa fazer é continuar a fazer o que já fez e sempre quer fazer: seu trabalho, deixar suas crianças crescerem de maneira feliz, amar sua esposa. Se você fizer isto de maneira explícita e resoluta, não haverá guerra"(11.116-7).

REFERÊNCIAS

1. Reich, Wilhelm, "The new life in the Soviet Union', in *The Sexual Revolution* (Nova York, 1945: Vision Press, Londres, 1952).
2. Reich, Wilhelm, 'The masses and the state', in *The Mass Psychology of Fascism* (Nova York, 1946).
3. Reich, Wilhelm, 'The living productive power, working power, of Karl Marx', *International Journal of Sex-economy and Orgone Research*, Vol. 3, 1944.
4. Reich, Wilhelm, *Die Natürliche Organisation der Arbeit in der Arbeitsdemokratie* (Sexpolverlag, Oslo, 1939).
5. Reich, Wilhelm, *Weitere Probleme der Arbeitsdemokratie* (Sexpolverlag, Rotterdam, 1941).
6. Reich, Wilhelm, 'Give responsibility to vitally necessary work', *Int. J. of Sex-econ. and Org. Research*, Vol. 2, 1943.
7. Reich, Wilhelm, 'The biological miscalculation in the human struggle for freedom', *Int. J. of Sex-econ. and Org. Research*, Vol. 2, 1943.
8. Reich, Wilhelm, 'Work-democracy versus politics', *Int. J. of. Sex-econ. and Org. Research*, Vol. 2, 1943.
9. Reich, Wilhelm, 'Some mechanisms of the emotional plague' in *Character Analysis*, 3rd edition (Vision Press, Londres, 1950).

10. Reich, Wilhelm, 'Work democracy in action', *Annals of the Orgone Institute,* I, Nova York, 1947.
11. Reich, Wilhelm, *Listen, Little Man* (Orgone Institute Press, Nova York, 1945; Souvenir Press, Londres, 1972).
12. Reich, Wilhelm, *The Murder of Christ* (Orgone Institute Press, Nova York, 1953).
13. Bellis, John, 'The power of groups', *Energy and Character,* Vol. 2, N.º 1, janeiro de 1971.
14. Neill, A. S., *Summerhill* (Gollancz, Londres, 1958). (Existe edição brasileira.)
15. Skidelsky, Robin, *Progressive Schools* (Penguin Books, Londres, 1969).
16. Philipson, Tage, 'Sex-economic "upbringing"', *Int. J. of Sex-econ. and Org. Research,* Vol. 1, 1942.
17. Dennison, L. B., 'The child and his struggle', *Int. J. of Sex-econ. and Org. Research,* Vol. 4, 1945.
18. Reich, Wilhelm, carta a A. S. Neill, 2 de maio de 1944.
19. Buhler, Charlotte, citado por John Rickmann, *On the Bringing Up of Children* (Londres, 1948).
20. Pearse, G., & Crocker, I., *The Peckham Experiment* (Allen & Unwin, Londres, 1943).
21. Ollendorff, Ilse, 'About self-regulation in a healthy child', *Annals of the Orgone Institute,* I, 1947.
22. Reich, Wilhelm, 'Anorgonia in the carcinomatous shrinking biopathy', *Int. J. of Sex-econ. and Org. Research,* Vol. 4, 1945.
23. Aldrich, C. A., & Aldrich, M. M., *Babies are human beigs* (Macmillan, Nova York, 1943).
24. Reich, Wilhelm, 'Armoring in a newborn infant', *Orgone Energy Bulletin,* Vol. 3, N.º 3, 1951.
25. Reich, Wilhelm, 'The schizophrenic split', in *Character Analysis,* 3rd edition (Vision Press, Londres, 1952).
26. Rycroft, Charles, *Reich* (Fontana-Collins, Londres, 1971).
27. Laing, R. D., *The Divided Self* (Tavistock Publications, Londres, 1960).
28. Lake, Frank, *Clinical Theology* (Darton, Longman & Todd, Londres, 1966).
29. Willie, James, 'The use of a male dummy in medical orgone therapy', *Orgone Energy Bulletin,* Vol. 1, N.º 2, 1949.
30. Willie, James, 'The schizophrenic biopathy', *Orgonomic Medicine,* Vol. 1, N.º 1, 1955.
31. Saxe, Felicia, 'A case history', *Int. J. of Sex-econ. and Org. Research,* Vol. 4, 1945.
32. Saxe, Felicia, 'Armoured human being versus the healthy child', *Annals of the Orgone Institute,* I, 1947.
33. Waal, Nic, 'A special technique of psychotherapy with an autistic child', *Energy and Character,* Vol. 1, N.º 3, setembro de 1970.
34. Reich, Wilhelm, 'Children of the future: first report on the Orgonomic Infant Research Centre', *Orgone Energy Bulletin,* Vol. 2, N.º 4, 1950.
35. Raphael, Chester, 'Orgone treatment during labour', *Orgone Energy Bulletin,* Vol. 3, N.º 2, 1951.
36. Silvert, Michael, 'Orgonomic practice in obstetrics', *Orgonomic Medicine,* Vol. 1, N.º 1, 1955.

37. Baker, Elsworth, 'Genital anxiety in nursing mothers', *Orgone Energy Bulletin,* Vol. 4, N.º 1, 1952.
38. Reich, Wilhelm, 'The Source of the human "no", *Orgonomic Medicine,* Vol. 1, N.º 2, 1955.
39. Snitzer, Herb, *The Rights of Children.*
40. Neill, A. S., *The Free Child* (Herbert Jenkins, Londres, 1953).
41. Ritter, Paul & Jean, *The Free Family* (Gollancz, Londres, 1959).
42. Raknes, Ola, 'Life and religion', *Energy and Character,* Vol. 1, N.º 3, 1970.
43. Lowen, Alexander, *The Betrayal of the body* (Macmillan, Nova York, 1967). (Edição brasileira: *O Corpo Traído,* Summus Editorial.)

CAPÍTULO NOVE

RAZÃO E NATUREZA
Uma Introdução ao Funcionalismo

Em todos os segmentos de seu trabalho, Reich se confrontou com um fenômeno duplo: por um lado, os desenvolvimentos excitantes de sua própria pesquisa que se descortinavam à sua frente e levavam a novas descobertas fundamentais e, por outro lado, a *resistência* a estas descobertas e avanços por parte das autoridades constituídas em diferentes ciências.

De tempo em tempo, Reich refletia sobre o processo do pensamento e do verdadeiro procedimento da pesquisa e, assim, começou a investigar a relação entre o próprio processo da razão humana e as funções objetivas da natureza que eram estudadas. Em particular, distinguia de maneira absoluta os processos de pensamento dos pesquisadores criativos ou pioneiros científicos e os processos de pensamento de experimentadores que operavam *dentro* das fronteiras de um sistema de pensamento tradicional.

"Há uma diferença essencial", escreveu Reich, "entre o trabalho científico que classifica, padroniza, elabora e detalha o que já é conhecido e que opera em campos conhecidos, e o trabalho de pesquisa que precisa, de início, ser realizado sem o benefício de certezas; onde, realmente, a incerteza e a questionabilidade do que se acredita ter sido observado são características fundamentais do trabalho. Toda descoberta científica significa um avanço em território desconhecido; as descobertas, na maioria das vezes, surgem como maiores ou menores antíteses estritas a pontos de vista bem conhecidos, às interpretações subjetivas de fatos verificados. Além da conquista do desconhecido, o segundo tipo de pesquisa tem a tarefa adicional de atracar-se com correntes habituais do pensamento, refutando-as, confirmando-as ou elaborando-as em outras bases.

"É óbvio que o trabalho científico, organizado em canais fixos como, por exemplo, instituições de higiene do Estado, emprega métodos diferentes dos usados em territórios inexplorados. Na maioria das vezes, elimina automaticamente tudo o que contradiga o curso natural do trabalho. Evita desviar-se de técnicas que se provaram confiáveis e indispensáveis para tarefas particulares. Talvez seja uma conseqüência inevitável de todo avanço científico o fato de, por um lado, descobrir o novo e, não obstante isso, na organização de sua descoberta, simultaneamente bloquear o caminho para novas descobertas...

"Trabalhos de pesquisa pioneiros devem, portanto, por necessidade, desagradar no início e encontrar obstáculos. A técnica científica habitual fica perturbada. A investigação de novos campos exige, admitamos, um certo desrespeito a procedimentos e explicações aceitos"(1.97-8).

Reich, de início, aplicou conscientemente o método do "materialismo dialético" em seu trabalho científico. Já examinamos como isso o levou a unir a sociologia com a psicanálise. Para Reich não era uma questão de refletir dialeticamente sobre a natureza, mas de perceber e reagir à dialética natural presente em todos os processos naturais. Compreendia que isto devia ser expresso em sua formulação da simultânea *unidade e antítese* que opera em todos os campos do funcionalismo.

É possível estudar qualquer objeto ou processo, e estudá-lo em um relativo isolamento. Pode-se aprender todos os fatos descritivos sobre um animal ou um organismo humano e, contudo, manter-se alheio a muitos dos relacionamentos cruciais entre os fatos. Mesmo quando os relacionamentos são estudados, geralmente são focadas apenas as diferenças. Sem o reconhecimento das diferenças e o estabelecimento de fronteiras rígidas, muito do que conhecemos como ciência seria impensável. Assim, distinguimos entre os campos orgânico e inorgânico, química e física, vida psicológica consciente e processos fisiológicos inconscientes do corpo; entre fenômeno natural e construções culturais; entre uma espécie, um elemento químico, uma partícula fundamental e outra.

Subjacente a este enfoque das diferenças, está todo o processo de classificação científica. Além do desenvolvimento da ciência nesta direção há um processo de crescente *complexificação,* à medida que mais e mais fatos são descobertos e cada vez mais detalhes dos fatos conhecidos são revelados por novas técnicas.

Há, entretanto, uma compreensão complementar que enfoca a unidade subjacente, atrás da diversidade dos fenômenos naturais. Muitos dos maiores passos pioneiros feitos pela ciência envolveram a percepção da maneira pela qual ramos do conhecimento, até então considerados autônomos e sem relação, eram, eles próprios, variações de algum processo natural mais primário que estava subjacente aos dois, e agia, segundo a definição de Reich, como "princípio de funcionamento comum" (PFC). Desta forma, Newton percebeu a unidade subjacente que governava o movimento dos planetas (astronomia) e o comportamento de objetos em queda (mecânica). Isto o levou a formular a lei universal da gravidade. Faraday entendeu o processo comum subjacente aos fenômenos estudados sob os nomes de "eletricidade" e "magnetismo"; e Maxwell deu um passo à frente e descobriu a raiz comum dos fenômenos eletromagnéticos e da luz. Da mesma maneira, no campo da biologia, Darwin seguiu o tema da semelhança entre espécies em vez de seguir suas diferenças, e desenvolveu a teoria de que "seres organizados representam uma árvore com galhos irregulares", o germe da teoria evolucionista.

Muitos outros exemplos poderiam ser citados. O fato é que não há fronteiras naturais entre acontecimentos. Vida se transforma gradualmente em não-vida. Elementos fazem transmutação. Partículas fundamentais são "indeterminadas". Acontecimentos em uma espécie podem seguir por um emaranhado de interconexões e afetar distantes espécies sem nenhuma relação.

O método de pensamento que enfoca a *totalidade* de um processo natural, ao mesmo tempo que os detalhes, era denominado, por Reich como "funcionalismo". Reconhecia que muitos outros pesquisadores e pensadores antes dele haviam utilizado uma abordagem semelhante, embora menos conscientemente formulada. Reconhecia especificamente a influência, em sua abordagem funcional, de Bergson, Freud, Engels, Malinowski e Darwin, entre muitos outros. Para distinguir sua metodologia particular, Reich se referia a ela como "funcionalismo energético" (mais tarde, "funcionalismo orgonômico") (2).

O oposto da abordagem funcional poderia talvez ser chamada de "estruturalismo", o estudo dos detalhes da estrutura e do funcionamento das partes em isolamento relativo da totalidade. O primeiro método tenta refletir em seus processos de pensamento a "ramificação e enraizamento" naturais que caracterizam o desenvolvimento orgânico. O último método tende a desmontar a natureza em partes, como se fosse uma máquina que nada mais é que a soma de suas partes. As tendências funcionais da pesquisa criativa podem então ser contrastadas às tendências mecanicistas da abordagem estrutural.

Um dos autores que estudou o processo do pensamento e da pesquisa científicos em grande detalhe foi Arthur Koestler em seu livro *The Act of Creation* (O Ato Criativo) (3). Ele fornece uma grande quantidade de provas da história da ciência para seu ponto de vista, segundo o qual, o desenvolvimento científico envolve uma constante oposição e antítese entre dois tipos diferentes de pensamento que chama de *associação* e *bi-sociação*. O primeiro caracteriza-se pelo confinamento dentro de uma área circunscrita de referências, com variações sobre um tema conhecido, por uma tendência para a rigidez e a repetição e uma atitude conservadora em relação a novas descobertas. "Bi-sociação" caracteriza-se, por outro lado, por uma tendência para cruzar as fronteiras tradicionais dos ramos de conhecimento, pela originalidade, grande flexibilidade, e a confiança em lançar hipóteses imaginativas que freqüentemente desafiam as teorias existentes.

Koestler comentou particularmente o ceticismo e a ingenuidade que caracterizam muitos pioneiros científicos. Ernest Jones reconhecia estas qualidades em Freud e salientava que os gênios criativos pareciam ser uma mistura de "ceticismo, no que diz respeito aos dogmas implícitos nas maneiras tradicionais de pensamento, combinado com a disposição de uma mente aberta para considerar as teorias como artificiais". O biógrafo de Darwin, Himmelfarb, descrevia-o com estas palavras: "Ele era capaz de dar as respostas definitivas porque fazia as perguntas definitivas. Seus colegas, os sistematizadores, sabiam mais do que ele sobre espécies particulares e variações, anatomia comparada e morfologia. Mas haviam deliberadamente evitado questões fundamentais como o padrão de criação ou a razão de qualquer forma em particular, argumentando que estes não eram os objetos apropriados da ciência. Darwin, sem se sentir inibido por estas restrições, podia trabalhar num perímetro maior e mais profundo dos mistérios da Natureza"(4).

Outra característica dupla que Koestler assinalou como específica do cientista criativo é "a coexistência de padrões concretos e abstratos de pensamento, a faculdade de combinar altos vôos teóricos com um agudo senso prático. Ter a cabeça nas nuvens não faz com que não se tenha os pés bem firmes no chão"(3.712).

Muitos exemplos podem ser extraídos da história da ciência para testemunhar o papel exercido pela imaginação e especulação para gerarem hipóteses férteis mas não ortodoxas.

"Um homem torna-se criativo", escreveu Jacob Bronowski, "seja artista ou cientista, quando descobre uma nova unidade nas variedades da Natureza. Age assim, descobrindo uma semelhança entre coisas que anteriormente não se consideravam como semelhantes e isto lhe dá um senso de plenitude e compreensão. A mente criativa é uma mente que procura semelhanças inesperadas"(5).

Ao contrário, a mente do cientista convencional, mergulhada nos dogmas aceitos de seu tempo, é hostil a novas idéias, na maioria das vezes. Nas palavras de Wilfred Trotter, "a mente gosta tão pouco de uma nova idéia como o corpo gosta de uma proteína estranha, e resiste com a mesma energia. Talvez não seja muito arbitrário dizer que uma nova idéia é o antígeno de ação mais rápida que a ciência conhece. Se nos observarmos honestamente, veremos freqüentemente que começamos a argumentar contra uma nova idéia antes mesmo dela ser totalmente apresentada"(3.217).

Reich não hesitou em ver, no conflito entre o ímpeto de novas idéias e no confinamento da mente fechada, a mesma antítese entre funções expansivas de fluxo livre e as forças que agem para contrair, excluir e autoproteger que já havia estudado em todos os ramos de seu trabalho. A dedicação com a qual a ciência ortodoxa freqüentemente perseguiu e ridicularizou o pioneiro, aparentemente "ingênuo", que fazia perguntas impensáveis, tem toda a rigidez que caracteriza a personalidade encouraçada com a qual Reich tinha muita familiaridade no nível pessoal, e, freqüentemente, toda a malícia da praga emocional.

Consideremos alguns exemplos da receptividade, das autoridades da época, diante de algumas das descobertas e percepções científicas.

Kepler explicou as marés como conseqüências da atração exercida pela Lua sobre a Terra. Galileu contribuiu com sua autoridade para o repúdio desta observação correta, como fantasia oculta.

Quando Galileu convidou os que duvidavam de suas afirmações para olharem no telescópio, eles recusaram, uma vez que "por princípio" era impossível que Júpiter tivesse as luas que Galileu dizia ter observado".

Quando Newton se baseou na observação de Kepler e desenvolveu a teoria da gravidade, Leibnitz acusou Newton de "apresentar qualidades do oculto e dos milagres na ciência".

Leeuwenhoek, o primeiro cientista a fazer cuidadosas observações em biologia com o microscópio, foi ridicularizado por seus contemporâneos. A Royal Society repudiou seu trabalho como excêntrico e sem valor.

O trabalho de Pasteur sobre a fermentação foi ridicularizado por Liebig e Wöhler, os grandes cientistas alemães, que publicaram um artigo em um jornal científico satirizando a idéia de que o fermento consistiria de organismos vivos.

A descoberta, por Kekule, da estrutura das moléculas orgânicas já foi descrita como o mais brilhante prognóstico que se fez em todos os ramos da química orgânica. Na época, foi denunciada pelos químicos como um "tecido de fantasias".

Esdaile realizou trezentas operações utilizando hipnotismo, uma técnica que aprendeu com Mesmer. Mas seus relatórios científicos não podiam ser publicados em jornais médicos porque Mesmer havia sido rejeitado como um charlatão e uma fraude.

A descoberta da circulação do sangue por Harvey foi recebida com incredulidade, e rejeitada por muitos com base em um *a priori*. Foram publicados livros acusando-o de falácia e exigindo que rejeitasse suas idéias, que claramente eram sonhos impraticáveis e vôos da fantasia. O próprio Harvey ficou tão aborrecido com os ataques a seu trabalho que escreveu:

"Acredito que devo mudar minha conduta e agir com mais cuidado, pois encontrei tantas indicações de grosseria diante da luz de observações cheias de verdade e conclusivas. Não se pode evitar que os cães latam e vomitem seus estômagos fétidos, ou que se encontrem cínicos entre os filósofos, mas deve-se tomar cuidado para que eles não mordam ou inoculem seus humores de loucura nem que, com seus dentes de cão, roam os ossos e as bases da verdade"(6.153).

Quando os Curie descobriram o rádio, "a descoberta descontentou um mundo de conhecimento adquirido e desmentiu as idéias mais firmemente estabelecidas sobre a composição da matéria". Os físicos e químicos da época se mantiveram à distância e recusaram-se a acreditar na realidade do efeito da radiação até serem capazes de examinar a *estrutura* do primeiro decigrama de rádio.

Quase duzentas experiências de grandes homens, pioneiros nas artes ou ciências, mal recebidas por parte de seus contemporâneos, foram reunidas por Walter Hoppe. São uma documentação impressionante da *irracionalidade* com que a ciência ortodoxa reage diante de bem racionais e cuidadosamente documentadas descobertas feitas pelas mentes criativas da época.

Koestler resumiu este conservadorismo inato nas seguintes palavras: "A matriz coletiva de uma ciência, em um dado momento, é determinada por um tipo de sistema que inclui universidades, sociedades de profissionais e, mais recentemente, as redações dos jornais técnicos. Como outros sistemas, estão consciente ou inconscientemente voltados para a preservação do *status quo* — em parte porque as inovações não ortodoxas são uma ameaça às suas autoridades mas, também, porque há o medo de que seu edifício intelectual, laboriosamente erigido, possa ruir frente ao impacto. A ortodoxia corporativa tem sido a maldição do gênio, de Aristarco a Galileu, para Harvey, Darwin e Freud; através dos séculos, suas falanges inflexivelmente defenderam o hábito contra a originalidade"(3.240).

Comum a todos estes casos está uma insistência em cegamente descartar fatos que não condizem com uma teoria preexistente. Teoria transforma-se em dogma quando utilizada como racionalização para exclusão de todos os fatos que não pode explicar ou invalidar. A abordagem aberta e correta de um verdadeiro cientista foi bem descrita por Popper quando escreveu: "Nosso método de pesquisa não é o de defender nossas antecipações a fim de provarmos o quão corretos estávamos. Pelo contrário, tentamos derrubá-las. Utilizando todas as armas de nosso arsenal lógico, matemático e técnico, tentamos provar que nossas antecipações eram falsas a fim de formularmos no lugar delas novas, injustificáveis e injustificadas antecipações, preconceitos novos, imaturos e prematuros... O ponto de vista errado da ciência se denuncia em sua ânsia de estar certo; pois não é a posse do conhecimento, da verdade irrefutável, que faz um homem de ciência mas, sim, sua busca persistente e sem descanso da verdade"(9).

Nesta busca da verdade, a necessidade básica para Reich era o contato sem perturbação com o objeto da pesquisa. O contato com o que se está estudando podia ser obstruído por uma série de fatores. A submissão cega ao conhecimento apreendido era uma; a pressa em isolar o objeto de estudo, matá-lo, dissecá-lo, esterilizá-lo, freqüentemente agia de forma que o pesquisador acabava tornando-se muito familiar com a natureza morta, mas compreendia muito pouco a natureza viva. A couraça-personalidade podia paralisar a capacidade de perceber o novo ou de raciocinar em terreno pouco familiar.

"Assim tornou-se uma lei metodológica fundamental, em meu trabalho", escreveu Reich, em 1938, "assumir todas as aquisições técnicas da pesquisa científica a fim de registrar com exatidão todas as observações práticas mas, para não ser perturbado, deixar de lado inicialmente qualquer exposição teórica. Para eliminar dificuldades do trabalho, no início, tenho o hábito de expressamente pedir a meus colaboradores para apenas empregarem seus conhecimentos e técnicas fatuais mas, tanto em relação ao trabalho quanto a mim mesmo, esquecerem todas as teorias ou pontos de vista que tenham aprendido... Em um segundo estágio da pesquisa científica, portanto, tem-se não só que superar fatos e problemas, e não apenas combater e refutar pontos de vista, freqüentemente falsos, que foram legados, mas, conjuntamente, ao lado da sensação de exatidão e correção das próprias assertivas, que necessariamente se deve ter, é preciso combater a dúvida incessante e atormentadora sobre as próprias crenças, que pode dar excelentes frutos mas também pode levar a que o trabalho seja abandonado prematuramente... O mesmo é verdade para as atitudes básicas que são essenciais para o trabalho deste tipo. Seu princípio básico é: não acredite em nada, só se convença daquilo que seus olhos virem, e nunca perca de vista um fato que foi observado até ele ser totalmente descoberto"(1.99).

Em duas notas breves sobre pesquisa básica, dez anos depois, Reich reiterava a importância crucial de acreditar-se na evidência das próprias percepções, sem dar importância ao fato de serem permitidas ou não segundo a teoria dos livros; de nunca tentar aplicar critérios válidos em um campo conhecido da experiência para um terreno desconhecido, até que a experiência mostre que eles teriam alguma relevância ali; de não tentar "controlar" experiências até se estar totalmente familiarizado com a estrutura experimental original, e sentindo-se em casa em um novo território científico; de estar pronto para rever idéias preconcebidas sob a luz de novas provas e de recusar-se a dar a uma autoridade, em um campo, o direito deste título em um novo campo, até ela ter se familiarizado, em primeira mão e detalhadamente, com os materiais e conceitos deste campo.

A este tipo de devoção esmerada aos fatos que estudava — fossem os sintomas de uma neurose, os detalhes de uma patologia social, as observações microscópicas dos bions, ou a década de trabalho sobre as várias funções das radiações atmosféricas — Reich somou sua brilhante capacidade de procurar os princípios comuns do funcionamento que governam os fenômenos de sua pesquisa.

Antes de novamente examinarmos o trabalho de Reich, como ele mesmo fez, para revelarmos as conexões funcionais que descobriu, é interessante olharmos um outro exemplo, do campo da medicina, que caminhou na direção de uma *função unificadora* e, portanto, em direção de uma simplificação total, em vez de seguir a direção da busca de variações infindáveis, isoladas entre si.

Ainda um jovem estudante de medicina, com dezoito anos, Hans Selye refletiu sobre as características que todos os estados doentios pareciam ter em comum e não sobre as várias características específicas que os distinguiam.

"Não podia entender", escreveu, "por que, desde o início da história da medicina, os médicos colocaram todos os seus esforços concentrados no reconhecimento de doenças individuais e na descoberta de tratamentos específicos para elas, sem darem nenhuma atenção à muito mais evidente 'síndrome de simplesmente estar doente'."

À medida que se envolvia cada vez mais com o curso médico, os diversos problemas específicos de diagnóstico e tratamento parecem ter embaçado sua percepção do princípio funcional comum e a síndrome de estar doente foi transferida de sua consciência "para aquela categoria nebulosa dos argumentos puramente abstratos que não devem nos aborrecer". Mas dez anos depois, suas anteriores premonições foram confirmadas pela descoberta do que Selye chamou de "síndrome de adaptação geral" do *stress*. O conceito de *stress* de Selye tem sido comparado em importância com o trabalho de Pasteur, Ehrlich e Freud, e ele tem sido chamado de "Einstein da medicina".

Como Reich, Selye refletiu sobre seus próprios processos de pensamento. Para ele, isso era de importância vital, uma vez que o reconhecimento do conceito de *stress* não dependia do desenvolvimento de complicadas peças de aparelhos, novas técnicas de observação, nem mesmo de muito treinamento, ingenuidade ou inteligência no que se referia a ele, mas simplesmente de um estado de mente sem preconceito, um ponto de vista novo.

Nos vinte anos seguintes desde a formulação do conceito de *stress,* Selye havia adquirido todas as facilidades de um centro de pesquisa moderno com uma equipe de cerca de cinqüenta técnicos e assistentes treinados. Mas ele considera todo o seu trabalho posterior como incomparavelmente menos importante que a experiência simples que havia feito, vinte anos atrás, com um par de tesouras, uma seringa e alguns ratos de laboratório, nos quais, pela primeira vez, testou a hipótese do *stress.* Em outras palavras, o brilhante *ponto de vista funcional* (que levou a uma diferente direção dos estudos médicos anteriores sobre mecanismos específicos e estruturas) produziu resultados que duas décadas de trabalho de detalhes apenas confirmaram e seguiram os efeitos em suas múltiplas variações.

Seu conselho aos estudantes é magistral:

"Creio que todo jovem no início da carreira — quer deseje ser um cientista, artista, homem de negócio ou engenheiro — deve ter em mente que não precisa nada mais a não ser seus próprios olhos para ver toda uma floresta. Só para a detecção de algum detalhe mínimo em uma única célula de uma árvore da floresta é que precisará de um microscópio. Meu conselho aos jovens, em início de carreira, é que tentem olhar para o exterior das grandes coisas com sua mente nova, sem treinamento e sem preconceito. Quando for mais velho, talvez não seja capaz de "ver a floresta pelas árvores"... Há duas formas de se detectar as coisas que ninguém vê: uma é visar o menor detalhe possível utilizando os melhores aparelhos de análise disponíveis, a outra é simplesmente olhar as coisas de um novo ângulo pelo qual exponham facetas até agora ocultas. A primeira exige dinheiro e experiência; a segunda não faz nenhuma pressuposição — na verdade, ela é realmente ajudada pela simplicidade, pela falta de preconceito e pela ausência de hábitos estabelecidos de pensamento que tendem a acontecer após muitos anos de trabalho"(12).

Finalmente: "Não é o ver pela primeira vez mas, sim, estabelecer sólidas relações entre o anteriormente conhecido e o até agora desconhecido que constitui a essência da descoberta científica".

É interessante que Reich gostasse de usar diagramas simples que se utilizavam de flechas retas e curvas e que, algumas vezes, arqueavam-se sobre si mesmas, para indicar as relações funcionais que desejava mostrar. Estes diagramas simples e ingênuos eram freqüentemente ridicularizados por aqueles que não conseguiam perceber seus conceitos e os citavam como prova de que Reich deveria ser "maluco" para publicar estes diagramas em um livro científico. É de considerável interesse que Selye também usasse diagramas de certa forma bizarros e ingênuos para ilustrar *sua* metodologia. Há muitos outros paralelos, entre os detalhes do conceito de *stress* de Selye e o conceito de Reich sobre a biopatia, que merecem ser estudados.

Esta discussão preliminar da abordagem funcional é necessária porque, de outra forma, seria fácil termos a impressão de que o método de Reich sobre o "funcionalismo orgonômico" era uma nova filosofia ou sistema metafísico. Nada poderia estar mais longe da verdade. Foi uma tentativa consciente para observar de mais perto o processo de percepção científica e "bi-sociação" (para utilizarmos o termo de Koestler), pelo qual se vai da complexidade detalhada para uma compreensão de processos funcionais básicos que são subjacentes a eles e nos quais têm suas raízes; e através do que, tendo percebido o princípio de funcionamento comum subjacente, pode-se voltar novamente, com um novo ponto de vista, para olhar as variações detalhadas e processos específicos que surgem de uma raiz comum.

Agora é possível mostrar os subjacentes processos de pensamento que guiaram toda a pesquisa de Reich até hoje. A apresentação, até agora, tem-se concentrado na comunicação das descobertas detalhadas do trabalho de Reich. Mas nenhuma destas descobertas teria sido possível sem o método de raciocínio que guiou Reich, no início inconscientemente e mais tarde, conscientemente, para campos cada vez mais profundos e extensos do funcionamento.

No início de seu trabalho, Reich defrontou-se com a imensa variedade, por um lado, de experiências sexuais individuais e, por outro, de tipos de caráter clínico. Hoje em dia pode-se ler vastos compêndios enciclopédicos sobre comportamento sexual com detalhes exaustivos. Estudos similares existem no campo psiquiátrico. Tipificam a atenção monumental a pequenos detalhes que tem um paralelo na pesquisa extensa sobre doenças específicas enfrentada por Selye.

A percepção funcional de Reich levou-o a reduzir a um princípio comum todas as formas de perturbação sexual, incluindo muitas formas de sexualidade que normalmente não eram consideradas como perturbações: impotência orgástica. Da mesma forma, no campo das atitudes de personalidades, expôs o princípio de funcionamento que está na raiz de toda formação de personalidade neurótica: o princípio de aglutinar a energia libidinal e imobilizá-la.

No orgasmo, sensações psíquicas e excitação física são unificadas em uma profunda experiência psicossomática. O Reich posterior seguiu as qualidades da relação sexual, profundamente recompensadora, e as da que não trazia nenhuma recompensa, quanto mais fundo ia no campo do funcionamento dos processos vegetativos. Ao mesmo tempo, cada princípio de funcionamento comum podia ser usado como trampolim para revelar todo um novo campo de pesquisa, seguindo as relações na direção oposta e explorando as variações em um campo paralelo ou antitético. Assim, tendo estabelecido o conceito de impotência orgástica, ele podia ser usado para abrir o campo da sociologia; e milhares de relações tornaram-se claras à medida que Reich explorava os paralelos funcionais entre estrutura de caráter e estrutura social, estase neurótica individual e dinâmicas da praga emocional dentro de um grupo.

Da mesma forma, depois de estabelecido o conceito de unidade e antítese da vida vegetativa, este conduziu para o campo somático, à medida que todo o complexo padrão de tensões musculares tornou-se claro. Ansiedade (sensação psíquica) não "causava" tensão corporal ou sintomas como úlceras estomacais. Os sintomas nos dois campos eram expressões funcionais de uma "contração simpática" subjacente ao sistema nervoso autônomo.

Novamente aqui, em um campo natural profundo, Reich encontrou paralelos com outros campos (elétrico, químico) que eram equivalentes em função. Foi assim que o estudo da antítese entre prazer e ansiedade levou, na área clínica, ao campo das correntes de plasma, movimentos amebóides e, finalmente, através dos bions, ao campo da patologia celular.

Quando Reich comparou a célula cancerígena a um protozoário ou o reflexo do orgasmo aos movimentos de uma água-viva, não estava olhando detalhes de estrutura, mas identidades funcionais. A descoberta de uma radiação em sua cultura preparada que não era específica a uma cultura, nem mesmo a toda uma extensão de culturas, nem específica apenas a seres vivos, mas também existia na atmosfera, levou Reich ao campo do funcionamento que era mais profundo e extenso do que qualquer outro onde já tivesse trabalhado. Naturalmente, cada passo unificador abriu um grande número de variações a serem seguidas, culminando na PFC de uma forma energética que parecia estar "em todo lugar".

Ainda não se sabia se esta energia se estenderia além da atmosfera ou se operaria no "espaço vazio". E foi nesta direção que se voltou a pesquisa de Reich.

REFERÊNCIAS

1. Reich, Wilhelm, Tradução inglesa de *Die Bione* (Sexpolverlag, Oslo, 1938).
2. Reich, Wilhelm, 'Orgonomic functionalism', *Orgone Energy Bulletin*, Vol. 2, 1950; Vol. 3, 1951; Vol. 4, 1952.
3. Koestler, Arthur, *The Act of Creation* (Hutchinson, Londres, 1954).

4. Himmelfarb, G., *Darvin and the Darvinian revolution* (Anchor Books, Nova York, 1959).
5. Bronowski, J., 'The creative process', *Scientific American,* setembro de 1958.
6. Wyatt, R. B., *William Harvey* (Londres, 1924).
7. Curie, Eve, *Madame Curie* (Heinemann, Londres, 1938).
8. Hoppe, Walter, 'Great men in conflict with the emotional plague', *Orgone Energy Bulletin,* Vol. 3, N.ºs 1-2, 1951.
9. Popper, Karl, *The Logic of Scientific Research* (Londres, 1956).
10. Reich, Wilhelm, 'A note on basic scientific research', *Orgone Energy Bulletin,* Vol. 1, N.º 4, 1949.
11. Reich, Wilhelm, 'Rules to follow in basic research', *Orgone Energy Bulletin,* Vol. 3, N.º 1, 1951.
12. Selye, Hans, *The Stress of Life* (Londres, 1966).

CAPÍTULO DEZ

ENERGIA CÓSMICA
Teoria e Prática

Em 1947, Reich começou uma série de novas experiências que pretendiam demonstrar objetivamente a presença da energia orgônica que, até então, só era detectável nas formas indicadas na seção *Organismo e Atmosfera*. Estas experiências iniciariam um salto qualitativo, nos conceitos sobre energia física de Reich, que iriam resultar em três desenvolvimentos radicalmente novos em seu trabalho:

1. A crença de que a energia com a qual estava trabalhando era uma energia cósmica *primordial*, onipresente no organismo, na atmosfera, em minerais e no espaço. Se a radiação eletromagnética era produto da decomposição e transformação da massa, segundo as leis da física quântica, a energia orgônica, segundo acreditava, era uma energia pré-atômica de massa livre que sob certas condições poderia formar partículas de massa. Estas especulações eram de um tipo totalmente diferente das conclusões muito mais cautelosas de que a atmosfera continha uma forma de energia com os efeitos que Reich já havia estudado. Elas formavam uma teoria física, especulativa e compreensível, de um substrato universal da existência, que se assemelhava, em muitas formas, aos conceitos científicos anteriores de "éter".

2. Se a teoria cósmica de Reich, de um éter universal ou oceano de energia, estivesse correta, seria interessante reexaminar alguns dos ensinamentos religiosos e filosóficos tradicionais sobre as raízes do homem na natureza. Estes ensinamentos poderiam ser entendidos como percepções místicas de um processo energético físico fundamental. Assim, Reich transferiu-se da física para o estudo dos *paralelos* filosóficos e religiosos. Estava interessado em reinterpretar algumas idéias tradicionais em termos das implicações que extraiu de seu programa de pesquisa, e não em abandonar a pesquisa para fundar uma nova religião, como pensaram alguns críticos, que leram

apenas livros isolados de Reich e não tinham informações sobre o desenvolvimento global de sua obra, ou sobre a maneira como cada passo se baseava em passos anteriores, que apenas poderiam ser compreendidos pela imersão total em disciplinas específicas que têm sido a matéria-prima desta apresentação das idéias e descobertas de Reich.

3. O terceiro resultado da nova série de experiências de Reich foi sua preocupação em explorar a relação entre energia orgônica e radiação nuclear. O resultado da introdução de materiais radiativos em acumuladores orgônicos foi trágico, de efeitos colaterais de amplo alcance, e levou a várias formas de enfermidades no próprio Reich e em diversos colegas seus. Todo o trabalho de seu último período surgiu dos eventos extraordinários associados ao que Reich chamou de experiência do "Oranur" (orgônio antinuclear).

Desenvolvimentos na Física Orgônica

As demonstrações físicas do orgônio baseavam-se nos efeitos térmicos, eletroscópicos, fluorométricos e biológicos já descritos. Um problema que não foi resolvido por nenhum destes experimentos foi a relação entre energia orgônica e energia elétrica e eletromagnética.

Na época das experiências bioelétricas, Reich já havia assumido que as correntes que havia medido eram resultados da eletricidade do corpo. Após a descoberta das radiações em bions e na atmosfera, e o estudo dos efeitos da energia orgônica, Reich concluiu que as leituras que havia obtido no oscilógrafo, em Oslo, tinham sido um efeito elétrico secundário de uma energia biológica primária. Apenas desta forma poder-se-ia explicar como as poderosas energias da vida orgânica poderiam ter sido registradas no aparelho apenas como minivolts. Durante muitos anos, Reich voltou diversas vezes à questão da relação entre orgônio e energia eletromagnética. Em 1944, publicou um artigo no qual apresentava uma discussão imaginária entre ele próprio e um físico tradicional, e no qual muitos dos conhecidos efeitos da "eletricidade estática" eram reexaminados. Reich concluía que pelo menos os chamados efeitos "estáticos" eram mais facilmente explicáveis como manifestações do orgônio do que da eletricidade. O artigo sobre "Pulsação orgônica"(1) era insatisfatório sob vários aspectos. Primeiramente, prometia-se uma continuação que nunca apareceu. Em segundo lugar, muitos dos pontos de vista atribuídos ao eletrofísico não seriam aceitáveis como um retrato real do ponto de vista tradicional.

Em 1944, Reich construiu um "medidor de campo energético de orgônio" que consistia em um par de placas de metal insuladas, conectadas a uma fonte de alta voltagem. Ele descreveu diversos efeitos eletroscópicos e luminescentes que atribuía à criação de um campo de energia de orgônio (2). Novamente, contudo, estes efeitos eram difíceis de se distinguir das propriedades normais de um campo eletroestático, e é significativo que nenhum uso subseqüente do medidor de campo tenha sido descrito por Reich em qualquer uma de suas publicações.

Em diferentes momentos entre 1940 e 1947, Reich voltou ao problema não solucionado da relação entre orgônio e radiação eletromagnética. Havia algumas indicações de que o calor e a luz pareciam promover um efeito orgônico mais intenso. Ocasionalmente, Reich especulava se a energia orgônica possuía algumas das propriedades atribuídas aos raios cósmicos, mas foi só depois de maio de 1947 que tomou a decisão de pedir a um fabricante de Filadélfia um contador Geiger-Müller, com o propósito de descobrir se o instrumento padrão para a detecção de radiação cósmica apresentaria alguma resposta às concentrações orgônicas.

Reich havia reservado uma sala de seu laboratório, de 6 m por 5,5 m, como "sala orgônica", onde realizou muitas experiências. Era forrada com folhas de metal e continha diversos acumuladores de orgônio. Assim que chegou o contador Geiger, Reich o levou ao laboratório para testar suas reações. Normalmente, um contador Geiger reage de maneira constante aos raios cósmicos e mede o que é denominado de "radiação de fundo". A contagem natural de fundo flutuava dentro de certos limites, mas, normalmente, não excedia a trinta por minuto.

Quando o contador Geiger foi colocado na sala orgônica, não houve mudança detectável da contagem normal de fundo. Reich concluiu que ele não tinha nenhuma utilidade como meio de detectar a energia orgônica. Entretanto, foi deixado no laboratório, colocado dentro de um tubo cilíndrico de metal para atuar como um acumulador de orgônio em miniatura. De vez em quando, Reich ligava a bateria para testar o aparelho, mas ele não apresentava nenhuma reação. Contudo, no início de agosto do mesmo ano, cerca de quatro meses depois que o contador Geiger foi instalado, Reich ligou sua bateria e recebeu uma série muito rápida de estalidos vindos do aparelho, talvez um vazamento direto da bateria. Apenas no dia seguinte, ele começou a estudar o fenômeno cuidadosamente e a desenvolver uma série de experimentos controlados para determinar sua causa. Segundo o fabricante do aparelho, a resposta máxima normal do contador Geiger à energia atômica estava na região de 50 impulsos por segundo ou uma contagem de 3.000 por minuto (c.p.m.). A média no contador de Reich era de 6.000-8.000 c.p.m. ou cerca de 115 c.p.seg.

Como checagem de um possível defeito do aparelho, Reich pediu um segundo contador. Mas, após o período de imersão, na concentração orgônica, ele também reagiu com altas contagens. Parecia que os contadores Geiger só respondiam após um período de aclimatação à energia: que apenas depois de terem podido ficar durante um período de tempo em uma acumulação orgônica muito carregada é que se instalava e tinha início uma rápida escalada na quantidade de impulsos registrados.

Reich realizou um certo número de experiências sobre as variações no ritmo da contagem, segundo a umidade atmosférica que se sabia diminuir o efeito orgônico. Foi capaz de eliminar o efeito retirando os contadores do acumulador e deixando-os durante uma noite em campo aberto.

Reich media o ritmo dos contadores Geiger três vezes ao dia, diariamente, nas primeiras quatro semanas após o início das altas contagens. As descobertas experimentais são relatadas detalhadamente em uma monografia de trinta e duas páginas sobre as reações dos contadores Geiger (3).

Neste mesmo mês, Reich depositou uma declaração autenticada por tabelião (4) sobre a descoberta de uma *força motriz* orgônica, uma vez que havia conseguido provocar uma revolução no impulso do contador apenas impregnando os contadores Geiger em aparelhos de energia orgônica, sem a introdução de nenhuma outra forma de energia como raios-X e material nuclear.

Um ano depois, Reich fez experiências com tubos de vácuo (pressão de 0,5 micron) ligados a seu contador de impulsos, em lugar dos tubos cheios de gás do aparelho Geiger-Müller. Interpretações de resultados, novamente, são um tema altamente técnico, e a série completa de experiências é relatada em uma segunda monografia de trinta e quatro páginas (5). A principal descoberta foi de que a razão da contagem era *mais alta* do que nos tubos com gás; e uma forte luz azul-violeta foi obtida nos tubos. Tubos de vácuo que não haviam sido carregados com orgônio *não* se iluminavam e não causavam nenhuma reação no contador de impulsos. Isto é, o efeito de saturação parecia funcionar aqui como na série de experiências iniciais com os experimentos com o Geiger.

Como os efeitos orgônicos eram mais fortes no vácuo do que normalmente, Reich concluiu que a presença de gás no tubo impedia a força total das manifestações orgônicas. Estas observações fortaleceram sua crença de que estava lidando não só com uma energia atmosférica mas com uma energia cósmica que funcionava até com mais força no "espaço vazio".

O "conceito de éter" e a orgonomia

Uma das objeções mais comuns contra a teoria orgonômica de Reich foi de que, se o orgônio existisse, já teria sido descoberto.

Uma série de exemplos já foram dados anteriormente de como pesquisas fenomenológicas em diversos campos sugeriam que, realmente, muitas de suas propriedades haviam sido descobertas muitas vezes no passado.

A idéia de uma energia cósmica primordial e universal, contudo, parece tão grandiosa que muitos que leram os resumos dos últimos pronunciamentos de Reich sobre suas descobertas inclinaram-se a rejeitar todo o corpo de sua pesquisa energética em virtude da natureza muito disseminada, extensa e generalizada de seu ponto de vista cósmico.

Há, contudo, um conceito científico muito importante e há muito estabelecido que tem muitas semelhanças com o conceito de orgônio que devemos observar mais atentamente. É o conceito de *éter*. O ponto de vista de que o espaço é preenchido por um meio sem massa é muito antigo, no mínimo tão antigo quanto os gregos. Da época de Newton à época de Einstein, foi um ponto de vista largamente aceito com um crescente *status* científico respeitável. Newton escreveu a Robert Boyle em 1769: "Suponho que haja, em todos os lugares, uma substância etérea capaz de contrair-se e dilatar-se, extremamente elástica e, em uma palavra, muito semelhante ao ar em todos os sentidos mas muito menos tênue"(6). Kant criticou o conceito cartesiano de um éter difuso em toda parte, que penetrava em tudo, movia-se através de todas as coisas e fazia com que tudo se mantivesse unido. Clerk Maxwell, o fundador da teoria eletromagnética, escreveu que: "As vastas regiões interplanetárias e interestelares deixarão de ser consideradas como espaços desertos do universo... Descobriremos que elas estão cheias de um meio maravilhoso; tão preenchidas que nenhum poder humano pode removê-lo da mais ínfima porção de espaço ou produzir a menor fenda em sua continuidade infinita"(7.25).

Michael Faraday sugeriu que a transmissão da força magnética "pode ser uma função do éter; pois é pouco provável, no caso de existir éter, que não tenha outra função além da condução da radiação"(7.65).

Sir J. J. Thomson, o diretor dos laboratórios Cavendish e descobridor do elétron, escreveu que: "A massa completa de qualquer corpo é apenas a massa de éter que envolve o corpo e que é conduzida pelos tubos Faraday, associados com os átomos do corpo. Na verdade, toda massa é massa do éter; todo *momentum*, *momentum* do éter; e toda energia cinética, energia cinética do éter"(7.91).

Einstein (8), em uma cuidadosa análise do "éter e da visão mecanicista" e "éter e movimento", formulou razões por que o conceito de éter foi rejeitado pelos físicos modernos, seguindo-se à clássica experiência de Michelson e Morley sobre a maneira de se medir a velocidade da luz. Einstein descreve esta experiência como uma das que nos permitem testar a teoria de "movimento através do mar de éter". Concluiu que o resultado dessa experiência era um veredicto de morte à teoria de um mar de éter calmo através do qual toda a matéria se moveria.

Reich, em uma discussão da experiência Michelson-Morley (9), assinalou que apenas o conceito de éter estático havia sido rejeitado. Se, como assumia sua teoria, o próprio éter tivesse um movimento do tipo ondulatório, seriam possíveis outras interpretações. Assim, não considerava os resultados desta experiência como decisivos.

As teorias científicas, até certo ponto, estão sujeitas a modas. A noção de que o espaço estava "vazio" substituiu a anterior teoria do conceito de éter. Mas também deve-se registrar que, em uma época anterior, o próprio Einstein estava disposto a apoiar a teoria do éter nos termos mais comprometedores. Em "Informações sobre a Relatividade" (*Sidelights on Relativity*) escreveu: "Há poderosos argumentos que nos induzem em favor da hipótese do éter. Negar o éter é, em última instância, assumir que o espaço vazio não tem nenhum tipo de qualidade física. Os fatos fundamentais da mecânica não se harmonizam com este ponto de vista... Segundo a teoria geral da relatividade, o espaço está repleto de qualidades físicas; neste sentido, portanto, existe ali o éter. Segundo a teoria geral da relatividade, espaço sem éter é impensável"(7.123).

Mesmo após a posterior refutação de Einstein do conceito de éter, nem todos os físicos aceitaram sua interpretação. Lord Samuel proferiu uma palestra na Associação Britânica, em 1951, na qual sugeria a existência de um *continuum* de espaço-energia. O espaço, argumentava, é preenchido por um "éter-energia" que existe em dois estados: quiescente e ativo. Alguns dos paralelos entre este conceito e o de orgônio de Reich foram estudados pelo físico inglês R. H. Atkin (10).

Em uma monografia sobre "Energia cósmica orgônica e éter"(9), Reich resumiu doze maneiras pelas quais as funções atribuídas ao conceito de éter eram comparadas ou diferenciadas das funções que havia observado em suas pesquisas. Havia, evidentemente, uma série de propriedades que o orgônio possuía que não estavam associadas ao éter.

Há uma série de maneiras pelas quais se pode abordar a teoria da energia cósmica de Reich. Ela pode, por exemplo, ser rejeitada como extremamente não científica. Neste caso, o conceito de éter era também extremamente não científico e Newton, Faraday, Clerk Maxwell, o jovem Einstein e Lord Samuel eram extremamente não científicos. Outro ponto de vista é de que o conceito de éter era um *conceito filosófico* e não uma verdadeira teoria científica. Pode-se então argumentar que Newton, o cientista natural, deve ser diferenciado de Newton, o filósofo natural. Não é nenhuma novidade dentro da ciência que grandes inventores e pioneiros mantenham teorias errôneas ou que tenham pontos de vista especulativos. Segundo esta visão seria necessário separar cuidadosamente as *descobertas de pesquisa experimental* de Reich de sua *teoria da energia cósmica*. A primeira poderia ser repetida e demonstrada; a segunda seria provisória e experimental. Um terceiro ponto de vista seria de que Reich reabriu a antiga controvérsia sobre o éter por trazer novas evidências e de que sua teoria seria uma fonte extraordinariamente fértil de hipóteses que se revelaram como formas inteiramente novas de se olhar as relações fundamentais entre massa e energia, formas de vida e processos cósmicos.

Durante o ano de 1950, Reich escreveu um livro, "Superimposição Cósmica" (*Cosmic Superimposition*) (11), que era altamente especulativo. Lançou uma série de noções sobre a derivação de certos processos naturais da tendência da energia orgônica em fundir-se, superimpor-se e levar à formação de partículas de massa. Acreditava que os padrões em espiral encontrados em grandes eventos como furacões e na formação de galáxias eram compatíveis com sua teoria cósmica. Ao explicar alguns eventos que se encontram nas fronteiras do conhecimento científico, todas as teorias tornam-se especulativas. A Astrofísica é sabidamente conhecida pela proliferação de teorias mutuamente contraditórias que explicam a origem dos eventos estrelares e galáticos. Fred Hoyle (12) alcançou grande popularidade com sua visão cientificamente séria de que partículas de gás hidrogênio interestelar eram formadas pela condensação de algum *continuum* de fundo, hipotético e invisível. Esta visão guarda muita semelhança com a de Reich de que partículas atômicas poderiam ser formadas por um processo de condensação do oceano energético de orgônio sem massa. Se o *continuum* de fundo, como o mar de éter, era uma hipótese conveniente em determinado estágio da ignorância científica, o conceito de Reich tem a vantagem adicional de, em certas áreas, ser passível de teste. Suas especulações sobre a relação entre funções orgônicas na atmosfera e funções meteorológicas, por exemplo, poderiam passar por testes se tentássemos modificar o tempo sob a luz desta teoria. Este foi um desafio que Reich aceitou na fase final de seu trabalho, quando um extenso programa experimental foi iniciado, e que será descrito em outro contexto.

Por volta de 1948, Reich cunhou o termo "orgonomia" — o estudo da energia orgônica — como um nome compreensivo para todo seu campo de trabalho. Tinha a vantagem de unificar seus diferentes conceitos em diversos campos, mas com a desvantagem de dar uma coloração orgônica retrospectiva a trabalhos que precederam em muitos anos sua pesquisa da energia física. Assim, daí em diante, a nova terminologia foi usada de uma forma que tendia a isolar o trabalho de Reich do contexto no qual se havia desenvolvido, e alienar outros trabalhadores profissionais do que parecia, numa visão superficial, um estranho culto pseudocientífico. Reich agora falava de "psiquiatria orgônica" quando se referia ao campo da análise da personalidade. A área das doenças sistêmicas tornou-se o campo de pesquisa da "medicina orgônica". Vegetoterapia foi abandonada, enquanto nome, e *"terapia orgônica psiquiátrica"* tomou seu lugar, cuidadosamente diferenciada da terapia orgônica física com o acumulador. Estas mudanças eram só na terminologia, mas parecia que ele havia formulado uma complicada cosmologia especulativa neofreudiana, derivada de noções altamente hipotéticas. O retrato verdadeiro, evidentemente, era exatamente o contrário; Reich só se permitiu extensas especulações teóricas após trinta anos de descobertas meticulosamente detalhadas e cuidadosamente elaboradas.

Sentimentos oceânicos

Reich presumia, neste momento, que o espaço estava preenchido com uma energia primordial que era a fonte da qual todas as formas de matéria havia derivado. Esta energia cósmica, percebida fora do organismo, era idêntica à energia biológica "vital" percebida dentro de nossos próprios organismos. A sensação de unidade entre homem e natureza que caracterizava a experiência estética de muitos artistas, místicos e pessoas em uma alta forma de consciência, corresponderia a uma percepção da identidade básica da energia dentro e fora do organismo. Dava origem aos conhecidos sentimentos oceânicos que são vivenciados em estados de êxtase religioso, quando se está profundamente apaixonado ou fortemente impressionado por algum evento natural.

Através dos tempos, as religiões do mundo apresentaram, sob forma mística, os ensinamentos de que há uma "base da existência" fundamental da qual derivam toda existência e experiência individual. A religião hindu fala do "atman" como a fonte do caráter psíquico do *self*, sua essência individual, que seria idêntica ao "Brahman", o princípio cósmico do universo. Northrop, em uma discussão sobre filosofia oriental, usou o termo *"continuum* estético indeterminado" para uma realidade que abrangeria tudo nas bases da existência (13, 14). O cristianismo fala do Reino de Deus como estando "dentro de você". Deus é descrito como um poder que rege os céus, o criador do universo, presente em todas as coisas.

Quando Reich formou seu conceito de energia cósmica, começou a ver como ele estava relacionado em inúmeras formas com conceitos religiosos. Os hindus falam de uma energia universal chamada "prana" que tem propriedades terapêuticas. Dizem que existe na atmosfera e nos organismos vivos, assim como no "espaço vazio". Os sentimentos oceânicos de identificação do homem com o cosmos podem ser encontrados nos místicos do taoísmo, budismo e cristianismo. Podem ser encontrados até nos sóbrios e lógicos escritos do filósofo Spinoza, que igualou Deus com o todo da ordem natural resultando na discussão, que perdura até hoje, sobre se Spinoza foi um materialista que reduziu Deus à matéria ou um místico que viu a mão de Deus em todas as coisas.

Reich havia sido, durante toda sua vida, um forte e implacável crítico do misticismo das religiões organizadas. Conhecia sobejamente as formas pelas quais os ensinamentos religiosos se fossilizavam em ortodoxias e eram utilizados para pressionar a vida emocional do indivíduo, e em particular sua vida sexual, através dos tempos. Para muitos, parecia que ele havia enlouquecido quando começou a usar a terminologia do cristianismo — Deus, Cristo, céu, pecado — como veículos para expressar, em outra forma, idéias derivadas da psiquiatria, sociologia, biologia e física. Em seu monumental "O Assassinato de Cristo" (*The Murder of Christ*) (15), Reich reapresentou o que havia aprendido da vida emocional do homem em termos dos símbolos tradicionais do cristianismo. Por Deus entendia as leis naturais fundamentais do processo de energia cósmica; "Cristo" significava a incorporação dos processos naturais na vida emocional do homem: a pessoa harmoniosa, saudável e auto-regulada, o protoplasma sem perturbação de um bebê recém-nascido. Por "pecado" e o reino do "mal" compreendia toda a perversão da natureza humana à imagem de Deus com a qual se confrontava em seu trabalho sobre a estrutura da personalidade doente e o organismo danificado do homem (16). Por "céu" compreendia a vastidão do espaço cósmico cheia da silenciosa e fluorescente energia que estudou em seu laboratório e que acreditava ser o oceano de energia do qual as próprias galáxias haviam emergido.

Isso não era em absoluto uma mistificação de seu trabalho anterior. Apenas os que se aproximaram diretamente de livros como "O Assassinato de Cristo" ou "Éter, Deus e Diabo" (*Ether, God and Devil*), sem compreender o lugar destes livros no desenvolvimento total do pensamento de Reich, poderiam chegar a tal conclusão. O que Reich oferecia era o oposto da mistificação da natureza: a naturalização da religião. Reich sempre se interessava pelas pontes entre campos de conhecimento; sua pesquisa orgônica (desenvolvida anos antes de ter qualquer interesse pela concepção dos físicos por um "ar de éter" no espaço, ou a concepção dos místicos de "Brahman", "prana" ou "Deus") levou-o a ver estes conceitos de "orgônio", "éter" e "Deus" como intimamente relacionados. Enquanto o conceito de Deus permanecia como uma percepção intuitiva, subjetiva e qualitativa de uma unidade fundamental subjacente a todas as coisas, o conceito de éter era uma tentativa de formar uma noção objetiva das propriedades físicas de um *continuum* básico da matéria e da radiação. O que a teoria orgônica possuía, e que faltava às outras, era sua fundamentação em um cuidadoso trabalho experimental e clínico. O orgônio não só preencheria todo o espaço como o "éter" e faria surgir sentimentos oceânicos transcendentais, como "Deus"; tinha atributos convenientes precisos. Produzia diferença de temperatura no acumulador de orgônio e fazia com que o tubo de vácuo se iluminasse. Carregava o sangue e causava a dissolução de tumores cancerígenos. Podia ser observado no céu, à noite, e em uma sala escura. Irradiava-se do corpo humano, plantas e cristais, e cercava a Terra como um campo energético envolvente. Obscurecia chapas fotográficas e causava diversas sensações subjetivas relatadas pelas pessoas que se sentavam nos acumuladores. Fazia surgir a força motora que podia ser demonstrada com os contadores Geiger.

Portanto, não houve uma súbita "conversão religiosa" em Reich. Nem ele ficou louco. *Se* houvesse um éter no espaço, como muitos físicos respeitáveis haviam concluído, e se estivesse relacionado a processos orgânicos, da forma como o trabalho biológico e médico de Reich mostrava, então era perfeitamente consistente assumir-se, como o fez Reich, que uma percepção mistificada e incompleta deste *continuum* de fundo era responsável pelas preocupações religiosas com o fundamento da existência, sob vários nomes em diferentes credos.

A experiência antinuclear

O projeto de radiação antinuclear orgônica, Oranur (17), foi concebido como uma extensão dos estudos de Reich sobre doenças biopáticas. Queria determinar se a energia orgônica poderia ser utilizada como agente terapêutico no tratamento de doenças de radiação. No fim de 1950, em dezembro, Reich escreveu à divisão de isótopos da Comissão de Energia Atômica para obter material radioativo apropriado para utilização com ratos de laboratório, a fim de estudar os efeitos biológicos da energia orgônica em tecidos com radioatividade. Como não se conhecia nenhum antídoto para as doenças de radioatividade, o projeto tinha uma considerável importância, e Reich estava bastante animado com o início de um novo campo de investigações.

No início de janeiro de 1951, Reich obteve da C.E.A. dois miligramas de rádio, entregues em dois recipientes de 1 cm^3. Precauções rigorosas foram tomadas para o manuseio do material. O rádio foi manipulado com pinças e todos que trabalhavam neste projeto usavam roupas protetoras. Um miligrama de rádio foi colocado em um recipiente protetor na garagem da colina próxima, como um controle. Não foi tratado com nenhum acumulador de orgônio especial. O outro miligrama foi colocado em um carregador de orgônio de uma vez, que foi colocado em um acumulador de vinte vezes, na sala orgônica do laboratório, durante uma hora. A radiação experimental da amostra de rádio continuou diariamente por uma semana.

Os efeitos da experiência foram tão dramáticos, tão devastadores em seu impacto sobre a saúde de todos os envolvidos e tão imprevisíveis em seu surgimento, que, dentro de um curto espaço de tempo, todo o projeto teve de ser abandonado e se tomaram necessárias ações de emergência para eliminar a *reação em cadeia* que a pequena quantidade de material radioativo havia induzido na atmosfera orgônica altamente carregada do laboratório. Esta reação em cadeia tomou as seguintes formas:

1. *Reação atmosférica*

A atmosfera na sala orgônica, no acumulador e em toda a vizinhança do laboratório tornou-se altamente carregada. A contagem de fundo dobrou, ou triplicou, e as contagens por minuto do rádio protegido no acumulador orgônico era mais alta que as contagens sem o protetor longe do acumulador. Estas contagens, às vezes, chegavam a 100.000 c.p.m., e o mecanismo de contagem do Geiger ficava emperrado. Estas contagens não poderiam ser devidas ao rádio diretamente, porque quando o rádio era removido da sala orgônica para o ar livre, a reação do contador Geiger em relação a ele voltava a um nível normal. A alta carga na sala orgônica e na área do laboratório, contudo, permanecia mesmo quando o rádio havia sido removido.

2. *Reações biológicas*

Todos os trabalhadores associados à experiência Oranur sofreram sintomas corporais desagradáveis de alta carga energética: dores de cabeça, sensações de náusea, fraqueza e perda do equilíbrio, falta de apetite, pele manchada, sensações de pressão e conjuntivite. A própria filha de Reich teve a infelicidade de colocar sua cabeça em um acumulador não ventilado que havia estado na sala orgônica durante toda a série Oranur, e que havia permanecido ali durante várias semanas depois do rádio ser retirado. Ela ficou semiconsciente, sua respiração tornou-se muito difícil e o ritmo de seu pulso reduziu-se alarmantemente. Durante duas horas permaneceu em um estado de choque vegetativo grave, e temeu-se que seu coração poderia parar completamente de bater. Por fim, ela recobrou-se lentamente. Felizmente não houve mortes, apesar de um grande número de ratos de laboratório que foram expostos à atmosfera Oranur terem morrido subitamente com sintomas de doenças de radiação.

A impressão era de que a energia orgônica reagia ao material nuclear mudando sua natureza normalmente benigna em uma forma perigosa e mortal que poderia causar doença grave no sistema nervoso autônomo. Vários trabalhadores reagiram à doença Oranur com um agravamento específico de alguma anterior debilidade da saúde: a carga excessiva parecia afetar cada pessoa em seu ponto mais fraco. Um homem que, anos antes, havia sofrido de um avermelhamento da pele, desenvolveu uma inflamação da pele como reação à atmosfera altamente carregada. Uma pessoa que havia sofrido de problemas hepáticos reagiu com dores no fígado. A esposa de Reich, Ilse Ollendorff, ficou muito doente no fim de março com sintomas de exposição à radiação e teve que passar por uma operação que exigiu seis semanas de hospitalização.

A fraqueza específica de Reich estava em seu coração. Dois anos antes, durante um ataque de taquicardia, havia consultado um cardiologista que descobrira que ele sofria de hipertensão. Durante a experiência Oranur passou por sintomas semelhantes de carga excessiva como os outros trabalhadores envolvidos no projeto. É bastante provável que isto tenha contribuído para o grave ataque cardíaco que teve em outubro deste ano.

3. *Reações emocionais*

Os resultados desastrosos e inesperados da experiência Oranur causaram perturbações e indisposições emocionais muito além dos efeitos biológicos imediatos. O próprio Reich, apesar de muito perturbado pelas conseqüências perigosas e desagradáveis da experiência, esforçou-se para manter-se otimista sobre seu resultado. Sugeriu que poderia ser possível imunizar as pessoas contra doenças de radiações acostumando-as em pequenas doses ao efeito Oranur, mas esta conclusão era mais positiva do que o permitiam as reações em cadeia da experiência. Reich foi forçado a evacuar por diversos períodos sua família, colaboradores e assistentes de toda a área do laboratório. Os acumuladores de orgônio foram desmontados e a sala orgônica teve seu revestimento retirado. Todas as pesquisas foram interrompidas, mais ou menos, devido à emergência. Todos ficaram estressados. Muitas pessoas ficaram com medo e cortaram relações com Reich neste momento ou logo depois. O relacionamento de Reich com sua esposa passou por grande tensão e começou a se deteriorar.

Em sua biografia, Ilse Ollendorff descreveu como as irracionalidades de Reich no tratamento com ela tornaram-se mais ásperas depois da experiência Oranur. Mesmo em seus efeitos emocionais, a doença Oranur parecia particularizar e inflamar as fraquezas específicas da personalidade daqueles que atacava. Certamente, até a época da Oranur, era possível, como este relato tem feito, apresentar uma descrição das realizações do trabalho de Reich sem entrar em detalhes na sua vida emocional. A partir da experiência Oranur isto não é mais possível. Ela marca uma grande divisão em seu trabalho, que ele próprio reconhecia. Há seu trabalho anterior que o levou à Oranur; a quase catástrofe do próprio experimento, e o período posterior, quando o trabalho de Reich e sua personalidade começaram a interagir profundamente.

Agora abordaremos este período.

REFERÊNCIAS

1. Reich, Wilhelm, 'Orgonotic pulsation: talks with an electrophysicist', *Int. J. of.Sex-econ. and Org. Research*, Vol. 3, 1944.
2. Reich, Wilhelm, 'Experimental demonstration of the physical orgone energy', *Int. J. of Sex-econ. and Orgone Research*, Vol. 4, 1945.
3. Reich, Wilhelm, 'The Geiger-Muller effect of cosmic orgone energy', *Orgone Energy Bulletin*, Vol. 3, N.º 4, 1951.
4. Reich, Wilhelm, 'A motor force in orgone energy', *Orgone Energy Bulletin*, Vol. 1, 1949.
5. Reich, Wilhelm, 'The orgone energy-charged vacuum tubes (vacor), 1948', *Orgone Energy Bulletin*, Vol. 3, N.º 4, 1951.
6. Sullivan, J. W. N., *Isaac Newton, 1642-1727* (Macmillan, Nova York, 1938).
7. Lodge, Oliver, *Ether and Reality* (Hodder & Stoughton, Londres, 1925).
8. Einstein, Albert, & Infeld, Leopold, *The Evolution of Physics* (Cambridge University Press, Cambridge, 1947).
9. Reich, Wilhelm, 'Cosmic orgone energy and ether', *Orgone Energy Bulletin*, Vol. 1, N.º 4, 1949.
10. Atkin, R. H., 'A space-energy continuum', *Orgone Energy Bulletin*, Vol. 4, N.º 4, 1952.
11. Reich, Wilhelm, *Cosmic Superimposition* (Orgone Institute Press, Rangeley, Maine, 1952).
12. Hoyle, Fred, *The Nature of the Universe* (Londres, 1956).
13. Northrop, F. S. C., *The Meeting of East and West* (Macmillan, Nova York, 1947).
14. Sharaf, Myron, Resenha de Northrop in *Orgone Energy Bulletin*, Vol. 1, 1949.
15. Reich, Wilhelm, *The Murder of Christ* (Orgone Institute Press, Rangeley, Maine, 1953).
16. Reich, Wilhelm, *Ether, God and Devil* (Orgone Institute Press, Rangeley, Maine, 1951).
17. Reich, Wilhelm, *The Oranur Experiment: first report, 1947-51* (Orgone Institute Press, Rangeley, Maine, 1951).

CAPÍTULO ONZE

CONSPIRAÇÃO
A História de uma Campanha

A experiência Oranur expôs a graves tensões Reich e todos aqueles que trabalharam com ele. O resto de sua vida seria devotado ao trabalho relacionado aos problemas da reação em cadeia atmosférica provocada pela experiência Oranur e foi particularmente infeliz para Reich que, exatamente no momento em que lutava para novamente estabelecer as atividades normais de pesquisa em seu instituto, se tornou vítima de uma campanha constante, em diversos *fronts,* para denegrir, desacreditar e atacar seu trabalho.

Reich havia sido vítima de diversas campanhas. Sobreviveu à maledicência dos analistas vienenses na década de vinte. Suportou o vitupério dos marxistas vulgares quando seu jovem movimento se tornou demasiadamente radical. Passou por uma outra campanha, na Dinamarca, para manchar seu nome. Teve que agüentar as humilhantes interrogações da polícia sueca. Manteve um silêncio digno durante o longo inverno em que a imprensa norueguesa protestava contra a pesquisa do bion. E, nos Estados Unidos, esperava deparar com alguma espécie de abrigo onde pudesse encontrar a liberdade para desenvolver seu trabalho em paz. Não foi o que aconteceu. Gradualmente, os ataques irracionais foram se amontoando e culminaram na ameaça mais ininterrupta e coordenada que seu trabalho já havia enfrentado.

"Quando, no fim do ano, voltamos a olhar 1947", escreveu Theodore Wolfe, "duas coisas ficaram evidentes. Uma era uma grande descoberta experimental: Wilhelm Reich conseguira demonstrar que havia uma força motriz na energia orgônica através do contador Geiger-Müller. A outra era a primeira campanha contra a biofísica orgônica nos Estados Unidos"(1.3).

A campanha norte-americana

O ataque começou com um relato hostil, impreciso e irracional sobre Reich e seu trabalho em dois artigos escritos por uma jornalista autônoma, Mildred Edie Brady. O primeiro intitulava-se "O Novo Culto do Sexo e da Anarquia"(2) e o segundo, "O Estranho Caso de Wilhelm Reich"(3). Fora as críticas literárias, estas foram as primeiras publicações na grande imprensa, tentando "apresentar" o trabalho de Reich para o público norte-americano.

Os erros, distorções e tentativas de difamação foram extremamente bem expostos na excepcional análise de Theodore Wolfe. Podemos nos perguntar por que Wolfe considerou as distorções de Brady dignas de um comentário extenso, já que o jornalismo é tão efêmero. A resposta é que um cuidadoso estudo dos fatos subseqüentes revela que estes artigos agiram como o estopim que desencadeou uma série de irracionalismos que iriam ter seu ponto máximo numa explosão extremamente perigosa. Continuamente, ataques *posteriores* contra Reich mostraram ter sido inspirados, ou baseados, nos erros do relato de Brady. Uma vez que muito poucos críticos de Reich conheciam seu trabalho em primeira mão, talvez não seja de nos surpreendermos que tenham procurado informação na mistura de meias-verdades e falácias que Brady oferecia em sua versão deturpada. Por exemplo, uma conhecida biografia de Freud, publicada pouco após os artigos de Brady, apareceu contendo uma série de afirmações falsas sobre Reich que mostram terem sido derivadas deles (4).

As implicações dos artigos de Brady eram de que Reich estava dirigindo algum negócio escuso relacionado a sexo, que o acumulador de orgônio era um instrumento fraudulento e que o público exigia proteção contra afirmações tão extravagantes. Suas alegações difamatórias foram aceitas, por sua vez, por organizações *psiquiátricas*, *médicas* e *governamentais* e indivíduos, com representantes de cada grupo reforçando-se mutuamente de forma conspiratória. Alguns exemplos de como se desenvolveu este assalto conspiratório contra a reputação e a atividade profissional de Reich, podem, agora, ser fornecidos.

Ataques e rumores psiquiátricos

A clínica Menninger tornou-se o foco da disseminação de afirmações difamatórias e rumores infundados que sugeriam que Reich estava sofrendo de alucinações e delírios, pois a teoria orgônica mostrava que havia enlouquecido. Estes rumores foram rastreados por diversos colegas de Reich que os estudaram cuidadosamente como quando se observa o alastramento de uma epidemia, de acordo com o conceito de praga emocional de Reich como força social com a destrutividade e virulência de um incêndio na seca. Esses estudos mostraram três fontes principais: alguns foram rastreados até Annie Rubinstein, ex-mulher de Reich, que tinha muitos ressentimentos contra ele. Outros até Otto Fenichel, cujo conflito organizacional com Reich já foi descrito. Mas a principal usina dos boatos foram os artigos de Brady, um dos quais reimpresso na íntegra, no Boletim da Clínica Menninger em agosto de 1948 (5). Gabriel Langfeldt, o psiquiatra norueguês, ajudou a espalhar alguns rumores na Europa, tendo lido o artigo de Brady no Boletim Menninger, pensando que ela era uma médica que sabia do que estava tratando. Assim, os rumores sobre os períodos austríaco, alemão e escandinavo começaram a aglutinar-se nos ataques psiquiátricos que se iniciaram nos Estados Unidos em 1948.

Em maio de 1948, o Dr. J. B. Gordon, presidente da Associação Neuropsiquiátrica de Nova Jersey, exigiu que a orgonomia fosse "investigada" em uma convenção, em Washington, da Associação Psiquiátrica Norte-Americana (A.P.A.).

Alguns dias mais tarde, dois médicos qualificados que estavam empregados no Hospital Estadual de Nova Jersey foram sumariamente despedidos pelo Dr. Gordon, diretor do hospital, por causa de suas ligações com Reich. Nenhuma acusação formal foi feita contra eles, mas as acusações difamatórias feitas por Brady eram repetidas como as razões para serem despedidos. O incidente foi minuciosamente descrito em um dos boletins do Instituto Orgônio (6).

O Dr. H. Shlionsky, em uma palestra no Hospital de Veteranos de Nova Jersey, em 1948, disse que Reich havia feito valiosas contribuições para o estudo da personalidade antes de tornar-se "esquizofrênico ou charlatão".

O Dr. William Horwitz, em uma palestra no Instituto Psiquiátrico de Nova York, em dezembro de 1948, disse que os psicanalistas consideravam psicótico o recente trabalho de Reich (*i. e.*, a pesquisa orgônica e o trabalho de biopatia do câncer).

Em 1953, o Dr. Cameron, presidente da A.P.A., foi citado como tendo dito que a terapia orgônica era puro embuste e que a A.P.A. iria levantar uma acusação de fraude contra o Dr. Reich.

O Dr. H. Potter, superintendente do Hospital King's County e tesoureiro da A.P.A., disse a um médico que estava usando o acumulador de orgônio que a A.P.A., a Associação Médica Norte-americana (A.M.A.) e a Agência de Alimentos e Drogas dos Estados Unidos (Food and Drug Administration) estavam "exercendo um esforço concentrado para pôr um fim a isto de uma vez por todas"(7).

Ataques da Associação Médica Norte-americana

Enquanto as atitudes dos psiquiatras em relação à terapia orgônica com acumuladores era uma clara transgressão além de suas próprias searas, pois o acumulador era utilizado não como tratamento para neuroses mas para esfermidades físicas, era de se esperar que a Associação Médica Norte-americana conduzisse uma investigação imparcial que envolvesse o estudo completo da literatura e das técnicas de pesquisa, ou que se mantivesse em silêncio. Na verdade, um certo número de médicos, individualmente, realizaram este estudo completo e se convenceram da eficiência das afirmações de Reich. Jamais foi publicada uma prova negativa ou uma refutação clínica do trabalho de Reich.

Os médicos que confirmaram as afirmações clínicas de Reich formaram sua própria associação, a Associação Norte-Americana de Orgonomia Médica. Como as descobertas das pesquisas de Reich foram confirmadas por estes médicos experientes e qualificados, é interessante saber quem eram e as posições de destaque que ocupavam antes e depois. Os seguintes médicos, em algum período, foram membros da A.A.M.O.:

Theodore Wolfe, médico, adjunto de psiquiatria, Universidade de Columbia.

James A. Willie, médico, psiquiatra sênior do Hospital Estadual de New Hampshire, Concord; consultor de neurologia e psiquiatria no Hospital University, Oklahoma; diretor de uma clínica particular e de um hospital em Oklahoma.

Elsworth Baker, médico, chefe do Serviço de Mulheres, Hospital Estadual de New Jersey, Marlsborough, NJ; titular de um diploma da Ordem (Colégio) Norte-Americana de Psiquiatria e Neurologia; membro da Associação Norte-Americana para o Progresso da Ciência.

Chester Raphael, médico, residente sênior de Psiquiatria no Hospital Estadual de Marlborough, New Jersey.

Victor Sobey, médico, psiquiatra da equipe da Clínica de Higiene Mental Newark, em New Jersey.

William A. Anderson, médico, cirurgião, Bloomfield, New Jersey.

Charles I. Oller, médico, formado no Colégio Norte-Americano de Neurologia; graduado pela Escola de Medicina da Universidade da Pensilvânia.

Emmanuel Levine, médico, psiquiatra da equipe do Hospital Estadual para Insanos de Vermont, Waterbury, Vermont.

Allan Cott, médico, assistente-chefe do Serviço de Mulheres, do Hospital Estadual de New Jersey.

Philip Gold, médico, psiquiatra da Clínica de Higiene Mental do Hospital Bellevue, Nova York.

Esses são apenas alguns médicos licenciados que foram colegas de Reich e que publicaram casos-estudos detalhados em apoio às descobertas clínicas da pesquisa orgônica. Se Reich estava delirando, certamente não estava só.

As calúnias médicas, não psiquiátricas, contra Reich se iniciaram com um artigo de Austin Smythe (8) na revista da Associação Médica Norte-Americana, que classificava o acumulador de orgônio como um tratamento fraudulento do câncer, pois "não há, evidentemente, nenhuma evidência" para apoiar as argumentações de Reich. Um grupo de médicos da A.A.M.O. escreveu ao editor da revista para protestar contra a calúnia contida no artigo e testemunhando que apoiavam a pesquisa orgônica por estarem convencidos de seu valor médico. Nenhuma resposta foi recebida. Dois meses depois, o artigo de Smythe foi republicado sob o título "Cuidado com 'cura' do câncer" no jornal *Consumer Reports* (9). Brady havia trabalhado neste jornal e era amiga de um de seus redatores, Masters, o qual afirmou saber que Reich era psicótico e que deveria estar na prisão, pois estava evitando que pacientes com câncer recebessem o tratamento apropriado, enviando-lhes uma caixa cujo propósito era "ativar a masturbação".

A investigação da Food and Drug Administration
(Agência Norte-Americana do Controle de Alimentos e Drogas)

Em agosto de 1947, quatro meses depois do aparecimento do primeiro artigo de Brady, o inspetor Wood da *Food and Drug Administration* apareceu no Instituto Orgônio em Rangeley. Disse que um amigo seu havia lido o artigo de Brady e ele havia achado que valeria a pena dar uma olhada no assunto. Disse a Tom Ross, vigilante de Reich, que "o acumulador é uma fraude... O Dr. Reich está enganando o público com ele e deve ir para a prisão". Este foi o início de uma "investigação" que prosseguiria de maneira clandestina por seis anos e meio e acabaria num processo legal. É importante compreender que, no início, Reich mostrava-se franco e aberto aos investigadores, assim como foi franco e aberto na entrevista que deu a Mildred Brady. Mais tarde, as experiências desagradáveis o ensinaram a distinguir interesses genuínos e perguntas objetivas de bisbilhotice vulgar.

O interesse da F.D.A., surgido com a leitura do artigo de Brady, prendia-se inicialmente à idéia de que a teoria orgônica era "algum tipo de negócio escuso com sexo estranhamente ligado a uma caixa". O inspetor Kinney, em uma visita em janeiro de 1948, perguntou se era verdade que o acumulador provocava orgasmos. O inspetor Wood, interrogando outro usuário do acumulador, estava principalmente interessado em saber se ele sentava nele com ou sem suas roupas. As perguntas que surgiam era do tipo: "Há quantas mulheres lá?", "O que é que eles fazem com as mulheres?"

A abordagem pornográfica como tentativa de difamação formou o ponto inicial e o pano de fundo não revelado das investigações da F.D.A. Os colegas de Reich eram questionados sobre suas disputas com Freud. Pacientes de terapia psiquiátrica eram interligadas: "O que o médico faz?" e "O que mais faz o doutor?". O relato completo de Wolfe sobre as origens desta investigação deixa clara sua natureza tendenciosa e impertinente.

A combinação de "negócio escuso sexual" com a alegação de que Reich estava promovendo uma cura fraudulenta do câncer, além da calúnia de que a energia orgônica era uma alucinação particular de Reich, provou ser uma mistura perigosa e explosiva. A partir de 1947, houve uma verdadeira erupção de artigos, em revistas populares e em livros sérios, que citavam esta mistura como se fosse real.

No início de 1945, a F.D.A. finalmente emitiu uma intimação e queixa por injunção contra Reich, a Fundação Wilhelm Reich e Ilse Ollendorff, responsabilizando-os pela violação da lei de alimento, drogas e cosméticos por fazer entregas de "aparelhos rotulados erradamente e adulterados em comércio interestadual". Alegou-se que o acumulador orgônico era incapaz de ter qualquer efeito terapêutico pois "a energia orgônica não existe"; e quase todas as publicações de Reich, muitas escritas anos antes de existir o acumulador orgônico, foram descritas como "etiquetagem" do acumulador.

Havia uma série de possibilidades pelas quais Reich poderia ter respondido a esta ação civil promovida por um poderoso departamento do governo norte-americano contra si:

1. Poderia ter disposto todas as suas evidências em apoio da eficácia terapêutica do acumulador e lutar contra a injunção em terreno científico e fatual.

2. Poderia ter-se curvado à pressão da F.D.A., recolhendo o acumulador orgônico por uns tempos, mas continuando livremente com todas as ramificações de seu trabalho.

3. Poderia ter questionado a legalidade da injunção e lutado em terreno constitucional.

A primeira possibilidade envolvia a dificuldade de assuntos de caráter científico terem que ser decididos por um tribunal. Reich era inexoravelmente contra o fato de ter sua pesquisa avaliada em um tribunal, apesar de sempre ter recebido bem os visitantes de seus laboratórios e de estar totalmente pronto para demonstrar qualquer uma de suas descobertas para outros cientistas. Portanto, desistiu da primeira opção.

É muito interessante saber que, poucos anos depois, a F.D.A. através do Conselho Médico do Texas, abriu um processo muito parecido contra uma clínica naturopática, dirigida por um homem chamado Hoxey, que decidiu lutar contra a F.D.A. da maneira que Reich se negou a fazer. Médicos que trabalhavam na Clínica de Hoxey tiveram suas licenças cassadas por um período de cerca de vinte anos, até que seis médicos decidiram contestar a legalidade disto. O Conselho Médico do Texas levantou acusações de fraude contra os seis médicos porque o tratamento era "sem valor". Contudo, os acusados apareceram no tribunal com diversas testemunhas que se haviam tratado na clínica, inclusive um paciente médico, e a documentação completa desses casos, resultados de biópsias, relatórios de hospitais, descobertas clínicas e depoimentos sob juramento. Em face a esta formidável sucessão de provas, o Conselho Médico do Texas instruiu seu advogado que pedisse ao tribunal para dispensar o júri e que retirasse dos autos a alegação de que o tratamento não tinha valor algum. Depois, disseram no tribunal: "Não negamos que, lá na clínica, eles curam câncer". Os médicos ganharam a causa e mantiveram suas licenças. A clínica continuou a funcionar.

Certamente, Reich poderia ter substanciado suas reivindicações neste mesmo grau, se não até mais. Seu medo, no caso de agir assim, era de que o tribunal poderia não levar em consideração as evidências e emitir um mandato mesmo após a apresentação de provas, o que teria sido uma humilhação ainda mais profunda. As teorias científicas de Reich nunca foram julgadas, pois preferiu não contestar o mandato desta forma.

A segunda alternativa significaria uma derrota tática no campo da terapia física e a retirada do acumulador, de pacientes que estavam obtendo benefícios dele. Era um preço que Reich não estava disposto a pagar para salvaguardar a continuação de outros trabalhos seus.

A terceira possibilidade era contestar a legalidade do mandato de segurança. Isto poderia ter sido feito de maneira legal, mas Reich escolheu uma forma ingênua. Enviou uma resposta por escrito ao juiz do tribunal que emitiu a ordem, explicando porque não poderia submeter suas descobertas científicas à jurisdição de um tribunal. Apelou, ingenuamente, para os sentimentos humanos decentes do juiz e usou como saída seus argumentos para não aparecer em um tribunal para contestar o mandato de segurança (11). Tecnicamente, isso foi um julgamento legal à revelia, e sua conseqüência foi a emissão do mandato de segurança formal um mês depois (10). Proibia a venda e o aluguel dos acumuladores, exigia a devolução e desmontagem de todos os acumuladores em posse dos réus ou alugados por eles; ordenava o recolhimento dos dez livros de Reich à venda (dos quais apenas um descrevia um acumulador orgônico) e ordenava a *destruição* de um panfleto sobre o acumulador junto com trinta e cinco edições de diversas revistas onde haviam sido publicadas evidências clínicas do trabalho terapêutico de Reich.

Apesar de Reich ter escolhido, virtualmente, ignorar a queixa e deixar que o mandado de segurança seguisse sem objeção legal, duas tentativas sérias foram feitas para contestá-lo. O Dr. Charles Kelley, um cientista pesquisador, que por causa do mandado de segurança não conseguia obter a literatura científica de Reich, escreveu cartas de protesto a Mrs. Oveta Hobby, Secretária do Departamento de Saúde, Educação e Bem-Estar, e a Charles Crawford, diretor da *Food and Drug Administration*, e pediu audiências para discutir o assunto com eles. Ele e um amigo cientista viajaram até Washington e se encontraram com altos funcionários da F.D.A. Em sua carta de protesto, o Dr. Kelley assinalava que, longe de conseguir lucros financeiros pessoais com os acumuladores orgônicos, como o mandado de segurança deixava implícito, todas as remunerações vindas dos acumuladores eram depositadas em um fundo de pesquisa sem fins lucrativos. Deixou claro que os acumuladores eram dados de graça ou a um preço reduzido para quem deles necessitava e não tinha meios para alugá-los e de que não havia a menor dúvida de "que este grupo de pessoas fez todo o possível para agir de maneira ética no que se refere a estes aparelhos. O único "crime" que Reich e seus colaboradores cometeram foi o de acreditarem em uma nova série de conceitos científicos e em técnicas terapêuticas e instrumentos relacionados a tais conceitos, e de agirem conscienciosamente em seu trabalho como médicos e cientistas segundo suas convicções. Não havia absolutamente mais nada envolvido em seus comportamentos, nenhum plano, fraude ou embuste. Sei que isto é verdade, além de qualquer questionamento"(12.5).

O Dr. Kelley também fez objeção ao termo "etiquetagem" usado pela F.D.A. para englobar toda a literatura de Reich:

"A F.D.A., inventando um significado desonesto e artificial para a palavra "etiquetagem", foi capaz de emitir ordem de proibição ou destruição de todas as importantes publicações de Reich e colaboradores, o que incluía dez livros de Reich, dez volumes de revistas que continham cento e cinqüenta artigos científicos e diversas outras publicações. A grande maioria dos livros e artigos nada tinham a ver com os acumuladores de energia orgônica. Tratavam de sociologia, psicologia, pedagogia, física, cosmologia, meteorologia, assim como de medicina. A maioria deles nem sequer mencionava o acumulador orgônico. São a expressão legítima e honesta de médicos competentes e cientistas. Oitenta por cento dos autores tinham curso universitário. Entre os autores haviam vinte médicos, três filósofos, um pedagogo, de fama mundial, um físico teórico, um conhecido artista e muitos outros. Eu mesmo contribuí, escrevendo um desses artigos. A destruição dessas publicações científicas se constituirá em um barbarismo de um tipo que até agora acreditávamos estar restrito a nações totalitárias"(12.11).

O diretor da F.D.A. assegurou ao Dr. Kelley que o caso contra Reich se baseava em evidências contra suas afirmações. Como Reich não contestou formalmente este caso, as provas nunca foram apresentadas. Muitos colegas de Reich escreveram à F.D.A. para fazer com que divulgassem qualquer descoberta negativa que tivessem obtido através de alguma experiência conduzida por eles. Sempre recusaram. O Dr. Murray, do Jackson Memorial Laboratory, é conhecido por ter feito algumas experiências com camundongos em acumuladores orgônicos para a F.D.A. em 1953. Morreram mais camundongos para experiências do que os controlados, mas foi descoberto pelo Dr. Richard Blasband (13), um colaborador de Reich, que na época da experiência havia aparelhos de raio-X nas proximidades. A experiência Oranur havia demonstrado as reações *adversas* do acumulador na presença de aparelhos de raio-X ou raios gama. Devemos lembrar que muitos camundongos morreram durante a experiência Oranur. Assim, a experiência do Dr. Murray confirmou as descobertas da Oranur, mas quando se perguntou se tinha conhecimento destas descobertas, disse que não havia lido o relatório Oranur pois desejava permanecer "objetivo". Quando Dr. Kelley se ofereceu para entregar à F.D.A. os resultados de suas experiências independentes sobre energia orgônica, eles não se interessaram.

A segunda tentativa de contestação foi um processo aberto por quinze membros da Associação Norte-americana de Orgonomia Médica, em maio de 1954. Afirmavam que o mandado de segurança interferia com suas práticas médicas e liberdade de publicarem e obterem literatura significativa. Mostraram provas de que Reich havia sido deturpado no que se referia a reivindicações de "curas", pois quatro dos casos citados na queixa tinham omitido as declarações de Reich de que o paciente, de fato, havia morrido — dificilmente a forma que um charlatão usaria para anunciar um tratamento curativo. O juiz Clifford ficou espantado que ninguém tivesse querido intervir.

A resposta do tribunal também foi surpreendente. Absolvia os médicos orgonomistas do mandado de segurança com base em um aspecto técnico: seus nomes não constavam no processo e apenas se trabalhassem "associados" com qualquer um dos réus iriam violá-lo. Assim, aparentemente, qualquer um destes orgonomistas estava livre para usar o acumulador orgônico em tratamento médico, pois não havia um mandado de segurança específico que os proibisse de fazê-lo. Mais do que nunca parecia que a finalidade deste mandado era "pegar Reich". O grupo de médicos apelou contra esta decisão até o Tribunal Superior e perdeu por causa do detalhe técnico.

O mandado de segurança passou a ter efeito em 19 de março de 1954. Um mês depois, foi publicado um novo comunicado em uma circular da Associação Psiquiátrica Norte-americana que declarava: "O Diretor Médico em Exercício da *Food and Drud Administration* expressou o agradecimento de sua agência pelo auxílio da Associação Psiquiátrica Norte-americana no sucesso do desenvolvimento deste caso"(14).

Assim, a campanha difamatória por trás do processo da F.D.A. finalmente era admitida abertamente, mas agora o mal já havia sido feito.

Os efeitos da perseguição a Reich

"O primeiro enfrentamento com a irracionalidade humana", escreveu Reich, em 1945, "foi um choque gigantesco. É incompreensível que eu tenha sobrevivido a ele, sem ficar mentalmente doente"(15.XV). O último enfrentamento com a F.D.A. foi mais do que Reich conseguiu suportar, e ele realmente começou a afetar sua integridade mental.

Durante anos, Reich havia suportado praticamente sozinho o grande peso de suas conclusões científicas. Resistiu a ataque após ataque com aparente racionalidade e desprendimento. Mas o pesado preço pessoal pago por Reich revelou-se em explosões de raiva e reações irracionais com membros de sua família e colegas próximos. Elas foram descritas de maneira compreensiva na biografia escrita por Ilse Ollendorff. O fardo do trabalho de Reich aumentou consideravelmente quando a ele foram acrescentadas as responsabilidades de desenvolvimento de sua pesquisa de energia cósmica e as tensões naturais de ser pioneiro em um novo campo onde poucos podiam compreender a verdadeira dinâmica de suas descobertas. A partir de 1947, a tudo isso foi acrescentado o ataque da F.D.A. É a partir deste momento que podemos traçar uma mudança radical no conceito de praga emocional de Reich.

O ataque da F.D.A., como o relato anterior deixou claro, não foi um procedimento racional para proteger o público de um charlatão perigoso. Seu caráter difamatório, o fato de ter-se originado de um artigo calunioso e de que nenhum estudo apropriado e franco tenha sido feito em relação à pesquisa de Reich, ou ao trabalho de outros que repetiram suas descobertas, tudo apresenta as características clássicas do processo endêmico social que Reich denominou a "praga emocional". Mas, à medida que os ataques contra ele foram se somando, seu conceito sobre o que e quem ele estava combatendo passou por uma dramática mudança de ênfase.

Talvez Reich soubesse que o ataque da F.D.A. seria o maior e mais irracional ataque contra seu trabalho e que, no final, iria matá-lo. Talvez, depois de sua fuga da Europa em 1939 e com a relativa tranqüilidade e paz de seus primeiros sete anos nos Estados Unidos, estivesse emocionalmente despreparado para uma catástrofe profissional que faria com que as que enfrentou na Europa parecessem pequenas escaramuças com a praga. Agora, seu profundo medo de se ver novamente "sem lar", por causa do novo ataque, levou-o a procurar, em uma tentativa de obter segurança, uma fonte que, na verdade, não poderia fornecer esta segurança: o sistema legal norte-americano. Já em 1945, em *Escuta, Zé Ninguém,* escreveu "Aquele que tem que proteger o vivo contra a praga emocional tem que aprender a usar o direito da livre expressão como há nos Estados Unidos"(11). Isto iria se mostrar irônico diante da futura queima de seus livros; mas a fé consciente de Reich na democracia dos Estados Unidos era uma ilusão da qual ele necessitava por demais nesta época e não podia abandoná-la. Ela entrava em contradição com a clareza cristalina da visão real e isto, em parte, era sua função. Neill escreveu: "Uma carta minha, condenando os expurgos de McCarthy, semelhantes aos dos russos, foi respondida de maneira irritada. Para ele, tão honesto em si mesmo, a estátua da Liberdade significava o que deveria significar"(17.27); mas este tipo de auto-ilusão nada tinha a ver com honestidade. Quando Reich era honesto, via que a sociedade, a norte-americana tanto como as outras, era profundamente doente. Quando era desonesto e precisava se proteger de algumas das conseqüências de suas próprias percepções cegas, passou a considerar alguns eventos "pelo valor nominal", reagindo apenas à sua superfície.

Myron Sharaf descreveu a necessidade de Reich nesta época, com as seguintes palavras: "Não se consegue olhar continuamente o deserto, é preciso acreditar que em algum lugar existem oásis. Na década de vinte, Reich tinha a esperança de que os partidos radicais iriam ajudá-lo em sua luta pela vida. Quando eles mostraram toda a extensão de sua corrupção e se transformaram nas forças existentes mais reacionárias e simpatizantes da morte, Reich desejou entrar em contato com as forças que ainda mantinham uma certa decência, algum respeito pela vida contra a crescente onda de total barbárie. Procurou, e acho que exagerou, a soma de cooperação que as forças norte-americanas estivessem preparadas para lhe dar. Esperava encontrar a contrapartida da F.D.A., uma agência ou grupo de pessoas mais racional, verdadeiramente democrático e progressivo que iria apoiá-lo e resgatá-lo quando a F.D.A. surgisse com seus tentáculos esmagadores. Mas não acredito que existam tais forças"(18.74).

Foi a serviço da necessidade de conseguir aceitação e aprovação de alguns setores predominantes da opinião dos Estados Unidos que Reich desenvolveu o ódio fanático contra comunistas que caracterizou seus últimos anos. O anticomunismo enfurecido de vários políticos norte-americanos é uma das expressões mais claras da praga emocional em ação. Agora Reich somava sua voz à dos fanáticos. Assim surgia a acusação de "conspiração" que dominou aproximadamente os últimos cinco anos da vida de Reich.

Desde o início, Reich viu o mandado de segurança como um plano comunista contra si — uma crença elaborada com base no fato do marido de Brady ser um membro do Partido Comunista e, ela própria, uma simpatizante da esquerda.

"Moscou manda seus agentes nos Estados Unidos começarem, além da campanha de propaganda pela imprensa, uma campanha para utilizar o campo legal norte-americano para exercer jurisdição na pesquisa da energia cósmica. Assim, não é nenhuma surpresa que encontremos em diversas circunstâncias um fascista vermelho que pode ser detectado atrás dos acontecimentos, alimentando e abanando a fornalha da publicidade, um simpatizante do fascismo vermelho utilizando sua influência científica para obstruir e denegrir a orgonomia no campo científico, fascistas vermelhos no governo fazendo uma campanha legal, segundo as instruções dadas em 1947, utilizando uma conveniente agência do governo dos Estados Unidos, a F.D.A., como instrumentos, segundo as ordens de Moscou... W.R. recusa-se a receber ordens de Moscou"(7.10-11).

A partir deste ponto, o "Fascismo Vermelho" passou a ser o inimigo e o uso científico-clínico do termo "praga emocional" foi substituído pela utilização política deste nome. Em *Análise do Caráter,* Reich havia escrito que "o termo 'praga emocional' não tem conotações difamatórias. Não se refere à malícia consciente... Ninguém deve se sentir ofendido quando lhe dizem que sofre de um ataque da praga emocional"(19.248-9).

Mas no caso do Fascismo Vermelho, a malícia é consciente: "Comunismo, em sua forma presente como *Fascismo Vermelho*, não é um partido político como os outros. É a *praga emocional organizada* política e militarmente. Ela *usa* conspiração e espionagem em todas as suas formas para destruir a felicidade humana"(15.158).

Reich agora inventava um novo termo, "Modju", para descrever o caráter pestilento (21). Foi construído com as letras iniciais de Mocenigo (o homem que denunciou Giordano Bruno) e Djugashvilli (o verdadeiro nome de Stalin). Anteriormente, Reich havia insistido na necessidade de odiarmos só as condições da desgraça, a própria doença, mas não as vítimas da doença. Modju, evidentemente, é uma vítima: sabemos que é um deficiente sexual. Sobre os Modjus deste mundo, Reich escreveu: "São odiosos, animais como nenhum animal na floresta jamais foi, cruéis demônios do ódio que queimam em suas carnes emboloradas"(20.88).

Quando o mandado lançou mão de ataques *ad hominem* contra Reich, ele respondeu da mesma forma. Mildred Brady, a jornalista que ajudou a iniciar a campanha da F.D.A. com seu artigo "O Estranho Caso de Wilhelm Reich", é citada não como uma fofoqueira inveterada mas como uma Modju: "Os elementos característicos do modjuísmo de Brady, assim como seus motivos e técnicas, já foram discutidos extensivamente... Brady age como instrumento consciente da conspiração do Fascismo Vermelho, cujos motivos são matar as descobertas e W.R. ... Como está indicado no próprio título do artigo "O Estranho Caso de Wilhelm Reich", Modjus são muito espertos"(7.10).

Em 1942, Einstein recusou tratar racionalmente as experiências de Reich. Anteriormente, a explicação para este comportamento irracional teria sido através do conceito da análise do caráter de praga emocional. Mas em 1953 a nova explicação política é aclamada como a resolução de um antigo mistério: Reich descobriu que Leopold Infeld, um físico polonês, havia trabalhado com Einstein naquela época e depois retornado a Varsóvia, em 1950, para trabalhar para o governo. Triunfantemente, Reich escreve: "Esta notícia explicou de uma vez, em 1950, o que havia sido uma charada para mim desde que Einstein se comportou de maneira estranha depois de um entusiasmo inicial: Modju havia feito seu trabalho mais uma vez"(22).

O argumento *ad hominem* é usado para explicar, retrospectivamente, a campanha contra Reich na Noruega, em 1938: "Gostaríamos de apresentar o termo *não-visibilismo* para os Modjus de todas as nações, denominações e abominações que operam para solapar o trabalho e a vida humana... Um determinado Modju assumiu, aproximadamente após cinco anos, a declaração de um Modju anterior, segundo a qual "os cientistas noruegueses, seja como for, consideraram o trabalho de Reich sem méritos". Como o *não-visibilismo* funcionou neste caso? Cuidadosamente evitou citar ou mesmo tocar as refutações por extenso dos Modjus da Noruega... Os Modjus acham que nós não os vemos, pois se comportam segundo o *não-visibilismo* — mas nós os vemos. Vemos claramente e sentimos o espinho do passado, mas como é possível que o *não-visibilismo* tenha tanto sucesso a ponto de obstruir e confundir as negociações de paz em Panmunjon por meses a fio?" No mesmo estilo, a campanha da imprensa contra Reich é citada como "a campanha de Modjus na Noruega, inspirada por Moscou, que é o Modju chefe de todos Modjus"(23.87).

O termo "praga emocional" não tem conotações difamatórias, havia escrito Reich. "Modju", contudo, tem todos os atributos de um termo difamatório. Alguns dos sinônimos utilizados por Reich são "gambá emocional" e "lombriga emocional". Todo o tom do artigo sobre Modju, do qual foram retiradas as citações acima, é de ódio latente. Reich anteriormente já havia descoberto que não há nada do que a praga mais goste do que induzir ao ódio porque, como a criança atormentada que finalmente perde o controle e grita histericamente, ficamos com uma aparência ridícula e facilmente poderemos ser alvo de zombarias. A mudança de sua linguagem clínica para um "estranho" jargão particular de modjuísmos é uma das primeiras indicações de que a integridade mental de Reich, que havia preservado até agora frente a experiências cruelmente desintegradoras, estava começando a se partir.

Quando Reich transferiu a ênfase de seu conceito clínico de praga como doença mental sem malícia consciente para o de espionagem organizada, trama consciente e cooperação secreta, deixou de lado as descrições bioenergéticas e começou a usar os métodos da peste contra seus principais representantes. Quando os investigadores da F.D.A. o acusaram de fraude, um caso evidente de calúnia e difamação de natureza pestilenta, Reich respondeu acusando-os de serem espiões de Moscou e metidos (arruaceiros no governo). Finalmente, ultrapassou o próprio McCarthy em suas denúncias febris. Com uma única prova, um livro no estilo de McCarthy, Reich afirmou que Nelson Rockefeller, o prefeito da cidade de Nova York, estava mancomunado com fascistas vermelhos que conspiravam contra ele: "A aliança rubro-negra fascista entre Stalin e Hitler, de 1939, continua a ameaçar o mundo em 1956: Nelson D. Rockefeller e o Fascismo Vermelho; Conspiradores Norte-americanos de Grandes Negócios e os Assassinos de Massa do Kremlin"(24.6).

Mas não se pode usar os meios da peste para combatê-la, pois isto significa entrar na arena da política do poder. Não se responde a difamações com difamações, ou mentiras com mentiras ainda maiores. "O remédio é não entrar em contato bélico com a peste. Isto sempre causa infecção da vida saudável pela peste"(20.185). Da mesma maneira, em *Análise do Caráter*, Reich assinalou claramente que "se não considerarmos a peste emocional como moléstia no sentido estrito da palavra, correremos o perigo de mobilizarmos os cassetetes dos policiais contra ela, em vez de medicina e educação. A peste tem como característica a necessidade dos cassetetes dos policiais para poder se reproduzir. Contudo, apesar da ameaça à vida representada pela peste emocional, nunca será domada com cassetetes"(19.249).

Ao mesmo tempo que Reich se esforçava para conseguir ser aceito em círculos oficiais, sentia dúvidas crescentes sobre a aceitação e apoio reais que havia conseguido. Colaboradores e admiradores de seu trabalho eram vistos com muita suspeita. Myron Sharaf relata as reações de Reich a seu artigo "Escondendo e Espionando":

"Ao relê-lo, não pude deixar de sentir dúvidas. Tive a nítida impressão que este seu artigo poderia ter sido escrito por um mestre perfeito modju ou um mestre em mistificação. Não estou tentando assustá-lo ou ofendê-lo... assim, peço que analise cuidadosamente seu artigo e elabore sua opinião em relação a duas questões:

"1 — Da forma como foi escrito este artigo, ele poderia ter sido realizado por um experiente político modju? Se a resposta é sim, como?

"2 — Este artigo poderia ter sido escrito por um mestre em mistificações para desacreditar a orgonomia aos olhos do público? Se a resposta é sim, como?"(25.22).

O jornal orgonômico de Paul Ritter encontrou uma suspeita mais indireta. Apesar de Reich ter podido, se quisesse, dar razões fatuais para não confiar em Ritter, preferiu voltar-se para o tema "conspiração": "Ritter foi", escreveu a Neill, "o instrumento dos fascistas vermelhos, que se aproveitavam das fortes identificações de Ritter com ele". O próprio Neill, um dos amigos mais íntimos de Reich, ficou sob suspeita, possivelmente por causa da sua defesa de Paul Ritter, mas possivelmente também porque tinha alguns comunistas em sua equipe docente.

Reich tinha uma boa razão para não confiar em seus colaboradores. Eram suas identificações paralisantes com Reich. Jack Green assinalou que o auxílio que os amigos de Reich lhe deram foi apenas uma imitação de auxílio, pois ajudava e induzia suas reações paranóicas (26). O próprio Reich descreveu como os discípulos não compreendiam o mestre, como viviam apenas para os grandes trabalhos dele, a emoção de estarem junto dele e a expectativa de realizarem a grande esperança: "Os discípulos não têm coração. Só querem obter inspiração e calor do mestre"(20). Se surgisse alguma crítica séria de tendências da orgonomia, seu autor rapidamente recebia o rótulo de herético e era afastado do movimento central, como no caso de Tage Philipson, Alexander Lowen e, até certo ponto, Nic Waal. Outros eram levados por suas fortes identificações a adotar os mecanismos de defesa de Reich e a fazer eco a suas observações corretas e incorretas. Tudo isso fornece provas evidentes do que Green denominou como "conseguir um apoio precário para a psicose".

A verdadeira ajuda para Reich teria sido uma dissociação que não deixasse dúvida de suas idéias desequilibradas, mas com devoção persistente pelos trabalhos de raciocínio racional de interesse para a orgonometria, estando pronto para enfrentar a desaprovação de Reich e suas acusações irracionais de traição. Mas, para que isso acontecesse seria preciso pessoas maduras. Como as pessoas, geralmente, não são maduras, isto não foi possível. Por isso aconteceu uma traição *real* por parte dos amigos de Reich, que Reich percebia dentro de si embora expressasse de maneira distorcida e paranóica. Em um momento em que a única ajuda emocional possível para Reich seria a dos seus colaboradores constituírem uma ponte entre a sensação de isolamento de Reich e o mundo que ele sentia como algo que lhe armava armadilhas, eles estavam incorporando em suas vidas alguns dos padrões mais irracionais de Reich. Aqui está, por exemplo, como o tema dos fascistas vermelhos aparece no trabalho de Jerome Eden, um dos discípulos de Reich:

"Após vinte anos de 'progresso', ainda enfrentamos o Flagelo do Homem, maior e mais poderoso do que nunca, agora totalmente mecanizado e organizado como Fascismo Vermelho e Negro. Se você dá valor à sua vida e às de seus filhos, aprenda a ler e compreender as expressões de loucos encouraçados, cheios de raiva e ódio, cujo único propósito é *a destruição de toda vida*, baseada em seu *ódio pelos vivos*. Saiba, também, que *milhões* na China, Polônia, Hungria, Áustria, Alemanha, Tchecoslováquia, Rússia, etc. já foram esmagados nas mãos desta Pestilência Ébria de Poder, e que milhares são diariamente atirados nas Teias do Inferno"(27.134).

Como pedagogo, Eden passa grande parte de seu tempo ensinando seus alunos a diferenciarem "democracia" de "fascismo". Na prática, isto significa lhes dizer quantas coisas ruins existem na Rússia e como há muitas coisas melhores nos Estados Unidos. Fica-se imaginando se alguns dos discípulos de Reich não poderiam ser fiéis defensores da bomba H como alternativa preferível ao comunismo. Certamente depois de ler o livro de Eden, tem-se a impressão de que as crianças que influenciou deveriam estar cheias de ódio pelos comunistas. O fato de em assuntos básicos haver poucas diferenças entre um norte-americano médio e um russo médio — que ambos são vítimas de sistemas políticos de poder — parece não constar dos ensinamentos de Eden. Que a "democracia" norte-americana tenha muito pouco em comum com uma genuína democracia do trabalho, e que possa ser tão implacável como o comunismo em seu ódio pela vida, é totalmente desprezado. Os verdadeiros assuntos de vida e morte são nivelados sob clichês políticos que não são de Eden nem de Reich, mas uma parte padrão da guerra fria.

Um dos comentários mais sensíveis da diferença que deveria ter havido, mas não houve, entre Reich e o grupo que o cercava foi feito por Nic Waal: "O grupo parecia se tornar rígido e pouco disposto a cooperar sob a pressão do ataque; o grupo, assim, perdeu a percepção de novas idéias e direções, e não conseguia acompanhar os novos desenvolvimentos em outras escolas de pensamento. Isso causou isolamento; acredito firmemente que o isolamento, assim como a agressividade entre movimentos de desenvolvimento, é tão trágico como guerras frias entre nações. Reich ensinou-me que compromissos... freqüentemente significam "falsos ajustamentos". Mas um compromisso entre a realidade presente e as possibilidades futuras algumas vezes é necessário... Reich estava certo quando descreveu o conceito de falso ajustamento, mas parece ter perdido a faculdade de persistir em qualquer compromisso adequado. Talvez um pioneiro ou um gênio que profetizou desenvolvimentos futuros e que iniciou estes desenvolvimentos possa ter o direito de não assumir compromissos. Outros menos dotados podem agir e tolerar a manutenção de passos mais lentos. Isso deveria ser a função da equipe e a tarefa dos alunos"(28.47).

O destino de Reich como um pioneiro não lhe permitia compromissos adequados. Avançou demais no deserto da irracionalidade humana para manter sua saúde mental total. Como o cacto, teve que se adaptar a algumas das qualidades do deserto para poder sobreviver; mas a luta foi em território "inimigo", usando armas "inimigas" e não havia outra possibilidade para Reich a não ser perder, tendo feito tudo de acordo com estes termos.

Como o próprio Reich disse sobre suas atividades político-partidárias, no início da década de trinta: "A combinação de fatos naturais científicos com *slogans* políticos não tem nenhum valor... Hoje, em 1937, nenhum dos *slogans* dos partidos políticos daquele período conseguiu passar pelo teste do tempo e continuar válido. Todos sumiram para sempre no caos social... Todos os *slogans* partidários dos meus escritos daquela época tornaram-se falsos e inutilizáveis e por isso devem ser omitidos de todos os meus escritos de psicologia de massa. Isto não acontece porque eu ou outra pessoa qualquer quisesse, mas simplesmente porque a ciência natural permanece e os *slogans* políticos são irracionalidades passageiras"(15.61).

O mesmo pode ser dito dos *slogans* que Reich utilizou na década de cinqüenta, a linguagem modju, e toda a contracarga de espionagem e atividades subversivas. Precisamente esses aspectos de seu trabalho é que se mostraram mais atraentes para alguns do grupo que o rodeava — o tema da conspiração tomado em seus aspectos mais literais — fornecia a "irracionalidade passageira" dos últimos anos de Reich.

"Quem é o inimigo?", Reich perguntou no *Assassinato de Cristo*. "Em muitos momentos as pessoas se fizeram esta pergunta e não conseguiram achar uma resposta. Não conseguiam encontrá-la porque a procuravam em grupos, instituições, corpos sociais e não no próprio princípio da vida em decomposição. Assim, a atenção foi desviada do veneno no próprio campo do observador, enquanto ele o procurava só no campo dos outros. E assim a podridão do seu campo infestou toda a região, enquanto se lutava contra a putrefação de outros campos com a fúria de uma guerra santa. O inimigo é a própria putrefação infecciosa, não importa onde se encontre, e não um grupo especial, estado, nação, raça ou classe"(20.185).

Vimos que é verdade que, no caso de Reich, o contato bélico com a peste levou a uma infecção pela peste, assim em determinados respeitos o próprio Reich provocou a retração em relação aos seus melhores trabalhos. Falta vermos os efeitos nefastos desta infecção em seu método científico no último período de seu trabalho, após as conseqüências desastrosas da experiência Oranur.

REFERÊNCIAS

1. Wolfe, Theodore, *The Emotional Plague versus Orgone Biophysics* (Orgone Institute Press, Nova York, 1948).
2. Brady, Mildred Edie, 'The New Cult of Sex and Anarchy', *Harper's, Magazine,* abril de 1947.
3. Brady, Mildred Edie, 'The strange case of Wilhelm Reich', *New Republic,* 26 de maio de 1947.
4. Puner, Helen Walker, *Freud: his life and mind* (Howell, Soskin Publications, 1947).
5. Brady, Mildred Edie, 'The strange case of Wilhelm Reich', *Bulletin of the Menninger Clinic,* Vol. 12, N.º 2, março de 1948.
6. Raphael, Chester, 'The Marlborough Incident', *Orgone Energy Bulletin,* Vol. 1, 1949.
7. Reich, Wilhelm, *The Red Thread of a Conspiracy* (Orgone Institute Press, 1955).
8. Smythe, Austin, 'Orgone Accumulator', *Journal of the American Medical Association,* 8 de janeiro de 1949.
9. Lander, J., 'Cancer "cures" — beware!', *Consumer Reports,* março de 1949.
10. U.S. District Court, *Decree of Injunction: Civil Action N.º 1056,* 19 de março de 1954.
11. Reich, Wilhelm, 'Response to Injunction', *Orop Desert N.º 2,* março de 1954.
12. Kelley, Charles, 'The Ending of Wilhelm Reich's Researches' in *Wilhelm Reich and Orgone Energy* (Interscience Research Institute, California, 1965).
13. Blasband, Richard, Carta em *Conspiracy: an emotional chain reaction* (Orgone Institute Press, Rangeley, Maine, 1953).

14. *Newsletter of the American Psychiatric Association,* abril de 1954.
15. Reich, Wilhelm, *People in Trouble* (Orgone Institute Press, Rangeley, Maine, 1953).
16. Reich, Wilhelm, *Listen, Little Man* (Orgone Institute Press, Nova York, 1967; Souvenir Press, Londres, 1972).
17. Neill, A. S., 'The man Reich', *Wilhelm Reich Memorial Volume* (Ritter Press, Nottingham, 1958). (Incluído neste volume.)
18. Sharaf, Myron, 'The Trial of Wilhelm Reich', *Wilhelm Reich Memorial Volume* (Ritter Press, Nottingham, 1958). (Idem.)
19. Reich, Wilhelm, 'Some mechanisms of the emotional plague' in *Character Analysis,* 3rd edidion (Nova York, 1949: Vision Press, Londres, 1950).
20. Reich, Wilhelm, *The Murder of Christ* (Orgone Institute Press, Rangeley, Maine, 1953).
21. Reich, Wilhelm, 'Truth versus Modju', *Orgone Energy Bulletin,* Vol. 4, 1952.
22. Reich, Wilhelm, *The Einstein Affair* (Orgone Institute Press, Rangeley, Maine, 1953).
23. Reich, Wilhelm, 'Modju in journalism', *Orgone Energy Bulletin,* Vol. 5, 1953.
24. Reich, Wilhelm, Supreme Court Brief, 1956.
25. Sharaf, Myron, 'Hiding and spying', *Orgonomic Functionalism,* Vol. 5, 1958.
26. Green, Jack, 'Wilhelm Reich's last years', *Newspaper,* N.º 9, Nova York.
27. Eden, Jerome, *Suffer the Children* (Nova York, 1959).
28. Waal, Nic, 'On Wilhelm Reich', *Wilhelm Reich Memorial Volume* (Ritter Press, Nottingham, 1958).

CAPÍTULO DOZE

CLIMA E PAISAGEM
Auto-regulação Atmosférica

Reich interpretou a doença e o mal-estar induzidos pela experiência Oranur como produto da excitação, pelo material nuclear, da atmosfera altamente carregada de seu laboratório e instituto (1). Foi como se a atmosfera tivesse ficado "doente", reagindo com febre alta à presença de um bacilo maligno. O problema agora era determinar a linha divisória entre fatos naturais, humanos e os efeitos das perturbações humanas em fatos naturais. Três semanas após a primeira reação Oranur, o *New York Times*, de 3 de fevereiro de 1951, referia-se a uma inusitada contagem de fundo em uma área circular de 300 a 600 milhas de raio, com a área de Rangeley, onde Reich trabalhava, aproximadamente em seu centro. Alguns físicos explicaram a alta contagem de fundo como conseqüência de deslocamentos atômicos que haviam ocorrido em Nevada há uma semana. Se a alta contagem tivesse sido causada pelos testes em Nevada, a radioatividade teria que viajar 2.300 milhas em alguns dias, percorrendo uma área de cerca de 1.700 milhas, onde não se relatou nenhuma contagem anormal. Se a alta contagem de fundo no leste fosse devida, não a explosões atômicas, mas à difusão das altas contagens observadas por Reich no Instituto, três semanas atrás, isto indicaria uma *reação em cadeia* na atmosfera extraordinariamente mais abrangente.

O próprio Reich não tinha certeza desta relação. Havia medido a alta contagem em sua área. Era indiscutível. O *New York Post* havia anunciado as altas contagens de Rochester, Nova York, até a fronteira com o Canadá. Também eram indiscutíveis.

Cada vez mais, Reich estudava a atmosfera para observar diferenças qualitativas em diversas regiões e para monitorá-las constantemente com o contador Geiger.

Em março e abril, Reich percebeu pela primeira vez uma condição atmosférica e meteorológica particular, à qual ele e outros reagiram com angústia. Estava associada a nuvens escuras e sombrias vindas do oeste e que pairavam imóveis sobre a área. O céu parecia ter perdido seu brilho; animais e plantas apresentavam menor mobilidade e turgidez, respectivamente. As reações dos organismos vivos às mudanças atmosféricas de umidade são bastante conhecidas, mas, aqui, Reich parece ter-se fixado mais em algo que parece o fenômeno que toda a sociedade uma década depois iria perceber e denominar de "poluição atmosférica". No início, Reich pensou que explosões atômicas realizadas em março fossem as causas, mas mais tarde descobriu que, nesta época, não houve nenhuma explosão atômica.

De acordo com o que já acontecia sobre reações atmosféricas resultantes da experiência Oranur, Reich raciocinou que a poluição atmosférica que estava estudando representava uma imobilização da função pulsante normal da energia atmosférica. Por causa de seus efeitos negativos para a vida, Reich criou o termo "orgônio mortal" (*deadly orgone*), para esta forma de energia imóvel e estagnada. Isso logo foi transformado em Dor, segundo uma crescente característica de Reich em seus últimos anos. A característica mais evidente desta atmosfera árida eram nuvens sujas, como uma mistura de nevoeiro e fumaça, que Reich denominou de nuvens-Dor.

Ele descobriu que, em geral, as pessoas percebiam este fenômeno, embora não fossem capazes de explicá-lo. Sentiam que "havia algo de errado no ar". Parecia fazer surgir reações corporais específicas nas pessoas, as quais tendiam a maltratá-las nos pontos fracos de sua saúde física e intensificar todas as moléculas para as quais tivessem propensão.

"O espaço tem vida; envia pulsações através de mim", escreveu, certa vez, D. H. Lawrence. Reich agora passaria a considerar a atmosfera cada vez mais como um organismo vivo com um estado de saúde variável. Poderia funcionar bem ou estagnar, tornar-se sem energia e deprimir a vitalidade das pessoas. Assim como um estado doentio no organismo é resultante de um agente nocivo e da falta de resistência corporal, também a atmosfera, segundo a teoria de Reich, tinha um metabolismo energético que reagia de diversas maneiras em diferentes momentos a agentes poluidores quer fossem atômicos, químicos ou de qualquer outra fonte.

Experiências sobre modificações do tempo

Foi a presença das nuvens pesadas e sem vitalidade sobre a área de seu laboratório que levou Reich a imaginar algum meio de influenciá-las, induzindo algum efeito de detonação atmosférica. Teve a idéia de tentar retirar parte da energia imobilizada através de longos canos de metal que eram ligados por fios flexíveis a fontes de água como, por exemplo, um poço profundo ou riacho. A "operação retirada" com os canos parecia influenciar as nuvens às quais se dirigiam os canos, pois começavam a se dissipar e surgia uma brisa que fazia com que a opressiva atmosfera desaparecesse.

Estas afirmativas parecem bastante fantásticas. Poder-se-ia dizer que assim, finalmente, haviam surgido no trabalho de Reich os efeitos das perseguições sobre a sua saúde mental. A própria idéia de influenciar nuvens com tubos de metal parece, à primeira vista, absurda, extravagante e excessivamente ilusória. Suponho que pensamentos semelhantes passaram pelas mentes daqueles que leram pela primeira vez as experiências de Franklin que levaram à invenção do *pára-raio*. Como parecia insensato esperar que uma antena de metal no telhado de um prédio pudesse ter algum efeito na eletricidade do céu. Mas, evidentemente, é isso o que acontece. A antena fornece um ponto de detonação e um caminho para baixo pelo qual a eletricidade pode fluir.

Reich tinha um aparelho para controle do tempo construído pela South West Machine Company de Portland, Maine, em 1952. Denominava-o de "destruidor de nuvens". Consistia de dois jogos de cinco tubos telescópicos com um sistema de cremalheira e pinhão para que os tubos pudessem ser elevados. O conjunto era montado em uma plataforma giratória para que os tubos pudessem ser apontados para todas as direções.

Não me proponho aqui a descrever detalhadamente a teoria das técnicas de controle do tempo de Reich, senão a dizer que seu relato de fatores energéticos na formação do tempo era totalmente consistente com as propriedades da energia orgônica que havia sido descoberta em outros campos. Variando a forma de drenagem, Reich dizia ser capaz de influenciar o potencial da atmosfera tanto na direção da concentração e acumulação de cargas, como na direção da dispersão e dissipação das cargas. Para dispersar as nuvens, Reich retiraria energia delas para diminuir a diferença do potencial acumulado; de modo oposto, para fazer chuva, a diferença do potencial tinha que ser aumentada para provocar a formação de nuvens. A teoria básica é explicada em detalhes na literatura relevante (2, 10, 11, 12, 14).

A verificação de qualquer teoria está nos seus resultados. A dificuldade do controle de tempo é a conhecida dificuldade de avaliar os resultados de forma confiável. James McDonald, professor do Instituto de Física Atmosférica da Universidade do Arizona, discutiu este problema que também é encontrado pelos métodos tradicionais de controle meteorológico. "Se converso com um congressista ou com o público", escreveu, "e digo que posso 'ver' os efeitos de minha modificação de nuvem e insisto que a realidade daqueles efeitos estão provados sem sombra de dúvida... poderia aumentar o fluxo de verbas do meu campo. Mas ainda chegará o momento em que compreenderemos que devíamos ter prestado mais atenção a algumas considerações probabilísticas elementares sobre controle meteorológico"(3). A presença de variabilidade natural nos eventos atmosféricos, que não podem ser controlados ou suprimidos, pode levar a efeitos duas vezes maiores do que os que se desejava induzir experimentalmente.

Com essas dificuldades presentes na mente olharemos os tipos de padrões meteorológicos que existiam antes das experiências com modificações meteorológicas de Reich e o tipo de tempo que as seguiram.

Um dos primeiros foi realizado em Ellsworth, Maine (4), no dia 6 de julho de 1953. A região da Nova Inglaterra havia passado por uma seca de sete semanas. As previsões meteorológicas eram de que a seca continuaria e não se esperava chuva por mais três dias. Reich conduziu uma operação com seus tubos de retirada, a convite de dois cultivadores de vacínio que queriam que chovesse para salvar suas colheitas. Os resultados foram publicados no *Bangor Daily News* (5) de 24 de julho, nas seguintes palavras:

"O cientista de Maine terá uma resposta para fazer chover?

"por Anthony F. Shannon

"Uma solução para a seca, palavra que tem significado desastre para os agricultores por centenas de anos, pode ter sido encontrada por um cientista de Maine.

"E o dia em que os agricultores poderão recorrer aos 'fazedores de chuva' com confiança para salvarem suas colheitas poderá estar a ponto de se tornar realidade.

"Pelo menos é o que querem acreditar dois cultivadores de vacínio do condado de Hancock.

"Os dois, que estavam a ponto de perder suas colheitas por um capricho da natureza, resolveram arriscar quando um cientista lhes disse: 'Acho que posso conseguir chuva dentro de vinte a vinte e quatro horas'. E valeu a pena.

"Conseguiram chuva e disseram que estavam satisfeitos com a qualidade e quantidade.

"Eis a sua história:

"Sexta-feira, 3 de julho, quando a estiagem no norte e leste de Maine estava no auge, os dois homens foram contactados por

William Moise, residente em Hancock, que disse conhecer um cientista que seria capaz de resolver seus problemas fornecendo-lhes chuva.

"Moise disse que o cientista era o Dr. Wilhelm Reich, chefe do Instituto Orgone em Rangeley, Maine, e descobridor da 'energia orgônica, uma energia atmosférica semelhante à do cosmos'.

"Confessadamente desconfiados da possibilidade de se fazer chover, mas ansiosos para salvar suas colheitas, os dois fizeram um contrato de 'prestação de serviço' com o Instituto de Rangeley.

"O acordo era o seguinte: se o cientista fizesse chuva, receberia uma determinada soma em dinheiro; se não conseguisse, não receberia nada.

"Um dos dois agricultores — ambos preferem permanecer anônimos — disse que o Instituto Meteorológico de Boston havia previsto que não haveria água em suspensão na área nas próximas trinta e seis horas ou no momento em que a experiência seria realizada.

"O Dr. Reich e três assistentes instalaram seu aparelho para fazer chuva às margens do Grande Lago, perto da barragem da hidroelétrica de Bangor, às 10:30 da manhã de segunda-feira, 6 de julho. O aparelho, um jogo de tubos ocos, suspensos sobre um pequeno cilindro, ligado por um fio, realizou uma operação de 'drenagem' por cerca de uma hora e dez minutos.

"O cientista e um pequeno grupo de espectadores em seguida deixaram o lago para esperar os resultados.

"Estes não iriam tardar.

"Segundo uma fonte confiável em Ellsworth, as seguintes mudanças meteorológicas aconteceram nesta cidade na noite de 6 de julho e no início da manhã de 7 de julho:

"A chuva começou a cair pouco depois das dez horas da noite de segunda-feira, primeiro como garoa e após a meia-noite, como chuva fina e constante. Ela continuou por toda a noite e uma precipitação pluviométrica de 0,09 cm foi registrada em Ellsworth na manhã seguinte.

"Uma testemunha perplexa do processo 'para fazer chover' disse: 'Nuvens de aparência muito estranha começaram a se formar logo depois que eles fizeram o aparelho funcionar'. E mais tarde a mesma testemunha disse que os cientistas eram capazes de mudar a direção dos ventos com seu aparelho.

"Os agricultores que entraram em contato com o Instituto de Rangeley disseram que estão totalmente satisfeitos com os resultados das operações, e um deles disse que se novamente houver uma longa estiagem voltará a chamar os 'fazedores de chuva'."

Outras operações realizadas por Reich são brevemente resumidas abaixo:

I. No dia 23 de julho, após quatro operações de drenagens mais longas e sucessivas de Rangeley em direção ao sudoeste, isto é, do estado de Nova York, a estiagem novaiorquina de dois meses terminou dramaticamente com uma tempestade estranha. Caíram 1,3 cm de chuva e o Instituto Meteorológico disse que era o 23 de julho mais úmido de sua história (6).

II. Em uma operação para acabar com a seca em uma área muito maior no verão seguinte (1954), Reich novamente parece ter obtido um sucesso espetacular (7). A estiagem já durava dez semanas. O boletim meteorológico do *New York Times* para este dia declarava que: "O mapa meteorológico de toda a nação não apresenta nenhuma corrente de vento forte. Não há previsão de mudanças nas atuais condições nos próximos dias."

Neste dia, Reich iniciou a primeira de uma série de operações para acabar com a estiagem. Foram enviados telegramas para o chefe do Instituto Meteorológico e outras organizações relevantes informando-as de suas intenções. Uma brisa começou logo após o fim da primeira operação. Uma hora e meia depois, o repórter do tempo da televisão anunciou que "deveria estar ficando mais quente, contudo a temperatura está baixando". Reich realizou mais duas operações nos dias 30 e 31 de julho. Em 3 de agosto, o *New York Times* publicou: "O Instituto Meteorológico aparentemente foi pego desprevenido por chuvas que se desenvolveram sobre partes importantes do cinturão de soja e milho no fim-de-semana passado. As chuvas aparentemente foram mais espalhadas e benéficas nas áreas que recentemente vinham sofrendo com temperaturas muito altas e falta de umidade."

A mais extraordinária mudança meteorológica entre as publicadas por Reich aconteceu no início de setembro de 1954, quando tentou mudar a direção do furacão "Edna"(8) que estava se movendo para o norte de uma posição a 320 km ao sul do cabo Hatteras sem mostrar nenhum sinal de dirigir-se para o mar. Os boletins meteorológicos depois de dois dias começaram a mostrar um progressivo e inesperado desvio na rota do furacão para nordeste. Às 22:15 de 9 de setembro, a rádio New York anunciava que o centro do furacão deveria passar a leste da cidade, aproximadamente a 240 km, e às 7:30 a rádio Boston previa que o centro do "Edna" passaria por Boston ao meio-dia. Às dez horas, a rádio Boston anunciava uma mudança contínua para leste: "O impossível aconteceu — a tempestade está se afastando".

Meia hora depois: "Uma maravilhosa série de eventos... Na noite passada dissemos que só um milagre poderia evitar que o furacão alcançasse Nova York. O milagre aconteceu. E tudo leva a crer que também acontecerá na Nova Inglaterra..."

O furacão "Edna" passou a 80 km a leste de Boston e não causou nenhum dano maior do que os de uma tempestade nordeste.

Confirmação das mudanças meteorológicas de Reich

Duas séries de experiências sobre controle meteorológico foram realizadas independentemente de Reich e relatadas por extenso.

O Dr. Charles Kelley é um cientista de renome nacional com uma experiência considerável nos processos meteorológicos. Trabalhou para a Força Aérea Norte-americana, fazendo boletins meteorológicos. Descreve seu primeiro contato com a pesquisa meteorológica de Reich com as seguintes palavras:

"Este artigo me surpreendeu bastante e eu o recebi com ceticismo. Não podia acreditar que o aparelho e a técnica que Reich descrevia poderiam ter algum efeito na formação de nuvens e sobre o tempo. Considerei seu artigo como resultado de observações errôneas"(9.3).

Ao contrário de muitos cientistas, contudo, o Dr. Kelley não deu o caso como encerrado. Estava pronto para fazer observações, não apenas da ação dos métodos de Reich, mas, independentemente, com um aparelho que ele próprio construiu. Violando as previsões da meteorologia tradicional para a qual "evidentemente" um aparelho deste tipo não produz nenhum efeito no tempo, indiscutivelmente produzia. O Dr. Kelley é um cientista paciente e prudente com muitos escrúpulos em relação aos fatos. Fotografou, deixando passar certo tempo entre uma chapa e outra, as nuvens que conseguiu afetar com seu aparelho. Seu relato completo faz uma descrição detalhada de diversos controles que realizou, como comparar a nuvem que iria ser drenada com outra de tamanho e ritmo de crescimento semelhante, e uma comparação cuidadosa de cada nuvem com sua estrutura antes e depois da operação.

Ele também descreveu os resultados de cinco operações que realizou e nas quais uma chuva imprevisível caiu dentro de trinta e seis horas em todos os casos. A probabilidade de chuva nestes cinco casos era de 0,001, isto é, uma chance em mil.

Seu livro *Um Novo Método de Controle Meteorológico* (*A New Method of Weather Control*) merece um estudo sério por quem, *como o próprio Dr. Kelley no princípio*, é cético em relação a este ramo do trabalho de Reich.

Uma série de trinta e seis operações foram realizadas pelo Dr. Richard Blasband em 1965 (10). Seu critério de sucesso se baseava na probabilidade de menos de 10% de ocorrência de chuva dentro de quarenta e oito horas dada pelo boletim meteorológico; se uma operação era seguida de chuva dentro de quarenta e oito horas, ele assumia que havia tido sucesso.

Com base nisto, descobriu que o sucesso, definido desta maneira, havia acontecido dezoito vezes em trinta e oito tentativas. Estatisticamente os resultados não foram muito significativos, mas a probabilidade de ocorrerem era de apenas 12 por cento, e para que o acaso tivesse podido ser responsável por eles significaria que quase cinqüenta por cento dos boletins meteorológicos nestas trinta e oito ocasiões estavam errados.

Outras experiências foram realizadas por grupos de pesquisa, na Itália, pelo Dr. Bruno Bizzi, e, em Israel, pelo Dr. Walter Hoppe e G. Assaf; mas seus resultados não foram publicados.

Os problemas legais envolvidos na modificação meteorológica são imensos. "Quando devemos fazê-lo e até que ponto poderemos ir?", perguntou o Professor Derrick Sewell (13) em um artigo sobre riscos e responsabilidades da intervenção humana. Reich e Kelley também tentaram lidar com os problemas éticos envolvidos na modificação meteorológica. Casos reais de indivíduos ou organizações que emitiram mandados de segurança para evitar a modificação meteorológica por bombardeio das nuvens são citados por Robert Hunt em uma extensa discussão sobre a difícil pergunta sobre "quem é o dono das nuvens?".

Estes problemas ainda não estão solucionados. Reich informou as autoridades competentes, em todas essas ocasiões. Comunicou ao Instituto Meteorológico dos Estados Unidos, ao governador de Maine, ao secretário da Agricultura de Maine, à Junta de Controle Meteorológico e ao Departamento de Saúde e Bem-Estar. Nenhum deles o levou a sério, apesar das experiências serem potencialmente mais perigosas por seus efeitos que as mudanças muito mais limitadas do bombardeio de nuvens.

À sua maneira, Reich não quis elaborar suas descobertas. A base de um método revolucionário de controle meteorológico havia sido obtida. Reich deixou o desenvolvimento detalhado e o refinamento de seus métodos para outros, e continuou a olhar para frente, para aquilo que lhe parecia ser o próximo passo lógico: o estudo do desenvolvimento de desertos e a esperança de utilizar suas novas técnicas para superar os problemas de uma aridez instalada há muito tempo.

Durante 1954, fez planos cuidadosos para o que iria ser seu último grande projeto de pesquisa: uma expedição de sete meses pelo Arizona.

Desenvolvimento de desertos

Uma das conseqüências da poluição atmosférica na área de Rangeley durante a primavera de 1952 foi o mal-estar bioenergético que Reich resumiu no termo "moléstia de Dor"(15): os sintomas incluíam sensações de náusea, pressões na cabeça e no peito, enrubescimentos quentes, tontura, sensação de desidratação acompanhada de sede, dores musculares, pontadas nos olhos e manchas na pele. Foi o grave mal-estar humano uma aparente continuação do efeito Oranur, muito depois do irritante nuclear ter sido removido, que levou Reich a desenvolver seus métodos de detonar a atmosfera para afetar o tempo.

Aproximadamente na mesma época, observou um efeito peculiar nas paredes de seu laboratório. As paredes de granito pareciam estar escurecendo e passando por um processo progressivo de fragmentação e desintegração. O relatório de Reich sobre o escurecimento das pedras continha todo o penoso cuidado das descrições associadas com suas atividades como clínico. Sobre suas experiências nesta época, Reich escreveu: "Quando vi as pedras escurecendo pela primeira vez, não confiei em minha percepção. Repudiei as impressões mais evidentes; recusava-me a acreditar que algo como um escurecimento de pedras cinzentas e brilhantes pudesse ser possível. Repudiei apesar de ter pensado que, dentro de uma seqüência lógica, todo tipo de substância mineral se desenvolveu há muito tempo atrás de alguma outra coisa"(16.53).

Reich marcou cuidadosamente as pedras com um lápis vermelho e observou a área "infectada" ir aumentando diariamente aproximadamente 0,3 centímetro. Realizou observações microscópicas em partículas das pedras. Mediu a contagem de fundo no ar adjacente às rochas. Todas as observações apontavam um processo energético em ação na estrutura cristalina do granito.

Durante o verão de 1953, um pesquisador associado, Robert McCullough, foi ao Instituto Orgone para estudar os processos nas paredes de pedra. Reich acreditava estar na fronteira de um novo território científico, da química pré-atômica, e que processos de mudança química estavam sendo induzidos pela presença de uma atmosfera excessivamente carregada, na qual agia. Podemos imaginar os problemas que surgiram só para iniciar os trabalhos nesta área. Seria necessário estarmos totalmente familiarizados com as características normais de diferentes formações rochosas; precisaríamos de um extenso conhecimento das funções energéticas de diversos campos, e, em particular, teríamos que saber bastante sobre poluição atmosférica e o fenômeno da radiação. Os que entraram em contato com o trabalho de Reich nesta época podem ser separados facilmente em dois grupos: os que rejeitaram suas teorias e observações como desprovidos do devido controle, como aconteceu praticamente em todos os estágios de seu trabalho, porque ia contra teorias estabelecidas sobre o que deveríamos esperar; ou os que se identificavam excessivamente com Reich e muito impetuosamente adotavam suas explicações sobre os eventos. O próprio Reich, nesta época, reforçou esta divisão em duas reações totalmente opostas, insistindo que todos os que não estavam totalmente com ele, até os mínimos detalhes e pontos, estavam contra ele. McCullough descreveu sua disposição mental com as seguintes palavras: "À medida que os meses iam passando eu percebi que estava mudando drasticamente em relação a certas coisas; as mudanças nos outros eram menos perceptíveis. Primeiro, surgiu a compreensão gradual e, às vezes, repentina de que eu não era um biólogo. Sentia como se não soubesse nada sobre biologia. Esta sensação continuou até que cheguei a um ponto em que não sabia mais quem era nem mais o que sabia. Parecia que eu não era nem sabia coisa alguma. Sentia que não era nada. Tudo era fluido, em um estado de fluxo. Todos os valores estavam mudando. O próprio sólido e confortável mundo que conhecia estava se dissolvendo... Tudo isto fazia com que não sentisse uma base firme e levava a crer que estava nadando sozinho. Não havia nenhuma segurança. Em vez de me conformar e nadar, tendia a segurar tudo o que me parecesse 'sólido'. Intelectualmente, percebia o estado de fluxo e a necessidade de deixar que as coisas acontecessem e continuar nadando"(17.148-9).

Reich acreditava ter identificado algumas novas "substâncias" nas pedras, ou que surgiam delas e da atmosfera infectada; o negro "melanor", "orita" branca, a "brownita" e uma substância chamada "orene" que existia em diferentes formas. Detalhes incompletos de suas características próprias, e determinadas verificações feitas com elas, são dados no único relato publicado sobre o assunto (18). Reich acreditava, contudo, que o processo de desintegração nas rochas como resultado de uma atmosfera contaminada era a função básica relacionada ao desenvolvimento de desertos, e reforçou seu desejo de ir ao Arizona e trabalhar diretamente nas funções do deserto.

O hiato científico

Em algum momento entre o primeiro relatório sobre o enegrecimento das pedras e a próxima referência de Reich a elas existe um hiato. Não é difícil imaginar a colossal tensão mental induzida pela pressão descrita acima entre a relutância de Reich para aceitar um "fenômeno surpreendente" e o desejo de aceitar até o aparentemente impossível como necessário e lógico. Mas agora Reich lançava toda sua mente atrás da especulação sobre as origens do processo escurecedor que havia denominado "melanor". Afirmava que havia vindo do espaço sideral e perguntava: "Como as origens cósmicas do melanor poderão ser verificadas para satisfazerem o mais exigente exame perscrutador?"(19.17) Realmente, como? A verificação que procuçrava foi, segundo ele, totalmente inesperada: "Durante a lua cheia, em julho de 1953, e durante os períodos de lua cheia dos meses seguintes, estabeleceu-se a olho nu e com binóculos potentes, que primeiramente as montanhas das partes centrais da lua eram enegrecidas de maneira progressiva. Uma faixa de picos enegrecidos eram claramente discernível, e mais tarde também parte dos vales que se estendiam da orla ocidental para a oriental, ao longo do plano equatorial. Esta observação, feita de forma independente por dois observadores habilidosos, colocou fora de dúvida o fato da origem cósmica do melanor"(19.17).

O contraste entre esta experiência e a do seu observatório não poderia ter sido mais marcado. Quando as rochas haviam escurecido a alguns metros dele, Reich inicialmente recusara-se a acreditar nas evidências de sua percepção, mas a partir de então havia se preparado para aceitar a lógica funcional do processo, uma vez que sua existência fosse estabelecida sem nenhuma dúvida. Agora acontecia o contrário: a especulação de que o enegrecimento era um processo duplicado ao longo no espaço era rapidamente aceita, senão engolida, como "sem nenhuma dúvida". Com que provas? As provas de que duas pessoas viram na lua a olho nu e com um par de binóculos! E este esquadrinhamento descuidado da lua é descrito como "o mais exigente exame perscrutador" e aceito como a explicação mais racional do que havia acontecido na sala de Reich.

Só podemos considerar esta repentina retratação da dúvida racional para com uma certeza espúria e uma confiança irracional como um outro *desvio paranóide* de um mundo real com fenômenos surpreendentes, que nos deixam perplexos e com muito medo de um mundo irreal de sonho, onde tudo é possível e onde as soluções dos problemas surgem como por mágica com uma facilidade ridícula.

Recapitulemos a questão do estado mental de Reich nesta época. O desenvolvimento progressivo de atitudes paranóides em sua vida pessoal foi descrito por Ilse Ollendorff (24). Pela primeira vez se tornaram agudos no inverno de 1950-51, quando começou a experiência Oranur. A inclusão destas atitudes em suas idéias políticas e sociológicas, que levavam à ilusão de que as perseguições psiquiátricas, médicas e farmacêuticas de seu trabalho eram um plano comunista, foi descrita. Não acredito que tenha havido alguma invasão séria de idéias paranóides em seu trabalho *científico* antes de julho de 1953, quando o hiato descrito aparece com um repente dramático.

Apenas uma explicação dentro destas linhas pode dar sentido ao que segue.

Contato com o espaço

"O que se seguirá agora", escreveu Reich, "chocará o leitor: sua compreensão chocou as pessoas que trabalham no Orgonom. Não só nos encontramos repentinamente voando no espaço cósmico, mas neste momento, compreendemos como o pensamento científico tem sido restrito, com raras exceções, durante todos estes anos. Alguns de nossos colaboradores se comportavam como se tivessem sonhado todas as suas vidas em viajar pelo espaço em foguetes; de repente um dia se encontravam completamente despertos e realmente voando pelo espaço a uma velocidade incrível. Daí, alguns destes sonhadores, compreendendo que sair do foguete, como mandar embora um sonho, não seria possível, começaram a ameaçar o piloto do foguete para aterrissar imediatamente, ou então..."(19.19).

Reich então descreve como dois livros sobre objetos voadores não identificados que lhe foram enviados em novembro de 1953 não apenas o convenceram do fato de haver visitantes de outros planetas mas que eles estavam usando a energia orgônica como sua fonte de poder.

Antes de descrevermos a direção a que as especulações de Reich o levaram, seria melhor estabelecer o que acredito ser o componente real na elaboração da teoria que Reich iria construir em volta da idéia de visitantes do espaço.

O início da década de cinqüenta caracterizou-se pelo fenômeno peculiar de um grande número de relatos vindos de diversas partes do mundo sobre objetos voadores não identificados (OVNIs), conhecidos popularmente como "discos voadores". Na mente popular, só de se pensar nestes objetos parece esquisito, se não positivamente alucinação ou o produto de uma mistificação deliberada. Também é verdade que diversos livros sensacionalistas e místicos foram publicados nesta época dando a entender que descreviam encontros com venusianos, marcianos, etc. que haviam visitado a Terra. O que talvez seja menos conhecido é que um estudo sério dos OVNIs foi realizado pela Força Aérea dos Estados Unidos a partir de 1951. Como a Força Aérea desempenha um inesperado papel no capítulo final do trabalho de Reich, este envolvimento dela com o problema dos OVNIs será explicado de maneira breve.

No início de 1951, o Diretor de Inteligência do Quartel-General da Força Aérea dos Estados Unidos deu instruções para o Centro de Inteligência Técnica do Ar (A.T.I.C.) para fazer um estudo dos relatos de objetos voadores não identificados. A equipe de pesquisa que foi organizada recebeu o nome de Projeto Livro Azul e estava sob a direção de Edward J. Ruppelt até fins de 1953. Dúzias de relatos foram investigados pessoalmente e centenas foram lidos e analisados em seguida. Estes incluíam todos os relatos recebidos pela Força Aérea.

Aqueles que ainda estão inclinados a tratar o fenômeno dos "discos voadores" como apenas uma piada ou montão de embromações deveriam refletir sobre alguns fatos que Ruppelt é capaz de fornecer: o fato do Ministério da Aeronáutica dar ordem a todos os comandantes das instalações da Força Aérea de se tornarem responsáveis pelo envio de todos os relatos de OVNIs diretamente para o Projeto Livro Azul, com uma cópia para o Pentágono; o fato de diariamente se receber relatos não só de todas as partes dos Estados Unidos mas de adidos da força aérea na Inglaterra, França, Holanda e outros países; o fato de uma junta de cientistas que fizeram um relatório das descobertas do projeto Livro Azul em 12 de janeiro de 1953 rejeitarem a possibilidade de todos os relatos de OVNIs serem explicados como objetos conhecidos ou fenômenos naturais e recomendarem que as investigações deveriam ser quadriplicadas em tamanho e deveriam receber pessoal formado por especialistas especialmente treinados em eletrônica, meteorologia, fotografia, física e outros campos relevantes. Também recomendavam que em toda a nação os cientistas civis e militares deveriam ser alertados e instruídos para usar todos os equipamentos que pudessem detectar um OVNI.

A publicação do relatório de Ruppelt (20) força o reconhecimento dos "discos voadores" como matéria de interesse científico adequado e não mais um assunto apenas do campo da psicopatologia e da ficção científica. Alguns números podem ser citados relevantemente aqui: de 4.400 relatórios recebidos pela A.T.I.C. de junho de 1947 até janeiro de 1953, 1.593 foram selecionados por terem um número de detalhes suficiente para serem dignos de análise. (Estes mesmos relatórios eram estimados como sendo apenas 10 por cento do número total de aparecimentos de discos voadores nos Estados Unidos neste período.)

A análise em tipos de causas é particularmente interessante, se pensarmos que 22 por cento de todos os aparecimentos eram colocados na categoria interpretação errada sempre que houvesse uma *possibilidade* de serem explicados assim, mesmo que esta explicação não fosse nem um pouco plausível.

Interpretação errônea de balões	18,50%
Interpretação errônea de aeronaves	11,70%
Interpretação errônea de corpos celestes	14,20%
Interpretação errônea de outros fenômenos naturais (faróis, pássaros, papel, inversão, etc)	4,21%
Mistificações	1,66%
Relatos com insuficientes informações para serem avaliados (além daqueles inicialmente eliminados)	22,72%
Desconhecidos	26,94%

A alta percentagem de 26,94 por cento representa aparições que foram estudadas em grande detalhe e que não se conseguiu explicar com base em nenhum fenômeno natural conhecido.

A análise das pessoas que forneceram os relatos também é significativa quando revelada: mais de um terço dos relatos classificados como desconhecidos foram dados por pilotos, pessoal de bordo, operadores de torres de controle de aeroportos, cientistas e engenheiros. Setenta por cento das aparições inexplicáveis foram feitas visualmente no ar. Doze por cento foram vistas claramente do chão; 10 por cento foram detectadas por radar; e 8 por cento como uma combinação de radar e percepção visual.

Em janeiro de 1954, Reich enviou um relatório para o Centro de Inteligência Técnica do Ar sobre um objeto não identificado que havia observado de seu estúdio entre 10 e 10:15 da noite de 28 de janeiro. Recebeu um formulário para relatório de rotina para de janeiro. Recebeu um formulário — um relatório de rotina — para preencher, contendo quarenta e duas perguntas específicas sobre o tempo, lugar, natureza da aparição, etc. Reich o preencheu com grande atenção aos detalhes, colocando "desconhecido" em perguntas que suas observações não podiam responder. Há abundantes provas de que, em nenhum momento de sua vida, Reich sofreu de qualquer forma de alucinação ou falta de cuidado em observações. Como o formulário não permitia construções teóricas, Reich estava ali preso ao real e confinado a observações que eram em si do mesmo tipo das que haviam sido feitas por milhares de observadores confiáveis nesta mesma época. É bastante provável que Reich tenha feito observações como esta em mais de uma ocasião.

Os números citados por Ruppelt podem nos dar uma idéia da extensão do problema dos OVNIs, mas nos dizem muito pouco sobre sua natureza. O padrão estatístico sucumbe quando tenta descobrir o padrão significante em uma série de fenômenos, e assim não emerge um padrão significante. Ruppelt registra, vagamente, que a forma mais freqüentemente descrita é elíptica; e que houve relatórios de radar de velocidade acima de 31.070 km por hora, mas estes relatórios não foram classificados na categoria onde não havia nenhuma possibilidade de má interpretação. São muito interessantes as referências a ocasiões quando a radiação de fundo, registrada por contador Geiger, aumentou expressivamente (cem vezes em um dos casos) em conjunção com aparições visuais. Notou-se uma freqüência nos relatos, fazendo de julho o período mais alto do ano, com o início de dezembro como o período mais baixo. Mas todas as tentativas de correlacionar esta freqüência com qualquer outra freqüência terrestre ou atmosférica falharam até o momento.

Reich estava convencido de que os OVNIs eram veículos espaciais que utilizavam a energia orgônica como fonte de propulsão. Ele se referia aos OVNIs (no vocabulário enigmático de seus últimos anos) como *Ea,* de *Energy-alpha* (Energia-alfa). Os presumíveis habitantes das máquinas espaciais eram referidos de tempo em tempo como "homens Core", de Energia Cósmica Orgônica. Agora, uma coisa é se deixar levar por hipóteses difíceis de se provar sobre certas relações, como Reich fez em *Superimposição Cósmica,* outra é apresentar como realidade que as especulações se provaram corretas. Contudo, foi isso o que Reich fez em seguida: "Não pode mais haver dúvida sobre a origem da substância chamada Melanor. Desvenda, além disso, características inteiramente desconhecidas. Melanor é originário dos homens Core e de suas naves espaciais"(21.25).

No início, Reich estava inclinado a acreditar que estes homens Core tinham intenções benignas. Mas também mantinha a idéia de que eles eram responsáveis pelas severas estiagens acontecidas nos Estados Unidos em 1952-3. "Neste caso, não nos enganemos: a guerra entre a Terra e um inimigo invasor do espaço, que utiliza armas estranhas a nós, já está acontecendo e deve ser enfrentada imediatamente. Devemos começar a pensar em guerra como uma destruição silenciosa, desapercebida, de ação lenta mas deliberada da vida em um planeta, um satélite, ou mesmo em uma estrela"(21.25).

Com a guerra, se já em ação, é "desapercebida", a não ser por Reich, sua posição lhe permite conhecimentos especiais, para ver *o que é invisível para todos os outros.* Não é difícil perceber como seu trabalho anterior com energia orgônica, onde realmente lidava com um fenômeno cuja existência era posta em questão por praticamente todo mundo à sua volta, predispôs Reich a ter esta posição. Contudo, o trabalho anterior com orgônio era sustentado por muitas informações que poderiam ser novamente repetidas em condições apropriadas. A idéia dos homens Core, entretanto, caracterizava-se pela crescente negligência aos apelos racionais de provas.

De qualquer maneira, a construção de solenes conclusões sobre a destruição do mundo tendo como base impressões visuais não controladas e isoladas é certamente encontrada no caso da última caricatura que Reich apresentou do método racional sensível e bem ajustado que havia utilizado com vantagem durante muito tempo: o desenvolvimento de sua arma espacial. A idéia atrás dela foi descrita por Reich da seguinte maneira: 'Pode acontecer de se provar certo o que de outra forma nos sentiríamos inclinados a definir como produto de uma mente esquizofrênica, isto é, em vez de se atirar contra as vítimas da guerra com balas, poderíamos extrair a energia vital das vítimas de guerra com máquinas que operassem de acordo com o potencial orgonômico da energia cósmica"(21.25). Como já vimos, ele achava que os homens Core provavelmente já estavam fazendo isso contra as pessoas da Terra. Mas a própria invenção da arma espacial foi descrita em um livro que só foi publicado após a morte de Reich: *Contato com o Espaço*: *Um Segundo*

Relatório (Contact With Space: A Second Report) (21). Não era tecnologicamente difícil adaptar o destruidor de nuvens para que se transformasse em arma espacial: o princípio de drenagem de energia era o mesmo. A única diferença é que agora seria dirigido contra discos voadores e não nuvens.

Em 1956, Reich descreveu sua primeira operação bem-sucedida com a arma espacial: "Contato fácil foi feito naquele dia fatal (12 de maio de 1954) com o que obviamente se mostrou ser um tipo até então desconhecido de OVNI. Hesitei durante semanas em colocar meus tubos destruidores de nuvens em direção a uma "estrela", como se já soubesse que algumas destas luzes brilhando no céu não eram planetas ou estrelas mas naves *espaciais*. Com o desaparecimento gradual de duas "estrelas" o destruidor de nuvens repentinamente se transformou em arma espacial... Quando vi a "estrela" ao oeste desaparecer quatro vezes sucessivamente, o que havia sobrado do antigo mundo do conhecimento humano após a descoberta da energia orgônica, caiu sem a menor possibilidade de recuperar-se. A partir de agora, tudo, qualquer coisa, era possível. Nada mais poderia ser considerado "impossível". Havia direcionado canos de drenagem ligados a poços profundos para uma estrela comum e ela havia desaparecido quatro vezes. Não havia erro sobre isso. Outras três pessoas viram este acontecimento. Só havia uma conclusão: o objeto que drenamos não era uma estrela. Era alguma outra coisa — um OVNI. O choque desta experiência foi suficientemente grande para que não repetisse a operação até outubro de 1954. A razão da hesitação evidentemente era o risco de precipitar uma guerra interplanetária com estas experiências"(21.9-10).

Em 10 de outubro de 1954, pela segunda vez, Reich afirma ter obscurecido "estrelas" induzindo-as a se moverem "como num vôo em diferentes direções". Conclui novamente que "eram naves espaciais. *Não havia a menor dúvida,* após esta segunda experiência, que nossa pesquisa de energia cósmica estava no caminho certo. Estava apoiando *as técnicas mais exatas de controle e verificação*"(21.19. grifos meus — D.B.).

Este tipo de colapso racional indica que algo na mente de Reich havia "caído sem possibilidade de recuperação". Isto só faz sentido se a virmos como uma catástrofe há muito evitada. Há algumas evidências de que Reich, mediante projeções, estava consciente dos perigos de uma retirada maciça do pensamento racional em seus colaboradores, quando era incapaz de sentir este perigo diretamente em seu próprio organismo. Um exemplo semelhante ocorreu em sua reação violenta a uma crítica minha sobre um livro de Leonard Cramp. Minha crítica sobre o livro de Cramp (23) levava em consideração as especulações de Reich sobre a possibilidade do orgônio ser usado como força motriz dos OVNIs e relacionava isto com as descrições de Cramp dos fenômenos OVNIs. Tudo era feito de maneira teórica e inevitavelmente como tentativa, pois evidentemente não havia *fatos* objetivos para trabalharmos.

Reich escreveu a Paul Ritter sobre esta crítica: "A crítica do Sr. Boadella na publicação sobre naves espaciais parece estar correta, mas me parece um pouco à frente de conhecimentos *firmemente* estabelecidos. O assunto é explosivo e traiçoeiro. O mercado de livros já está sendo alagado com distorções de fatos sensacionalistas, místicas e patológicas. Sugeriria uma cautela maior"(27).

Como suas advertências aos usuários do destruidor de nuvens, esta era uma reação racional. Mas exatamente estas advertências são muito mais aplicáveis às reivindicações de Reich de que "a partir de agora, tudo, qualquer coisa, será possível. Nada poderá continuar a ser considerado "impossível"; uma "estrela" brilhante era "evidentemente" uma máquina espacial; e que não "havia engano", "nenhuma dúvida possível" que as havia apagado com sua arma espacial.

Em 14 de outubro, quatro dias antes da expedição ao Arizona estar pronta para seguir, William Moise, genro e assistente de Reich, foi ao Centro de Inteligência Técnica do Ar em Dayton, Ohio, para um encontro preestabelecido. O diretor do Centro, General Watson, não estava disponível, mas foi recebido pelo coronel Wertenbaker, o vice-diretor. O propósito deste encontro era relatar as operações com a arma espacial e informar as autoridades da Força Aérea sobre as sérias ameaças que, na opinião de Reich, elas representavam.

Um adicional sinal do pensamento paranóide de Reich é o fato de ter interpretado esta entrevista como indicação de que a Força Aérea compartilhava de suas preocupações com a ameaça dos OVNIs da mesma maneira que ele interpretava esta ameaça. Das respostas corteses rotineiras às comunicações que enviou a diversos altos funcionários governamentais, ele deduziu que seu trabalho era considerado ultra-secreto nos círculos governamentais, que aviões da Força Aérea estavam mantendo vigilância nos céus e que algumas vezes haviam sido mandados como sinal de apreciação de suas operações com destruidores de nuvens ou com armas espaciais. Desta forma, foi confirmada sua convicção de que finalmente estava recebendo apoio incondicional e endosso pelas suas descobertas. Ao mesmo tempo, sua concepção do inimigo passava por uma mudança final. Depois de ser um inimigo do *bloco* norte-americano — o bicho-papão nacional, um comunista — o inimigo se tornou algo que ameaçava todo o planeta com o desenvolvimento de desertos e desidratação. Cada mudança exigia um passo atrás das percepções cruciais e todo o esforço possível, no início com os clichês políticos do tema do fascismo vermelho e, no fim, com as remotas fantasias de guerra espacial. O inimigo, a cada passo, era levado a uma distância maior, no início para Moscou, e no final para Marte, ou para sabe-se lá onde Reich imaginava ser o ponto de partida dos homens Core.

Quatro dias após a visita de Moise à base aérea de Dayton, Ohio, a expedição de Reich rumou para o deserto do Arizona.

A expedição ao deserto do Arizona — outubro de 1954 a abril de 1955

A expedição ao deserto do Arizona é descrita, em parte, no último livro publicado de Reich: *Contato com o Espaço*.

O relato de Reich (25) dos 2.000 km de viagem é uma obra-prima de reportagem com nuances sutis que notava na atmosfera, na vegetação e no solo da viagem. Lendo-a, percebemos como andamos sem olhar e como temos a tendência de nos tornar insensíveis à sensação emocional do ambiente. "Lembrando", escreveu Ilse Ollendorff, "acho que é preciso ser um gênio ou um artista treinado na observação visual para distinguir as nuances e variação nas cores das rochas, na forma das nuvens. Eram principalmente observações subjetivas, e apesar de haver fatores objetivos envolvidos, Reich freqüentemente via estes fenômenos primeiramente de forma subjetiva e esperava que os outros vissem as mesmas coisas"(24).

Um homem que parece ter sido tão sensível quanto Reich o foi em relação às qualidades que este denominou de Dor no deserto era gênio e artista: o romancista D. H. Lawrence. Em seu romance *A Serpente Emplumada* descreveu um ambiente muito semelhante à área percorrida e descrita por Reich em seu caminho para o Arizona. É interessante conhecer este relato independente da atmosfera do deserto que Reich esperava modificar:

"Além das árvores... surgiam altas colinas até altos pontos rombudos, incrivelmente secos por causa do calor, como biscoitos. O céu azul se colocava atrás deles sem nuvens; não tinham folhagem nem vida, com exceção das hastes verde-ferruginosas dos cactos, que cintilavam um brilho negro e atmosférico na aridez ocre... aridez desolada e luminosa e seca, com luz potente, cruel e irreal.

"Nenhum som e, na verdade, nenhuma vida. A grande luz era mais forte que a própria vida...

"Era um lugar com uma estranha atmosfera: pedregosa, dura, estilhaçada, com colinas cruéis e arredondadas.

"E o silêncio era de vazio, suspensão e crueldade; o insuportável vazio sinistro de muitas manhãs (mexicanas)... Sofrendo da enfermidade que tortura internamente as pessoas neste país de cactos... sinistro, estranhamente escuro e sinistro, no enorme fulgor do sol...

"Sempre alguma coisa fantasmagórica... Todos os sons suspensos, tudo *contido*. A terra era tão seca que parecia invisível, a água saindo em um fio da terra, quase que não era água.

"Em nenhum lugar (do México) há algum sinal de energia. É como se tudo estivesse desligado.

"A colina se ergue abruptamente, queimada e amarelada, refletindo o sol e a imensa secura e exalando um cheiro sutil, ressecado e peculiar... que cheirava como se a Terra tivesse suado até secar.

"O peso do negro *tédio* que pairava no ar... como se o fundo tivesse caído de sua alma"(26).

Reich chegou ao Arizona em fins de outubro e fez de Tucson sua base. Suas operações ali eram um desenvolvimento e um refinamento das operações meteorológicas da Nova Inglaterra no início daquele verão e no ano anterior. O destruidor de nuvens foi aumentado com o uso do material chamado "orur". Era um miligrama de rádio da primeira experiência Oranur, contido em caixas de chumbo que o ativavam. Reich afirmava que com o uso dele era capaz de elevar o nível energético da atmosfera circundante, aumentando o nível de carga onde o destruidor de nuvem o diminuísse. Quando Eisenhower divulgou seu programa "Átomos para a Paz" em novembro deste ano, Reich interpretou isto como prova de que o governo estava levando a sério seu trabalho. Daí em diante, às vezes, ele se referia ao material "orur" como "átomos para a paz". O material não chegou, na verdade, ao Arizona, até meados de dezembro, devido a dificuldades de transporte. Não podia ser transportado no "container" de chumbo, pois assim ficaria ainda mais ativo. Por isso, foi levado a reboque por um avião, causando grande sensação quando chegou a Tucson.

Mesmo antes que ele chegasse, contudo, **Reich** havia estado ocupado durante seis semanas com o destruidor de nuvens, e afirmava ter aumentado consideravelmente a umidade natural. Achou muito mais difícil fazer chuva ali do que na Nova Inglaterra. A área desértica circundante, contudo, parece ter realmente mudado. Segundo o relatório de Reich, surgiram pontos com grama de pradaria, primeiro isolados, depois em moitas, até que a areia ao leste e norte de Tucson, a uma distância entre 25 a 50 km, se cobriu com uma leve camada de grama. Em dezembro, esta grama tinha 30 cm de altura em terras que sempre haviam sido áridas na história recente (21).

Em janeiro de 1955, houve chuvas freqüentes e fartas no sudoeste, o que Reich atribuiu a suas operações. A umidade no aeroporto de Tucson alcançou 96 por cento. Numa manhã, houve tanta chuva que os aviões não conseguiam pousar, um fato raro no Arizona.

O estudo completo das realizações de Reich no Arizona é complicado por causa de três fatores. O livro que descreve isto foi publicado numa edição limitada, sob grandes dificuldades, no último ano de sua vida. É extremamente raro e de difícil acesso. Segundo, a avaliação do sucesso de Reich na modificação meteorológica e do deserto torna-se confusa com a intromissão no relato de freqüentes operações com a arma espacial contra *Ea,* cuja presença parece ter sido revelada a Reich primeiramente pela presença de nuvens escuras e um aumento na contagem de fundo. Terceiro, não houve oportunidade de se consolidar nenhuma das atividades racionais com a chegada da F.D.A. que alegava que o mandado de segurança estava sendo violado.

Em abril, Reich deixou Tucson e chegou a Rangeley no início de maio.

O deserto emocional

O problema do deserto parecia a Reich, em seus últimos anos, o problema humano básico. Este o consumiu e ele relacionava tudo a tal problema. Todo seu trabalho sobre a irracionalidade humana, impotência, neurose, couraça, contração, ele agora resumia na frase: deserto emocional (30). A criação de deserto na natureza, afirmava, correspondia à criação de desertos emocionais nas vidas humanas. O primeiro obstáculo que ele acreditava estar no caminho para eliminar o problema da formação de desertos era o deserto emocional interno no homem.

Reich estava se levando totalmente a sério quando dizia que a vida da Terra estava sendo ameaçada, diante de uma emergência planetária. Doente como estava fisicamente, atormentado mortalmente como estava pelos aborrecimentos do mandado de segurança, infectado como estava seu trabalho pela crescente praga das suas ilusões paranóides, Reich ainda mantinha sua lucidez excepcional e ainda era capaz de, em certa medida, perceber as raízes de um problema.

Porque o planeta realmente está ameaçado. A percepção ecológica, uma década e meia depois de Reich ter-se preocupado com o problema dos desertos, mostrou de diversas formas como o homem ameaça destruir as riquezas aparentemente inesgotáveis na biosfera em que vivemos, com poluição irresponsável da atmosfera, do solo, dos rios e dos oceanos. Estagnação, decadência e colapso do metabolismo natural em diversas áreas são ameaças crescentes. Todo os problemas parecem pequenos diante do problema duplo do deserto interno do homem e do deserto que ele cria em seu ambiente.

Na base do ponto de vista paranóide está a experiência infantil de sentir-se envenenado pela fonte de alimento. Aquilo que deveria sustentar torna-se tão horrível que deve ser vomitado, emocionalmente se não fisicamente. A experiência paranóide produz uma mãe que se atrofia e se transforma numa espécie de bruxa, um oásis que se transforma em deserto. A experiência da rejeição de quase todo o seu trabalho por um mundo hostil, a erosão de seus conceitos por calúnia e distorção, deixou um gosto envenenado na boca de Reich que fez ressurgir experiências latentes desde a primeira infância. É assim que a paranóia consegue manifestar-se em um homem de grande racionalidade e percepção, em áreas circunscritas, e já na vida madura.

Quando Reich acreditou que discos voadores do espaço sideral estavam envenenando o ar que respirava, estava, acredito, literalmente paranóico. Mas não é paranóico sentir-se perseguido quando existe uma perseguição. A poluição da atmosfera está aí. Existe. As pessoas morrem por causa dela. Árvores também. Quando Reich publicou fotos de árvores morrendo do topo para baixo, novamente estava muito à frente de seu tempo. Hoje, quase vinte anos depois, os ecologistas acordaram para o fato de que florestas inteiras estão em processo de sucumbir. A aguda sensibilidade de Reich para o envenenamento da biosfera simplesmente fez com que ele percebesse isso à frente do seu tempo, mesmo que tenha explicado com uma causa diferente.

"O planeta Terra é inigualável em nosso sistema solar, por apresentar as condições ambientes necessárias para sustentar formas de vida complexas. Numa época muito recente, em termos evolucionários, sua superfície ou biosfera foi gravemente perturbada por dois eventos que originaram tendências que, se não forem detidas, podem transformá-la em um lugar sem vida".

Estas palavras não são de Reich, mas as primeiras frases do editorial da primeira edição do jornal *The Ecologist* de julho de 1970 (29).

"Quando se é responsável por uma resposta a uma pergunta social decisiva", Reich uma vez escreveu, "a possibilidade de rapidamente encontrarmos nosso lugar apropriado significa muito; significa, acima de tudo, proteção de um aparelho psíquico que, devido a experiências particulares, compreendeu, formulou e resolveu o problema... O barômetro mais importante da realidade contida em uma idéia é a reação do mundo circundante, seja positiva ou negativa. Se a idéia não encontra uma forma de expressão adequada é um sinal ou uma tendência para a insanidade. Uso "insano" aqui, na acepção correta: a percepção de um problema fundamental da vida sem a capacidade de se afastar dele, resolvê-lo fatalmente, ou, ao menos, fundamentá-lo racionalmente. Eu tinha total consciência da minha equação pessoal que me ameaçava internamente"(31.86).

A partir deste momento, as idéias paranóicas conviveram com conceitos e percepções perfeitamente racionais. Durante o verão de 1955, depois de ter voltado do Arizona, Reich era alguém desesperadamente só. Ilse Ollendorff finalmente havia considerado necessário deixar Reich pouco depois dele ter ido para o Arizona. As tensões pessoais da vida com Reich nesta época haviam se mostrado demasiadas para ela. Quando Reich voltou ao Oregon, estava em seu castelo e sua prisão. Havia gasto muito dinheiro com mobília para preparar-se para uma visita de altos funcionários do governo que esperava acontecer a qualquer momento. Ao mesmo tempo, o terreno do Instituto estava cercado por correntes para afastar os investigadores da F.D.A., que Reich havia decidido não receber. Andava armado com uma arma normal, não espacial, pronto para repeli-los à força se isto se tornasse necessário.

Em agosto, ministrou um curso sobre as funções do deserto, no qual apresentou a idéia de *medicina atmosférica*. Estava experimentando a possibilidade de drenar energia excessiva de áreas do corpo através de uma aplicação no organismo, em escala reduzida, do princípio de seus tubos de drenagem. Chamou-o de "destruidor Dor médico". O artigo em que pretendia descrever seus efeitos nunca foi terminado, e assim, que eu saiba, nenhuma descrição detalhada foi publicada.

Nestas conferências, Reich encontrou uma jovem bióloga, Aurora Karrer, de Washington, que admirava seu trabalho. Manteve uma relação pessoal com ela, e em parte pode ter sido para ficar perto dela que mudou-se para Washington no fim de 1955. Ele provavelmente também desejava estar próximo à sede do governo, como foi sugerido por Ilse Ollendorff. Vivia em um hotel e adotou um pseudônimo, Walter Romer, o mesmo que havia usado vinte anos antes para se proteger das perseguições fascistas na Europa.

Seu senso de realidade neste momento difícil, antes que a tempestade final ocorresse, foi ainda mais enfraquecido por seu crescente isolamento. Em 20 de março de 1956, uma outra idéia irreal tomou conta de Reich:

"Um pensamento de uma possibilidade muito remota passou por minha mente e temo que não me abandonarã mais: 'Serei um ser do espaço? Faço parte de uma nova raça terrestre, criada por homens do espaço exterior que engravidaram terráqueas? Será que meus filhos são os frutos da primeira raça interplanetária?'."(21)

E foi neste momento, quando estava menos preparado para se defender de novos ataques, que Reich foi intimado a ir a Maine para responder à acusação de desacato criminoso por violação do mandado de segurança que ordenava que destruísse os produtos de uma vida de trabalho.*

REFERÊNCIAS

1. Reich, Wilhelm, *The Oranur Experiment* (Orgone Institute Press, Rangeley, Maine, 1951).
2. Reich, Wilhelm, 'Dor-removal and cloud-busting', *Orgone Energy Bulletin*, Vol. 4, N.º 4, 1952.
3. McDonald, James E., 'Evaluation of weather modification field tests', *Weather Modification: Science and Public Policy* (University of Washington Press, Seattle e Londres, 1969).
4. Reich, Wilhelm, 'Orop Ellsworth, July 5-6, 1953' *Core*, Vol. 6, julho de 1954.
5. Shannon, Anthony, 'Has Maine scientist answer to rain-making?', *Bangor Daily News*, 24 de julho de 1953.
6. Reich, Wilhelm, 'Orop Orgonon, July 23, 1953', *Core*, Vol. 6, julho de 1954.
7. Moise, William, 'Orop drought Atlantic Coast — Summer 1954', *Core*, Vol. 7, N.ºs 1-2, março de 1955.
8. Moise, William, 'Orop Hurricane Edna', *Core*, Vol. 7, N.ºs 1-2, março de 1955.
9. Kelley, Charles, *A New Method of Weather Control* (Stamford, Connecticut, 1961).
10. Blasband, Richard, 'Orgonomic functionalism in problems of atmospheric circulation. (Part II: Drought) (Part III: Deserts)', *Journal of Orgonomy*, Vol. 4, 1970.
11. Kelley, Charles, 'Orgone energy and weather', *Core*, Vol. 7, N.ºs 1-2, março de 1955.
12. Blasband, Richard, 'Orgonomic functionalism in problems of atmospheric circulation. (Part I: 'The normal atmosphere)', *Journal of Orgonomy*, Vol. 3, N.º 2, novembro de 1969.
13. Sewell, Derrick, 'Weather modification and the law' in *Weather Modification: Science and public policy*, ed. R. F. Leagle (University of Washington Press, Seattle e Londres, 1969).
14. Grossman, Werner & Doreen, 'Wind flow and orgone flow', *Core*, Vol. 7, N.ºs 3-4, dezembro de 1955.
15. Raphael, Chester, 'Dor sickness — a review of Reich's findings', *Core*, Vol. 7, N.ºs 1-2, março de 1955.
16. Reich, Wilhelm, 'The blackening rocks', *Orgone Energy Bulletin*, Vol. 5, N.ºs 1-2, março de 1953.
17. McCullough, Robert, 'Rocky road to functionalism', *Core*, Vol. 7, N.ºs 3-4, dezembro de 1955.
18. McCullough, Robert, 'Melanor, orite, brownite and orene', *Core*, Vol. 7, N.ºs 1-2, março de 1955.

---

* Um relato do julgamento, escrito pelo Dr. Myron Sharaf, é dado no Apêndice I e deve ser lido em seguida. (N. do A.).

19. Reich, Wilhelm, 'Space ships and desert development', *Core,* Vol. 6, julho de 1954.
20. Ruppelt, Edward J., *Report on Unidentified Flying Objects* (Gollancz, Londres, 1956).
21. Reich, Wilhelm, *Contact with space: the second Oranur report* (Core Pilot Press, Nova York, 1957).
22. Reich, Wilhelm, Carta a Paul Ritter, 12 de janeiro de 1955.
23. Boadella, David, Resenha de Leonard Cramp's *Space, gravity and the flying saucer,* in *Orgonomic Functionalism,* Vol. 2, 1955.
24. Ollendorff, Ilse, *Wilhelm Reich: A Personal Biography* (Londres, 1968).
25. Reich, Wilhelm, 'Dor clouds over the U.S.A.', *Core,* Vol. 7, N.ºs 1-2, março de 1955.
26. Lawrence, D. H., *The Plumed Serpent* (Heinemann, Londres, 1956).
27. Silvert, Michael, 'Report of Orop Desert E*a* Survey of Tucson area, Sept. 18th, 1955', *Core,* Vol. 7, N.ºs 3-4, dezembro de 1955.
28. Reich, Wilhelm, 'Orop Desert: introduction', *Core,* Vol. 6, julho de 1954.
29. Goldsmith, Edward, Editorial, *The Ecologist,* Vol. 1, N.º 1, 1970.
30. Reich, Wilhelm, 'The medical dor-buster: part I, The Emotional Desert', *Core,* Vol. 7, Parts 3-4, dezembro de 1955.
31. Reich, Wilhelm, *People in Trouble* (Orgone Institute Press, Rangeley, Maine, 1952).

CAPÍTULO TREZE

CRIAÇÃO OU DESTRUIÇÃO
O último Ano

Quando o juiz Sweeney pronunciou a sentença em 25 de maio de 1956, esta foi, sob todos os aspectos, uma penalidade cruel imposta por ele. A Fundação Wilhelm Reich recebeu ordem de pagar uma multa de 10.000 dólares; Michael Silvert foi condenado a um ano e um dia de prisão, e o próprio Reich foi condenado a dois anos. Silvert e Reich foram soltos sob fiança no decorrer da apelação.

Alguns meses depois, todos os acumuladores orgônicos de Rangeley foram sistematicamente destruídos sob a supervisão da F.D.A. Apesar do mandado ter especificado que os materiais da construção poderiam ser salvos, os painéis celotex foram deliberadamente quebrados, o que os tornou inúteis e nunca mais puderam ser usados novamente.

Em 23 de agosto, os doutores Silvert e Sobey, com dois ajudantes, agindo sob ordens da F.D.A., encheram um grande caminhão com toda a literatura sobre orgônio guardada nos estoques do Instituto Orgônio de Nova York. O Dr. Victor Sobey escreveu um relatório como testemunha ocular (1) no qual comparava seus sentimentos com os das vítimas de campos de concentração que eram obrigadas a cavar suas próprias covas antes de serem fuzilados e jogados nelas. No final, os dois agentes da F.D.A., os senhores Conway e Ledder, disseram que haviam recebido instruções para destruírem *todos* os livros, inclusive aqueles que o mandado estipulava que deveriam apenas ser retirados.

O caminhão foi levado para o incinerador Gansevoort, nas ruas Gansevoort e Hudson, na parte baixa de Manhattan. Todas as cópias dos seguintes livros e revistas foram então destruídos pelo fogo:

O Acumulador de Energia Orgônica: Seu Uso Científico e Médico
Boletim de Energia Orgônica (vinte edições)

Revista Internacional de Economia Sexual e Pesquisa Orgônica
(quatro volumes)
Anais do Instituto Orgônio
The Internationale Zeitschrift für Orgonomie
Peste Emocional versus Biofísica Orgônica
Éter, Deus e Diabo
Experiência Oranur
Superimposição Cósmica
A Função do Orgasmo
A Biopatia do Câncer
A Revolução Sexual
A Psicologia de Massa do Fascismo
Escuta, Zé Ninguém
O Assassinato de Cristo
Pessoas com Problemas
Análise do Caráter.

Seria difícil encontrar um paralelo, nos tempos modernos, para esta destruição de todas as evidências escritas de toda uma vida de trabalho de um grande cientista.

A União Norte-americana de Liberdades Civis emitiu um comunicado em dezembro, no qual deixava claro que a literatura queimada não poderia em nenhum sentido ser considerada simples artifício para promover ou explicar o acumulador orgônico. O único trabalho que talvez coubesse nesta descrição era o primeiro da lista acima. O comunicado concluía: "É um sério desafio à liberdade de imprensa, aos princípios de livre pensamento sobre os quais se baseia nosso governo democrático, o fato de uma entidade governamental se aproveitar de uma diligência imposta por um mandado de segurança para baldar a disseminação do conhecimento — por mais excêntrico e impopular que este conhecimento seja. Com certeza, não era este o propósito da Lei de Alimentos, Drogas e Cosméticos".

Surpreendentemente, nenhum grande jornal utilizou o comunicado. Uma carta de protesto sobre a queima dos livros e as condenações por desacato, assinada por A. S. Neill, Sir Herbert Read, Professora Vivian da Sola Pinta, Paul Ritter e Robert Furneaux Jordan, foi enviada aos principais jornais da Inglaterra. Todos sem exceção se recusaram a publicá-la, ou a imprimir qualquer relato destes eventos sem precedentes.

Enquanto isso, em Washington, Reich preparava a apelação. Ela já nascia derrotada. Não havia como escapar do fato de que se havia cometido um desacato. Reich o admitia abertamente. Os autos do apelo de Reich (2) eram uma mistura fantástica de três elementos:

i. Raciocínio legal com base em suas próprias interpretações de como as leis deveriam ser racionais e afirmativas da vida. Em uma das audiências antes do julgamento Reich sugeriu a instalação da Junta de Patologia Social à qual seriam apresentados os motivos da perseguição e todo o ambiente de fundo do caso. Também propunha "Novas leis necessárias para restringir a patológica embriaguez do poder" e sugeria uma "justiça bumerangue" que agiria contra os "inimigos da humanidade". No fim de sua vida, Reich terminou o estudo de Direito que havia abandonado muitos anos antes, depois de um período na Faculdade de Direito de Viena, tendo se transferido para Medicina.

ii. O segundo elemento de sua apelação consistia de um relato dos aspectos de seu trabalho científico: a força motriz de energia orgônica e seu trabalho mais recente na área da formação de desertos. Mas eles se misturavam e se confundiam com:

iii. Relatos de seus contatos com o espaço, a guerra interplanetária e a "primeira batalha do universo" que ele havia travado com suas armas espaciais.

As apelações de Michael Silvere e da Fundação Wilhelm Reich dirigiam-se contra as alegações falsas contidas no mandado original e na definição de todos os escritos de Reich como "etiquetas". Isso também não surtiu efeito, pois a lei rezava que *mesmo se* o mandado fosse fraudulento não deveria ser contestado, e assim continuava valendo o desacato.

Todas as apelações, inclusive as dirigidas à Corte Suprema, foram assim negadas e Reich e Silvert entraram na Instituição Correcional Federal Danbury, em Connecticut, no dia 12 de março de 1957.

O juiz Sweeney ordenou que Reich deveria passar por um exame psiquiátrico. O psiquiatra da prisão em Danbury diagnosticou-o como paranóico e, dez dias mais tarde, ele foi transferido para a Penitenciária Lewisburg, na Pennsylvania, que tinha instalações psiquiátricas. Os psiquiatras ali, contudo, ao verem que Reich era totalmente resistente à idéia de tratamento, decidiram retirar a indignante declaração de que ele era legalmente insano e declararam-no legalmente são.

Reich foi protegido por sua própria doença do horror absoluto que lhe estava acontecendo. Estava convencido de que Eisenhower interviria pessoalmente a seu favor e assim enviou um pedido de perdão presidencial. Ao mesmo tempo, acreditava que era mantido na prisão como uma forma de protegê-lo contra os inimigos de seu trabalho que o destruiriam fisicamente, se pudessem.

Com suprema ironia, Reich recebeu permissão na prisão "para trabalhar". Começou a escrever seu último livro, que chamou

Criação (3). Nele, desenvolvia mais extensamente as equações orgonométricas que foram um de seus principais interesses nos seus últimos anos. Muitas destas equações apareceram em seu último livro publicado, *Contato Com o Espaço*. Eram uma tentativa de integrar algumas das fórmulas derivadas de suas experiências físico-orgônicas, com algumas das constantes universais da física clássica e da mecânica quântica, como as constantes de Plank, a famosa equação de Einstein $E = MC^2$ e a constante gravitacional. Antes de ir para a prisão, Reich havia trabalhado no conceito de gravidade negativa, mas havia destruído seus papéis quando a última apelação fracassou.

Na sexta-feira, 1.º de novembro, Reich recebeu uma visita de três horas de sua última esposa, Aurora Karrer. Disse a ela que havia sentido uma volta dos mesmos sintomas que o haviam incomodado durante a experiência Oranur, e tinha medo que pudessem matá-lo, apesar de no momento sentir-se "forte como um touro". Seu otimismo não havia morrido. Olhava o futuro pensando em terminar sua vida e seu trabalho quando finalmente fosse libertado. Na noite seguinte, 2 de novembro de 1957, foi dormir e não acordou mais. Morreu por causa de uma insuficiência cardíaca nas primeiras horas da manhã seguinte.

Reich foi enterrado em uma sepultura simples no terreno do Orgonon, a cavaleiro do lago. A sepultura tinha um busto de bronze de Reich, feito por seu amigo Jo Jenks alguns anos antes.

Depois do enterro, o último desejo e o testamento de Reich foram lidos para o pequeno grupo de mais ou menos cinqüenta pessoas presentes. Deixava quase todos os seus bens para o Fundo Trust para Crianças Wilhelm Reich que deveria se dedicar ao cuidado e assistência a crianças e adolescentes com qualquer tipo de dificuldade, em primeiro lugar, e em segundo lugar, para ser usado em pesquisas fundamentais orgonômicas. O testamento continha outros desejos que foram prontamente realizados. Seus arquivos foram lacrados e uma caixa-forte foi mais tarde construída para contê-los, lacrados com plástico contra umidade. Reich determinava que durante cinqüenta anos eles não deveriam ser abertos nem tornados públicos. Esperava que uma diferente geração poderia reagir a suas descobertas sem recorrer a um assassinato judicial. O último livro de Reich nunca foi recobrado das mãos das autoridades da prisão e provavelmente foi destruído por elas.

O trágico capítulo final aconteceu quando o Dr. Silvert, libertado da prisão em janeiro de 1958, suicidou-se depois de uma depressão causada pela ruína de seu trabalho.

Após a morte de Reich, o Dr. Elsworth Baker editou uma breve declaração, no fim da qual dizia:

"Este trabalho deve continuar com os mesmos princípios e integridade que ele mantinha, para que sua morte não tenha sido em vão e o mundo não tenha que sofrer a perda daquilo que ele trouxe.

"Queremos que todos saibam e compreendam que não há um sucessor do Dr. Reich. Ninguém tomará seu lugar no trabalho. Sucessores poderão surgir entre as crianças do futuro. Hoje cada um continuará como ele teria feito e fará o possível para aumentar o conhecimento e a vida como eram compreendidos por Reich".

Infelizmente, houve entre os colegas e seguidores de Reich quem interpretasse a sua insistência de que os arquivos deveriam ser lacrados como uma ordem contra qualquer desenvolvimento ou aplicação de seu trabalho. Surgiram amargas disputas internas, como costuma acontecer quando morre um grande homem, deixando incerteza e confusão em suas atividades. Reich previu estes problemas muito antes. Talvez sejam necessários cinqüenta anos, para que termine o antagonismo pessoal entre aqueles que esperam continuar seu trabalho (6.7).

Enquanto isso, trabalhos criativos com base nas descobertas de Reich estão brotando em diversas áreas. As páginas das revistas contidos na bibliografia (n.os 9-13) estão cheias de desenvolvimentos de conceitos e descobertas de Reich. Mais de vinte livros surgiram na década e meia após sua morte, falando de seu trabalho. A literatura queimada em Gansevoort está sendo republicada aos poucos, agora que aqueles citados no mandado deixaram de existir. O acumulador orgônico, reduzido a escombro pelos agentes da F.D.A., fez uma reentrada na Europa, onde seu uso foi desenvolvido em um hospital italiano. O tratamento "fraudulento" de câncer tornou-se o foco da atenção de cientistas de sessenta países no Simpósio Internacional de Prevenção do Câncer, realizado há alguns anos em Roma.

Reich disse que por todo o seu trabalho havia uma linha condutora simples: o tema da excitabilidade bioenergética e da mobilidade da substância viva.

Em um último artigo, escrito pouco antes do seu julgamento,(6) Reich voltava a considerar suas idéias freudianas iniciais sob a luz de seu trabalho posterior sobre as funções do deserto. Em particular, procurava os paralelos entre o conceito de um instinto para a morte de Freud e seu próprio trabalho com a energia *Dor*.

"Freud vagamente sentiu a ação de uma força em seu organismo como uma destruição silenciosa da vida, como 'Instinto para a Morte' que se opunha ao 'Instinto de Vida'."

Em sua discussão com Freud dentro do campo da psiquiatria, trinta anos antes, Reich apresentou razões clínicas porque era incapaz de aceitar uma força instintiva, primária e fundamental que se opunha aos impulsos libidinais. Agora, contudo, Reich escolhia focar o modo como um "instinto de morte", compreendido como o resultado temporário de um funcionamento primário bloqueado, era uma profunda premonição de suas próprias descobertas no campo da energia física.

Pois Reich havia descoberto, "na base da existência, uma energia que, dependendo de certas circunstâncias, funciona tanto como doadora e expandidora de vida e reprodutora de força como, na ausência de determinadas condições, se transformava em uma assassina da vida"(8.10).

Reich estudou primeiramente esta energia como libido e caracterizou a condição na qual seríamos capazes de nos rendermos ao fluxo de energia em sensações agradáveis, expansivas e que faziam contatos que definia como o termo "potência orgástica". Quando o fluxo era bloqueado, instalava-se uma estase que era a fonte energética da neurose. Em sua teoria de análise de caráter, seguiu a antítese entre os impulsos primários da pessoa auto-regulada e os impulsos secundários destrutivos que eram enclausurados atrás da rígida couraça do caráter neurótico. Seguiu as implicações sociais de se expressar energias produtivas em trabalho criativo com seu conceito de "democracia do trabalho" e diagnosticou a devastação social que surge quando a produtividade é frustrada, em sua análise do fascismo e na exploração da patologia cultural que chamava de "praga emocional".

Em seu trabalho biológico estudou as funções da energia vital e como agiam mediante processos expansivos e parassimpáticos, tendo observado a relação entre processos simpáticos de contração e doença. Como terapeuta, testemunhou por trinta anos como o trabalho apropriado nas contrações rígidas da couraça muscular liberava as correntes vegetativas involuntárias que mediu em seu osciloscópio e acreditava serem elétricas. A procura destas correntes levou-o ao campo microscópico. O quadro sangüíneo revelava a mesma antítese: tecidos sadios desintegrados em vesículas vigorosas e brilhantes, tecido doentio dissolvido em formas microscópicas retraídas que denominou "bacilos T". Seu trabalho abrangia também o contato energético agradável entre mãe e nenê, que reconhecia como a base de toda saúde emocional posterior; e as moléstias biopáticas nas quais a pulsação energética estava profundamente perturbada, recolhida, contida e imobilizada.

Na atmosfera, descobriu uma forma de energia pulsante que promovia a vida e a hidratação dos tecidos do corpo. Na presença de poluentes nocivos de diversos tipos, a energia atmosférica ficava estagnada e se tornava uma fonte de doença. Seguiu o processo de "auto-regulação atmosférica" que era responsável pelos ritmos naturais meteorológicos e estudou a "couraça" atmosférica — as camadas imobilizadas *Dor* — que acreditava contribuírem para a formação de desertos e para a decadência.

Ao fim de sua vida, experimentou em si mesmo a batalha entre processos criativos e destrutivos. Lutou com grande coragem contra a doença física e uma condição cardíaca cada vez pior, agravada pelo contínuo menosprezo pelo seu trabalho. Manteve sua racionalidade e sanidade e buscou as verdades de sua pesquisa durante décadas depois do boato que havia enlouquecido, estava internado num manicômio, etc. No fim, a paranóia realmente começou a se desenvolver dentro dele com a mesma forma traiçoeira de um câncer mental. Suas sensações de grandeza, em seus últimos anos, foram uma defesa inflamatória contra a fria mutilação da rejeição do mundo e um exemplo dos próprios processos energéticos que havia estudado.

Talvez, por causa de Reich, os homens acharão mais fácil fazer a escolha fundamental que governa todos os atos, em todas as áreas da conduta humana: criação ou destruição?

REFERÊNCIAS

1. Sobey, Victor, 'An eye-witness report of the burning of scientific books in the U.S.A., 1956', *The Jailing of a Great Scientist in the U.S.A.*, 1956 (edição particular, Southampton, Long Island, setembro de 1956).
2. Blasband, David, 'United States of America versus Wilhelm Reich: Part II — The Appeal', *Journal of Orgonomy*, Vol. 2, N.º 1, 1968.
3. Reich, Wilhelm, *Creation* (originais inéditos, 1957).
4. Reich, Wilhelm, 'Last will and testament' in *Selected Writings*, ed. Baker and Raphael (Vision Press, Londres, 1961).
5. Baker, Elsworth, carta-circular, março de 1957.
6. Kelley, Charles, 'Orgonomy since the death of Reich', *The Creative Process*, Vol. 5, 1965.
7. Boadella, David, 'On doctrinaire movements', *Energy and Character*, Vol. 2, N.º 1, 1971.
8. Reich, Wilhelm, 'The re-emergence of Freud's death instinct as Dor energy', *Orgonomic Medicine*, Vol. 2, N.º 1, 1956.

APÊNDICE UM

O JULGAMENTO DE WILHELM REICH

por Myron R. Sharaf, Ph.D.

Nota Introdutória: O Dr. Myron Sharaf estudou durante dez anos com Reich. Traduziu do alemão alguns artigos de Reich e contribuiu nas revistas dele. Foi um observador presente no julgamento. O relato seguinte foi retirado de um artigo publicado originalmente em *Orgonomic Functionalism*, Vol. 5, n.º 3 em maio de 1958 e reproduzido no *Wilhelm Reich Memorial Volume*, Ritter Press, 1958.
Um relato mais extenso e menos pessoal pode ser encontrado em dois artigos, "The United States of America versus Wilhelm Reich" (Os Estados Unidos da América contra Wilhelm Reich) por David Blasband, no *Journal of Orgonomy*, Vol. 1, N.ºs 1 e 2, e Vol. 2, N.º 1, 1967-8.

Antes do julgamento

Mencionou-se que haveria um julgamento desde a última audiência de provas frente ao juiz Clifford, em novembro de 1955. Mas a data do julgamento foi adiada em pelo menos duas ocasiões e as coisas estavam em um estado de fluxo. Reich estava em Washington, poucas pessoas o assessoravam diretamente, algumas outras menos ativamente, mas os demais — incluindo o autor — estavam bastante passivos, em parte por causa de suas dificuldades neuróticas de algum tipo, em parte porque Reich estava travando a batalha à sua maneira, uma forma que seguia determinada linha e não permitia os tipos de esforços usuais — legais ou não — que se costuma fazer nestes casos. Não queremos entrar aqui em detalhes sobre isso, a não ser para deixar claro que Reich estava relativamente só em relação ao verdadeiro calor da batalha, à tomada de decisões cruciais, à realização de esforços e ao sofrimento de uma profunda mágoa.

A última data estipulada para o julgamento era 30 de abril. No dia 28 de abril, o autor ouviu de William Steig que o julgamento havia sido adiado. Na quarta-feira, 2 de maio, o autor leu no *Boston Traveler* que Reich havia sido "preso" em Washington e que Silvert havia "sido pego" em Nova York por não comparecerem ao tribunal na segunda-feira, 30 de abril. Tornou-se evidente, em uma audiência posterior (após a sessão regular do tribunal na quinta-feira, 3 de maio), que Reich não havia acreditado que a comunicação que recebeu marcando a data estivesse assinada adequadamente: só havia sido assinada pelo escrivão Cox e não pelo juiz. O escrivão também havia assinado intimações que qualquer pessoa podia pegar e preencher. Reich havia telegrafado ao juiz exigindo uma ordem formal para comparecer ao tribunal, adicionando também que, se não fosse informado até as quatro horas da sexta-feira anterior a 30 de abril, assumiria que o julgamento não aconteceria como estava programado. Também enviou ao juiz um resumo do que acreditava ser as manobras processuais em relação a alguns pontos em particular. Também manteve os oficiais de justiça completamente informados de onde se encontrava. Não poderia haver suspeita de que sua ausência no tribunal fazia parte de um esforço de se "esconder" ou "escapar". Contudo, o juiz manteve que o procedimento seguido por Cox era rotina, feita milhares de vezes por semana, e que Reich deveria ter obedecido. Reservou sua decisão final sobre o assunto para o fim do julgamento. Também estavam envolvidas no não comparecimento de segunda-feira muitas outras pessoas que haviam sido intimadas pelo governo — Mangriviti, Shepherd, Thurston, Broeg. Entre os amigos de Reich que compareceram estavam I. Ollendorff e T. Ross.

Uma análise mais detalhada de *por que* Reich não compareceu ao tribunal na segunda-feira será reservada para o fim deste artigo. Aqui, desejamos discutir apenas duas coisas: a primeira é que o não comparecimento de Reich só pode ser compreendido em comparação com sua estrita legalidade, sempre considerando a lei como basicamente justa, mesmo que lhe fizessem mal. Nunca se utilizou de saídas "legais" em declarações de imposto de renda, mesmo que provavelmente tenha pago "a mais" seus impostos em milhares de dólares: não usava a desculpa comum entre médicos que podem "fazer certas violações impunemente" por causa de suas profissões. E apesar disso não compareceu ao tribunal na segunda-feira.

Uma outra questão é que seu não comparecimento causou um certo impacto emocional sobre a audiência, particularmente nas horas imediatamente anteriores ao julgamento e durante o primeiro dia. Não sei onde, como ou quando os oficiais de justiça procuraram Reich. Houve um artigo de jornal que dizia que ele queria ser levado acorrentado para Portland. Mais tarde, diria ao júri em seu discurso final que queria saber como era uma prisão, mesmo que pudesse ser libertado sob fiança mais cedo.

Havia, nos jornais de Portland, uma foto de Reich com os punhos levantados, de forma a mostrar suas algemas. Para as pessoas que se reuniram em Portland na quarta e quinta-feira, a prisão de Reich e Silvert deu uma nota sombria adicional ao processo, este era o limite; mas também levantava a questão em algumas pessoas se teria sido necessário chegar a este ponto. Qualquer que tenha sido a impressão que tenha causado ao juiz — e ouvi dizer que havia ficado muito irritado — ela se dissipou à medida que o julgamento foi acontecendo, apesar de ter parecido muito incisiva para não influir no julgamento.

O julgamento

O julgamento em si começou aproximadamente às dez horas de quinta-feira, 3 de maio. O júri se sentou bastante rapidamente. Apenas um jurado foi impugnado — não sei por quem ou por que — um homem chamado Sullivan. O júri parecia de cinema — um exemplo típico do populacho norte-americano, até um negro. Havia diversas mulheres de meia-idade. Se Reich era a vida e Maguire a peste emocional, o júri indubitavelmente era o "cidadão médio", o relativamente decente "caráter neurótico".

Maguire fez seu discurso inicial para o júri dizendo como iria provar que Reich e outros haviam cometido um desacato. Reich começou seu discurso — comunicando, acredito, alguns dos extensos assuntos que esperava abordar, inclusive o tema da conspiração — mas o juiz logo o interrompeu, dizendo que ele deveria se limitar ao assunto e tentar provar que não havia cometido uma violação. A confusão de todo o julgamento era evidente agora, uma vez que Reich não havia vindo ali para provar que não havia violado aspectos do mandado de segurança e, sim, que realmente havia violado. Alegava inocência em um terreno mais profundo — com base em que o mandado era inconstitucional e injusto em primeiro lugar. Mas toda a aparente contradição aqui não iria — não poderia — chegar à discussão deste ponto.

Este deve ser o momento de descrevermos o novo juiz. Sweeney era um homem de rosto redondo que parecia um misto do senador Karl Mundt com Winston Churchill. Era rosado, jovial, de raciocínio rápido e havia sempre uma leve nota de ironia em suas advertências. Parecia um homem menos amável que Clifford, mas também muito mais forte, muito mais individualista. Era talvez um excelente representante da tradição de jurisprudência norte-americana, como se poderia encontrar na maioria dos tribunais dos Estados Unidos, mas deixava evidente que não iria permitir grandes latitudes em seu julgamento. Limitava a profundidade do assunto. Impacientava-se com os exames muito prolixos de Maguire que tentavam provar o óbvio e o indiscutível. No início, também se mostrou impaciente quando Reich tentou trazer à tona assuntos que considerava irrelevantes, mas este observador no final sentiu que ele tornava-se mais maleável com relação a Reich, à medida que o julgamento acontecia. No final, suas advertências "ordem no tribunal" eram feitas mais suavemente e com menos impaciência, como se estivesse seguindo a lei mais do que sua inclinação em outros momentos.

A primeira testemunha chamada pela promotoria foi Miss Ilse Ollendorff. Ela foi uma boa testemunha, talvez a mais clara e segura das que se apresentaram no julgamento. Ela testemunhou apenas em relação a um breve período da fase pré-mandado — de março a meados de junho de 1954. Ela conseguiu driblar Maguire em diversos momentos: uma vez ele tentou ligar toda a literatura com o acumulador, e ela deixou claro que apenas alguns poucos escritos como o catálogo de tipos de acumuladores e os manuais de instruções eram enviados para os que faziam pedidos de acumuladores. Ela foi capaz de apresentar alguns princípios da democracia do trabalho quando respondeu à pergunta de Maguire se Reich era "presidente" da organização. Ela também testemunhou que a renda obtida com o acumulador continuou após o mandado. Talvez a parte mais fraca de seu testemunho, em termos de lógica do caso segundo o ponto de vista de Reich, foi de que ele não tinha obedecido o mandado até o momento em que ela partiu porque a F.D.A. não tinha enviado ninguém para supervisionar a execução do mandado, como o próprio mandado exigia. Mas foi só mais tarde que ficou claro que Reich não tinha intenção de cooperar com os agentes da F.D.A., quando eles chegaram. Acredito que uma mudança na política em relação ao mandado aconteceu em algum momento de agosto de 1954, portanto Miss Ollendorff estava testemunhando com completa exatidão sobre os fatos como haviam transpirado enquanto ela ainda continuava lá.

Maguire, constantemente, em sua argüição, tentava criar o quadro de uma atividade "comercial" com uma conotação sinistra e escusa. Repetidamente usava a palavra "negócio" e outros termos como "dar um pulo em N.Y." e "chefão", que têm um sabor de submundo. Reich em sua argüição lançou o estilo da maior parte de suas outras argüições: fez uma ou duas perguntas com o propósito de fazer surgir uma resposta fatual. No caso de Miss Ollendorff, simplesmente perguntou no que era usado o dinheiro advindo dos acumuladores, e ela respondeu "pesquisa, salário dos empregados, operações no deserto, etc". Acho que houve protesto da promotoria em relação a esta pergunta e o protesto foi mantido, mas assim mesmo o júri ouviu a resposta, embora tenha sido retirada dos autos do processo.

A testemunha seguinte foi um usuário do acumulador, um Mr. Berman de Nova York: andou arrastando os pés até o estrado das testemunhas e parecia o epítome de um profundo neurótico. Maguire gastou bastante tempo — e o juiz ficou evidentemente irritado — com Mr. Berman para que surgisse o fato de que ele havia continuado a pagar o aluguel do acumulador depois do mandado ter sido emitido. Reich em sua argüição perguntou a Mr. Berman se ele era um paciente. Ele respondeu que havia estado em tratamento por sete anos com o Dr. Pierrakos. Reich lhe perguntou se o acumulador o havia auxiliado ou feito algum mal. Mr. Berman disse que ele o tinha ajudado. Esta última frase foi retirada dos autos, mas Reich havia provado o que queria.

Tom Ross, zelador do Orgonon, testificou que viu Silvert retirando alguns materiais do Orgonon — livros e acumuladores. Tom Ross, à sua maneira, disse apenas o que sabia ser um fato absoluto: sabia que Silvert havia retirado algumas caixas de papelão com títulos de livros nelas, mas não sabia com certeza o que havia nessas caixas. Um momento feliz durante sua argüição aconteceu quando Maguire leu no tribunal um telegrama de Reich para Tom Ross, dizendo-lhe que haviam conseguido provocar chuva no Arizona e que ele devia manter os agentes da F.D.A. afastados da propriedade. Terminava com uma despedida típica de Reich: "Mantenha-se feliz".

Um homem — primeiro nome Arthur (Bowher) — que construía acumuladores na oficina de Collins em Rangeley, testemunhou que Silvert ou Ross haviam retirado alguns acumuladores da oficina após o mandado. Reich, ao argüí-lo, perguntou como ele testava os acumuladores que construía. Arthur mencionou manter suas mãos perto das paredes e ia continuar quando o juiz, após um protesto, considerou a pergunta inapropriada, pois versava sobre a eficiência do acumulador e não sobre a estreita questão: mandado ou não mandado.

Um oficial de justiça de Tucson testemunhou que havia sido recebido por Reich em sua casa em Tucson, mas não o agente da F.D.A. que o acompanhava. Reich havia se recusado a ver o agente. Reich, em sua argüição, perguntou ao oficial de justiça se o agente havia dito que queria "inspecionar tudo". O oficial de justiça não podia testemunhar que "sim" ou que "não" a isso. Ele também fez menção a ter olhado através de um telescópio na propriedade de Reich — um pequeno vislumbre de instrumentos e eventos científicos constantemente vinham à tona no pântano de detalhes técnico-administrativos (pagamento de cheques, entrega de acumuladores, etc.). O inspetor da F.D.A., Holliday, também testemunhou de forma parecida à do oficial de justiça. Ao ser re-argüido, Holliday negou ter dito que queria "inspecionar tudo"; só queria inspecionar o que

313

estava relacionado com o mandado, segundo disse, apesar de Reich ter diversas testemunhas, como afirmou, que disseram que Holliday queria "inspecionar tudo". Houve uma breve discussão entre Reich e Holliday a respeito da natureza da recepção de Holliday em Tucson. Reich perguntou se não havia sido educado e Holliday, apesar de não negar isso diretamente, continuou dizendo que ele havia sido pouco amigável. O juiz finalmente pôs um fim na discussão, dizendo que talvez a descrição "educado mas não amigável" poderia cobrir o incidente.

Reich também queria saber se Holliday tinha conhecimento do embarque de *Orur* [*] para Tucson nesta época. Holliday, imagino, negou. Em sua re-argüição do oficial de justiça, Reich trouxe à tona o fato de ter dito ao oficial de justiça que tinha suspeitas de que os agentes da F.D.A. poderiam ser espiões subversivos. Este seria um tema insistente que Reich tentou deixar bem claro durante o julgamento, e voltaremos a ele no final deste artigo.

Durante o primeiro dia, houve algumas interações que devem ser registradas. Reich parecia estar bem humorado e com uma boa aparência, apesar do que deve ter sido uma terrível experiência nos dias que precederam o julgamento. Esfregou seus punhos no início do julgamento, como se indicasse que era um alívio não ter que usar as algemas. W. Steig, que levou café para ele quando estava preso em Portland durante o recesso do almoço (ele só foi solto sob fiança aproximadamente depois das seis horas da tarde de 3 de maio), disse que seu humor estava bom e que a conversa foi animada. No fim do dia, quando o juiz ouviu o tema de seu não comparecimento, Reich ressaltou insistentemente sua opinião de que, nesta época de subversão, os documentos devem ser cuidadosa e corretamente assinados, e também queria deixar claro que não desejara ir contra a vontade do juiz — apenas não havia conseguido saber quais eram estas vontades. Ele disse a Mills: "Foi engano, um simples engano", e Mills lhe devolveu seu costumeiro olhar hostil, intencionalmente não compreensivo.

Houve um momento comovedor, quando Arthur, o construtor de acumuladores, fez questão de ir até Reich, depois de ter sido argüído, e calorosamente apertar sua mão.

Também houve um momento confuso quando o juiz se impacientou com a lentidão de Maguire em colocar seus documentos em ordem para submetê-los como provas. Maguire disse que as coisas poderiam ser agilizadas se os acusados reconhecessem automaticamente suas validades. Maguire caminhou até perto de Reich e Silvert para explicar seu propósito; Reich pareceu um pouco confuso

---

[*] Material nuclear tratado com orgônio concentrado.

sobre o que exatamente Maguire queria; Silvert bem abruptamente disse a Maguire para "falar claro" para que todos pudessem ouvi-lo, o que parece ter sido um uso inoportuno da psiquiatria social por parte de Silvert. O juiz agora se mostrava bastante irritado e disse que não havia porquê continuar isso. Este incidente foi mal interpretado pelo *Portland Evening Herald* (3 de maio) como uma prova de que os acusados estavam retardando o julgamento mais do que a promotoria; na verdade, Maguire retardou o processo com suas argüições cheias de detalhes sem importância, enquanto as argüições de Reich e Silvert foram extremamente breves.

Não estive presente na sessão de sexta-feira, 4 de maio. O dia havia sido reservado para testemunhas governamentais e apresentação de provas óbvias e indiscutíveis (deve-se mencionar que Reich raramente olhava os documentos oficiais, aceitando-os como presumivelmente corretos). Uma argüição por Reich de Kenyon foi relatada na imprensa: Kenyon testemunhou que Reich o chamou de espião quando estava em Maine. Também se relatou que Reich em um certo momento protestou contra a forma "indutora de sono" do interrogatório do promotor.

A manhã de sábado continuou com testemunhas oficiais. Moise, secretário dos Laboratórios de Pesquisa do Instituto Orgone Inc. foi interrogado por Maguire para mostrar que as rendas advindas do aluguel dos acumuladores foram enviadas por Silvert para sustentar Reich e seu trabalho no Arizona. Quando reexaminado, Moise deixou claro que as despesas no Arizona só em parte foram pagas com este dinheiro; isto é, como eram fundos para pesquisa, assim foram gastas. As despesas pessoais foram pagas pelo próprio Reich. Isto ficou bastante confuso porque Maguire tentava demonstrar que isto ou que pequenas despesas haviam sido pagas com uma conta ou outra. O juiz ficou impaciente e perguntou a Maguire se ele pretendia provar quem tinha pago os cigarros.

Também houve o testemunho de Silvert a respeito de suas atividades — retirar materiais do Orgonon, recolher os aluguéis dos acumuladores, etc. Em sua argüição, Reich queria trazer à tona a questão de Silvert ter sido declarado isento do mandado como decisão da Corte Suprema, quando os médicos apelaram contra o caso (ou melhor, abriram um caso de intervenção). Silvert momentaneamente não estava certo se tinha ou não violado o mandado e Reich disse, numa mistura de amabilidade e ironia: "Não estamos tentando ser heróis". Silvert finalmente disse que não acreditava ter violado o mandado porque havia sido declarado isento. Moise e Silvert também desejavam estabelecer o ponto que Reich não tinha conhecimento de que Silvert havia retirado os livros e acumuladores do Orgonon. Foram parcialmente interrompidos aqui pelo juiz por causa da formulação do interrogatório por Reich em um determinado momento, quando perguntou a Moise: "Eu tinha conhecimento disto (das atividades de Silvert)?" O juiz considerou a pergunta imprópria porque "ele não pode saber o que o Sr. sabia. Podemos achar que sabemos o que uma outra pessoa está pensando mas não podemos ter certeza". (Esta foi uma questão interessante — a privacidade dos pensamentos, apesar de através da análise de caráter termos aprendido a "ler" pensamentos.)

O juiz, a essa altura, tentou deixar claro para o júri o papel de Silvert no assunto. O mandado era contra a fundação, Reich e Ilse Ollendorff. Silvert só poderia ser implicado se ficasse provado que havia agido "de comum acordo" com um dos implicados. Mas nunca ficou muito claro o que ele queria dizer por agir "de comum acordo" com ou com "a aprovação" e outra pessoa.

Antes do recesso do meio-dia, Reich começou a chamar suas testemunhas. Houve uma outra breve discussão sobre o que Reich poderia apresentar como material de defesa. O juiz decidiu que contrariaria as regras estabelecidas se Reich fizesse interrogatórios visando a pôr em dúvida a validade do mandado original, seus motivos ou razões para obedecê-lo ou não, ou, realmente, tudo que não fosse material sobre sua obediência ou desobediência. Ele disse que, em seu discurso final, Reich poderia abranger um número maior de considerações, mas não antes.

O tempo total utilizado por Reich com as testemunhas de defesa não passou de uma hora e meia. A questão fundamental que desejava estabelecer era a de que se havia resistido ao máximo contra o mandado ou, mais precisamente, que os agentes da F.D.A. tiveram sua entrada no Orgonon barrada. McCullough testemunhou que andava armado e havia recebido instruções para manter os agentes da F.D.A. fora da propriedade. (O juiz tentou interrogá-lo sobre se, na época, estava determinado ou pronto a usar a arma; McCullough enfatizou sua função de intimação, mas não excluiu a possibilidade de em determinadas circunstâncias poder ser obrigado a usá-la.) T. Ross testemunhou segundo estas mesmas linhas gerais. Sob questionamento de Reich, testemunhou que este havia dado instruções para lhe abrir uma cova no verão de 1954 ou 55 e que Reich estava pronto a morrer resistindo ao mandado. Maguire tentou ridicularizar isto perguntando se Reich não havia simplesmente pedido para que ele "abrisse um buraco", mas Reich o silenciou com sua intervenção: "não lhe pareceria ridículo se tivesse passado por esta experiência" (se ele se referia à sepultura ou a toda a batalha não ficou totalmente claro — provavelmente a segunda possibilidade, mas a tréplica teve o efeito de transmitir sua total seriedade para a corte e o juiz abandonou a maneira superficial e irônica que o caracterizava).

A testemunha McCullough também testemunhou sobre sua doença, que o fazia mancar, e que persistiu durante todo o trabalho *Dor* e no deserto. Os obstáculos contra a F.D.A. e a total seriedade do trabalho foram os dois principais pontos estabelecidos.

A. Duvall, médico orgonomista, testemunhou que não exigiria que seus pacientes devolvessem os acumuladores, mesmo que Reich lhe tivesse pedido, e que Reich tinha uma declaração escrita comprovando isto. Duvall foi o único médico orgonomista que testemunhou; este observador pensou que Reich seguiria esta linha de ataque, isto é, sua incapacidade em obedecer o mandado mesmo que assim o desejasse, mais do que ele realmente fez. As possíveis razões para ter agido assim serão discutidas mais à frente.

Talvez os interrogatórios mais interessantes tenham ocorrido quando Reich chamou Maguire e Mills para deporem. Com Maguire tentou estabelecer o fato que Maguire havia lido o volume da conspiração. Mas este, de uma forma extremamente defensiva, suspeita e "escondida", tentou se proteger mediante um artifício "legal", dizendo que não havia visto este volume *em particular* que Reich havia lhe mostrado; também usou o argumento pouco provável de que, como era um volume solto de material "retirável", o que estava sendo apresentado como prova poderia conter materiais diferentes do semelhante que poderia ter visto. Reich também perguntou se sabia que cerca de duzentos agentes da F.D.A. haviam sido despedidos, em um mês, como subversivos, mas o juiz rapidamente protestou contra esta pergunta. Com Mills, Reich procurou determinar porque ele havia deixado de ser advogado da Fundação para, neste caso, atuar como promotor. Ele, também, estava muito defensivo e, em certos momentos, parecia estar expelindo ódio puro. Tentou minimizar suas relações com a W.R.F. — só havia autenticado alguns documentos e feito outras tarefas rotineiras. Nunca havia discutido o caso da F.D.A. com Reich. É bem provável que aqui tenha prestado falso testemunho, pois Raphael, na segunda-feira (7 de maio) apresentou as minutas de uma reunião da W.R.F. que atestavam a presença de Mills e a discussão da investigação da F.D.A. durante a reunião. Qualquer que seja a verdade sobre o envolvimento de Mills neste caso, ele prestou um testemunho extremamente suspeito. Em parte, se protegeu dizendo que havia deixado os serviços da W.R.F. no verão de 1952 e que o processo de mandado da F.D.A. só surgiu no verão de 1953, quando, então, era promotor público. Havia notificado o Secretário da Justiça de seu envolvimento anterior com a W.R.F. e ele havia indicado um outro promotor, Maguire, para o caso. Contudo, como o juiz assinalou, Mills poderia ter-se retirado completamente, se assim o desejasse. E quaisquer que sejam os outros fatores envolvidos, parecia pairar pouca dúvida, por causa de seu comportamento no tribunal, que Mills agora estava dominado por um ódio pessoal contra Reich.

Reich chamou Miss Ollendorff para refutar o testemunho de Maguire, que havia deixado a implicação de que nunca havia visto o volume sobre a conspiração. Ela testemunhou que o havia visto com este volume em seu escritório, quando foi falar com ele antes do julgamento, em um esforço para verificar determinados materiais para que seu exame no tribunal fosse mais breve. Maguire, ao reexaminá-la, iniciou sua rotina legal que, no que se referia a perjúrio, deixava-o coberto, mas o juiz e outros se mostravam evidentemente impacientes com suas evasivas.

Miss Ollendorff se opôs aos esforços de Silvert para que não se apresentasse ao tribunal na segunda-feira, 30 de abril, e acho que os fatos mostraram que ela estava certa. Mas, quando compareceu, manteve-se firme em relação ao que acreditava e seu julgamento extremamente independente deu um grande peso ao que disse. Quando ouviu o testemunho distorcido de Maguire, foi até o juiz e lhe contou a experiência que havia tido no escritório de Maguire. O juiz lhe disse para contar isso a Reich. Também disse que era muito ruim que Reich se houvesse envolvido nessa situação desagradável, mas que a lei era a lei, que considero como uma prova de como o juiz pensava nesse momento (sábado, 5 de maio, à tarde).

Miss Ollendorff queria fazer uma declaração no tribunal de que havia mantido os registros dos acumuladores de forma tão impecável (Maguire a havia cumprimentado pela excelência de seus registros) porque acreditava profundamente na eficácia deles. Foi uma boa intenção, mas, infelizmente, não pôde realizá-la inteiramente porque o juiz fez com que apenas respondesse as perguntas.

O juiz propôs ao júri que talvez eles quisessem encerrar o caso no sábado à tarde, mas, após um breve recesso decidiram contra esta proposta e o tribunal entrou em recesso até segunda-feira de manhã.

A sessão de segunda-feira foi curta. Maguire fez uma breve declaração dizendo que se soubesse de antemão como seria a defesa, teria sido muito mais breve na apresentação do caso. Mas não havia sabido e portanto havia se preparado para qualquer eventualidade. Pela defesa, Silvert leu uma versão abreviada — pelo juiz — do discurso de Reich "Átomos para a Paz contra os Higs", que havia sido impresso anteriormente.* Uma discussão sobre esta declaração será feita mais à frente. Aqui é suficiente dizer que foi dada a Reich uma certa latitude para produzir temas — particularmente o tema da conspiração — que ele desejava trazer à tona, *apesar de ter recebido cortes importantes quando quis apresentar provas evidentes contidas no discurso impresso sobre as distorções da F.D.A. e men-*

---

* Reich, Wilhelm, "Atoms for Peace versus the Hig", *Orgonomic Medicine*, Vol. 2, N.º 1, 1956.

tiras do mandado original. Silvert lê bem, mas sua voz não tem a autoridade nem a ressonância emocional da de Reich. Sentia-se que sua declaração não impressionou os jurados e que sua importância principal estava em seu valor histórico. O próprio Reich concluiu sua defesa com apenas algumas palavras dirigidas ao júri. Assinalou, entre outras coisas, que havia dado 350.000 dólares para a pesquisa da energia orgônica, o que tornava ridículos os esforços de Maguire para provar quem tinha pago uma conta de 21,50 dólares. Falou de suas dificuldades para lutar neste caso, como tinha a sensação de que tudo o que fizesse estava errado — para onde quer que se virasse havia uma porta fechada. Falou de sua natureza experimentalista, como queria ver o desenvolvimento deste caso, como até gostou de passar um tempo na prisão para saber como era, embora pudesse ter sido solto por fiança mais cedo. Havia descoberto, disse, que era algo bárbaro e desumano e que as pessoas deveriam fazer algo em relação às prisões. Achava que poderia ser uma boa idéia se cada membro do júri, se cada membro do tribunal — inclusive Maguire e Mills — passassem um breve período na prisão para verem como ela era. Havia aprendido como ela era por ser de seu feitio estudar em primeira mão as coisas com que tratava. Desejaria que seus oponentes também descobrissem sobre o que estavam tratando, tivessem lido a literatura orgonômica e tivessem sentado num acumulador.

Suas palavras eram simples e sinceras e deixaram uma impressão profunda no observador e em outros.

Maguire fez uma réplica rápida, concentrando-se no material apresentado no discurso sobre os Higs. Em relação à declaração de Reich de que a orgonomia estava no campo da pesquisa básica e que o A.E.C. havia consentido com isto, ele argumentou que tinha uma carta do A.E.C. indicando o oposto. Contra a acusação de Reich de que os agentes da F.D.A. eram arruaceiros, ele podia provar que eles haviam passado anos trabalhando para o governo e seus oponentes sim é que poderiam ser considerados arruaceiros por apontarem armas para os agentes. Talvez o momento mais marcante e chocante de todo o julgamento — o momento em que os assuntos fundamentais foram trazidos à tona apesar de serem questões que pairavam há milhares de anos e não seriam decididas em um tribunal — aconteceu quando Maguire disse com ar de mofa: "Eles falaram sobre energia *pré-atômica!* O que é isso? Já fomos além disso — produzimos energia A e agora estamos tentando produzir energia H (a bomba H)!" *Quantos mundos sobrepostos estavam contidos nestas sentenças!* E, como tentaremos discutir mais à frente, a impossibilidade de abordar estas questões realmente fundamentais no tribunal, inclusive a questão da F.D.A. não aceitar as provas científicas orgonômicas, iria determinar o curso trágico do julgamento real que discutiu tantos assuntos secundários, para não dizermos sem importância.

Maguire também observou, ao responder à declaração de Reich sobre "pretensos" médicos e cientistas representantes da F.D.A., que Reich não era um médico licenciado nos Estados Unidos. É importante observarmos isto porque é exatamente o tipo de prova camuflada que teria sido proferida no tribunal, se Reich tivesse comparecido na audiência original do mandado.

O juiz, em sua exortação para o júri, falou brevemente. Novamente limitou-se quase exclusivamente à questão se Reich, a W.R.F. e Michael Silvert haviam cometido desobediência ou não, haviam violado ou não o mandado. Descreveu o caso como "muito simples" e no sentido em que ele o definiu e como a lei o definia neste ponto, realmente era "muito simples". Contudo, se o caso todo fosse considerado com toda sua história e ramificações, seria tão complicado quanto possível, apesar de que, através de ainda outro ponto de vista, poderíamos colocar o juiz em outra ponta do círculo, de onde o caso também pareceria "muito simples".

Depois da exortação do juiz, o veredito do júri seria lido. Eles voltaram depois de apenas dez ou quinze minutos com três vereditos culpados. Reich parecia extremamente sério quando o júri voltou e a sua seriedade persistiu depois que o primeiro jurado anunciou a decisão do júri.

O juiz, então, resolveu o assunto do não comparecimento de Reich na segunda-feira, 30 de abril. Reich teve que pagar uma multa de 500 dólares, Silvert 300, Mangriviti 100 e as outras testemunhas entre 25 e 15. Estas multas foram pagas imediatamente.

A sentença do juiz sobre as acusações de violações foi adiada até 25 de maio de 1956. Maguire e Mills estavam preocupados que Thurston e Shepherd pudessem continuar trabalhando em Nova York e queriam que o juiz os advertisse. Mas ele disse que não faria nenhum discurso.

Com esta nota extremamente anticlimática terminou este julgamento fantástico. Reich deixou o tribunal com uma disposição muito ativa e séria; disse que se havia cometido um "escândalo legal", que isso era apenas o começo e que estava contente que pelo menos algumas questões tivessem sido expostas no tribunal.

Quero voltar brevemente ao tema do fascismo vermelho e discuti-lo nos termos do desejo de Reich de entrar de alguma forma em contato com forças positivas à sua volta. Não se pode olhar o deserto sempre, é preciso acreditar que existem oásis. Na década de vinte, Reich esperou que os partidos radicais auxiliariam sua luta pela vida. Quando estes partidos mostraram toda sua malcheirosa corrupção e se transformaram nas forças mais reacionárias, mais simpatizantes da morte, Reich desejou entrar em contato, para ajudá-las, com as forças que ainda mantinham certa decência, algum respeito pela vida contra a crescente onda de barbárie desenfreada. Procurou — e acho que exagerou nesta procura — a soma de cooperação que as forças nos Estados Unidos estariam prontas para lhe dar. Esperava encontrar a contrapartida da F.D.A., uma entidade mais racional, realmente democrática e progressiva ou um grupo de pessoas que o apoiassem e fossem em seu auxílio quando a F.D.A. viesse com seus tentáculos massacrantes. Mas não acredito que existam estas forças. As atitudes variavam de uma neutralidade benigna mas sem envolvimento até um ódio mortal, mas não havia amor intenso, pelo menos não o vi em nenhum lugar. Mas sempre se tem esperança ou, pelo menos, Reich continuava a ter esperança e encontrou desapontamento após desapontamento. Quando um médico que assistia ao julgamento lhe disse que teria de ir embora um dia mais cedo e Reich teve a impressão que os ratos estavam abandonando o navio, ele disse: "E é por isso que o estou deixando e acreditando *neles*" (indicando o júri). Mas o júri era algo tão pobre, ou mesmo pior, para se pôr fé nele, como nos "seguidores". Não contemplaram as questões por mais de dez minutos, antes de estabelecerem o veredito.

A situação com os "seguidores" era péssima. Eles — nós — tínhamos ao menos consciência de nossa pouca importância e tamanho, nossas resistências, nossos medos, nossas convicções, nossa preguiça, indiferença emocional, acobertamentos ou qualquer outro motivo dependendo do caso individual. Mas perambular por círculos ansiosos e com sensação de culpa também não ajudava em nada. Também não adiantava parar para pensar e basear sua reação apenas nas palavras ou aparência de Reich. Todo o misticismo estava presente — Reich vai descobrir uma saída, ele "sabe" coisas que desconhecemos, que nem sequer compreenderíamos. Isto em parte era racional, mas também profundamente doente. Em um momento, durante a exortação final do juiz, uma pessoa entre o público disse: "Parece bom, Reich está sorrindo", e ela realmente esperava que o resultado fosse diferente do que foi. As pessoas repetiam frases como papagaios ou diziam que Reich, de alguma forma, iria virar as coisas a seu favor. Acredito que o próprio Reich contribuiu parcialmente para esta atmosfera porque estava aferrado impermeavelmente à sua linha de raciocínio e não queria ser perturbado por barulho à sua volta. Teria dado ouvidos a pessoas respeitosas, com mentes articuladas e corações devotados, que desejassem dar tudo de si nesta briga. Mas estas pessoas não estavam ali ou talvez existissem apenas uma ou duas. Havia ecos submissos de "arruaceiros" e "espiões"; havia divergências de pensamento, mas principalmente por parte daqueles que não estavam *totalmente envolvidos* com todas as dores e privações e que eram superficiais; havia muitos tipos diferentes mas nenhum totalmente íntegro. Contudo, deve-se dizer que houve comportamentos admiráveis por parte daqueles que desejavam ajudar no que pudessem, mesmo que não se estivesse lutando da forma que teriam lutado. Sabiam que Reich era mais fundamentalmente correto do que qualquer um e que seus erros eram do tipo "enorme" que dá frutos, enquanto que os deles eram do tipo pequeno, sem grande importância, que no fim não levam a um grande salto no futuro.

Poderia continuar sem parar. Não era simples, não era uma situação totalmente científica, havia o acréscimo de muitas coisas envolvidas. Havia algo do clima do Calvário em toda a situação e Reich poderia ter sido levado a fazer algo parecido com o que Cristo fez quando, desesperado, afirmou: "Posso destruir seu templo em três dias" e, então, todos os seus inimigos poderiam regozijar-se maldosamente e dizer: "Vocês ouviram? Agora o pegamos! Ele *com certeza* estava errado." E *estava* errado em um nível, mas não em outro, seus "seguidores" haviam se amontoado à sua volta e novamente se amontoavam. Ele realmente poderia destruir o templo? Realmente havia espionagem? Eles queriam todas as informações supersecretas? Ele seria capaz de lhes mostrar a importância disso tudo? E os Maguire sorriram afetadamente e ganharam desta vez, o júri voltou para casa e continuou a viver suas vidas, o juiz se preocupou e se interessou, mas o que poderia fazer? E todos estão como estavam, ou não? E aqui está como três advogados "zé ninguéns" conversaram durante o almoço depois de terminar o julgamento:

"Diga-me uma coisa, ele não tornou tudo muito fácil para a promotoria? Escuta aqui, Charlie, se você ou eu fôssemos seu advogado, o julgamento duraria pelo menos três semanas. Ele teria perdido da mesma maneira, mas a promotoria teria tido muito mais trabalho. Pode apostar que sim".

"É. Aliás, o que é que é este tal de "acumulador orgônico"? Tem alguma coisa a ver com sexo?"

"Acho que sim... alguma coisa relacionada a amor livre. Isto deve tê-lo ajudado, você viu que moça bonitinha que estava com ele?"

"Pois é... Ele devia, desde o começo, ter brigado. Poderia ter chamado todas aquelas pessoas para dizerem que acreditavam naquilo e que as havia ajudado. Puxa, poderia ter feito tantas coisas. Afinal de contas, chamaram de loucos os irmãos Wright, Benjamin Franklin". E assim por diante...

E as coisas continuam assim. O mundo não suporta os muito bons ou muito maus. Tenta fazer com que todo mundo entre na média. Reich, mesmo em seu julgamento, poderia ter entrado na "média", protestando contra a destruição da literatura, trazendo à tona algumas questões ou pessoas que testemunhassem determinadas coisas; poderia ter tentado muitas coisas. Contudo, saiu atrás do inimigo, colocando-o na defensiva que era como deveria estar, e não tentou "justificar" o que não precisava de justificação. Ele fracassou; em termos de transmissão de outras coisas além de sua profunda sinceridade e dedicação à sua causa, não acredito que o julgamento tenha realizado muita coisa. Mas, por meio de todos os seus enganos, feitos numa luta maior, e de toda esta triste história emergirão verdades indiscutíveis e táticas para que a vida possa vencer.

Mas o mundo está se fechando, a couraça do mundo está se fechando. Provavelmente haverá uma multa ou uma suspensão da sentença, ou ambas. E daí? Podemos duvidar que surja uma solução precisa, vitória ou prisão, a menos que Reich decida continuar desafiando o mandado. Deixem-me dizer algo que não é da minha conta, que não adquiri direito de dizer, mas deixem-me dizer de qualquer maneira o que espero que ele faça:

Espero que não se torne mais um mártir para que as pessoas possam se identificar. Se as pessoas algum dia realmente forem como devem ser, não precisarão destes mártires no espelho. E se não mudarem, não há a necessidade de mais um mártir. Talvez tudo isto esteja errado. Talvez a imagem de alguém morrendo por suas verdades agite a imaginação jovem de novas pessoas que buscam a verdade, talvez isso tenha algum sentido. Mas já houve muitas pessoas que morreram e não parece que isso tenha ajudado muito. Espero que Reich viva o resto de seus dias, já fez e sofreu o suficiente e chegou a hora de outros segurarem o rojão. O trabalho permanece, eles podem queimar os livros, mas estes e os acumuladores estão no mundo e não há nada que eles possam fazer. Reich descobriu as verdades que estava procurando quando abordou este problema — o deserto emocional, as relações entre acobertar, espionar, e manipular e cooperar secretamente. O problema pode ser cientificamente esgotado do ponto de vista da ciência *básica*, assim como o problema da angústia humana está basicamente esgotado, embora falte completar alguns detalhes. Fazer com que isso seja compreendido de forma extensa, poderíamos imaginar, é tão desanimador como a tentativa de fazer com que a economia sexual seja entendida mediante concentrações de massa, e, quando se tenta fazer com que estas coisas sejam entendidas em um repente, nos envolvemos com coisas que não merecem sua grandeza essencial. Quando o mundo estiver de joelhos e morrendo, então acontecerá. Até este momento, secas, furacões, ameaças de bombas, doenças *Dor, tudo* e qualquer coisa são preferíveis a um olhar penetrante no profundo abismo. Uma pessoa aqui, outra acolá — principalmente tipos meio místicos que não têm nada melhor para fazer —

contemplarão, mas estas contemplações não servem para muita coisa. Pessoas "ocupadas", ativas em seus pequenos mundos, não querem contemplar, temendo que isso arruíne sua capacidade de funcionar completamente.

Schiller escreveu: *"Der Starke ist am mächtigste allein".** Reich estava basicamente só durante todo o pesadelo do mandado porque desejava arriscar-se a "violar" a lei não apenas em nome da liberdade científica (se fosse só neste nível teria conseguido mais apoio) *mas porque queria colocar a "violação" conspiratória da peste emocional contra a vida no banco dos réus.* Tentou de diversas formas — e formas que nem sempre honraram seu nome — dar a esta violação sem fundamento uma forma comunicável, para transformá-la em um caso.

Agora, aconteça o que acontecer, estará basicamente só. Se morrer, morrerá sozinho, pois mesmo que alguns morram com ele, estarão fazendo isso em parte para agradá-lo e não pelo insondavelmente claro motivo de que ele estaria fazendo o mesmo. Se tentar apelar contra a sentença no mesmo campo que lutou no tribunal, também estará basicamente só e poderemos imaginar que provavelmente não terá mais sucesso o que teve em sua audiência. Outros tentarão seguir, serão úteis de certa forma, mas novamente estará sozinho e tudo o que ele fizer, aprender, por causa de si mesmo e de sua história, só fará com que os outros pareçam ainda mais patéticos quando tentarem fazer o mesmo. E se ele continuar, de alguma forma, em algum lugar, elaborando as leis da energia orgônica e Dor com aquela infinita doçura, profundidade e harmonia, novamente estará só, esperando que cresçam estruturas capazes de se juntarem a ele em uma sublime mas realisticamente impetuosa procura disciplinada. Em toda minha ignorância só posso dizer que espero que torne real esta última possibilidade, em vez de morrer ou exaurir suas forças em uma tentativa de atingir um júri ou um juiz que não atingem talvez por não poderem, a si próprios.

---

* "O forte é mais poderoso sozinho." (N. da E.)

APÊNDICE DOIS

O HOMEM REICH

por A. S. Neill

Nota Introdutória: A. S. Neill fundou a escola Summerhill há mais de cinqüenta anos atrás. Desde esta época tem exercido uma constante influência crescente no movimento das escolas progressivas em todo o mundo. Tornou-se íntimo amigo de Reich desde a primeira vez que se encontraram na Noruega, em 1935, até a morte de Reich, em 1957. Sua amizade pessoal por Reich nunca o levou a colocá-lo em um pedestal. "Gosto que meus ídolos", disse certa vez, "tenham pés de barro". Este artigo apareceu anteriormente no *Wilhelm Reich Memorial Volume*, Ritter Press, Nottingham, 1958.

Em 1937, eu fiz uma conferência na universidade de Oslo. Depois da palestra o presidente da mesa me disse: "Você teve um homem ilustre entre o público desta noite — Dr. Wilhelm Reich". Surpreso e contente, eu disse: "Acabei de ler sua *Massenpsychologie des Faschismus* e tenho que conhecê-lo". Eu lhe telefonei mais tarde, nesta mesma noite, e ele me convidou para cear. Ficamos conversando até o amanhecer. Se me lembro bem, seu inglês era tão ruim como o meu alemão e, por isso, ele falava em sua língua, e eu, na minha. Ao partir, eu disse: "Reich, você é o homem que tenho procurado há anos, o homem que une o somático ao psicológico. Poderia ser seu aluno?" Ele concordou de boa vontade, e durante dois anos cruzei o Mar do Norte em todas as férias que tive. Evidentemente, só poderia aprender submetendo-me ao seu sistema que, então, ele denominava de vegetoterapia, e, mais tarde, terapia orgônica. Tudo o que preciso dizer aqui sobre esta experiência é que tive mais reações emocionais e alívios depois de seis semanas com sua terapia do que tinha tido em vários anos de análise através da fala. Não era um piquenique; significava muitas horas de dor. Possivelmente, eu já estava muito velho para obter todos os benefícios do tratamento, mas, por outro lado, consegui uma coisa mais valiosa para mim — a amizade de um homem sincero, brilhante e afetuoso. Nunca compreendi suas pesquisas orgônicas; estavam além de minha compreensão. Mas a sabedoria de Reich em coisas que eu podia entender convenceu-me que ele era um grande professor. Minha ignorância não foi obstáculo para nossa amizade. Nós nos correspondemos durante toda a época da guerra e depois, e tenho muitas cartas suas. Estupidamente, não pensei em fazer cópias com carbono de minhas cartas para que melhor se pudesse entender as dele.

Em 1947, quando fui pela primeira vez aos Estados Unidos, tive a grande alegria de poder encontrar Reich novamente. De ambas as partes havia alegria. Em sua casa de madeira em Orgonon, no Maine, conversávamos noite adentro, geralmente bebericando uísque escocês ou de centeio e fumando inumeráveis Chesterfields. Mais tarde, ele deixou de fumar por causa de seu problema cardíaco. Ele nunca bebeu excessivamente e a bebida não parecia afetá-lo em nada. Tínhamos longas discussões quando nos entusiasmávamos e, sempre no fim, ríamos e um de nós dizia: "Passe a garrafa".

Nunca conheci uma pessoa tão descontraída. Se eu tocasse sua mandíbula, ela subia e descia como a tampa bem lubrificada de uma caixa. Seu corpo sempre estava relaxado. Mas muito raramente eu vi seus pensamentos relaxarem. Sua conversa sempre era a respeito de seu trabalho e só quando ele ia ao cinema local, em Rangeley, ele relaxava completamente. Qualquer que fosse o filme, ele se divertia, e, uma noite, saindo de um filme que achei que era de décima qualidade, ele se zangou por eu dizer isso. Lembro-me que um antigo assistente veio do Canadá me visitar. Enquanto tomávamos chá, mantivemos uma conversa comum sobre carros, filmes e outros assuntos sem importância. O pobre Reich ficou sentado silenciosamente em um canto com cara de mau humor. Quando ficamos sozinhos, ele me disse: "Neill, nunca mais vou passar uma noite como esta. Conversa fiada (*Gesellschaftkonversation*) é o mesmo que inferno para mim". E, no entanto, ele era muito compreensivo com as pessoas. Uma de suas frases costumeiras era: todos estão certos de alguma forma. Mas qualquer ataque a seu trabalho era recebido com raiva; não havia porque dar a outra face, quando mercadores de peste difamavam seu trabalho. Tinha um temperamento forte e rápido e não tentava disfarçá-lo ou reprimi-lo. Mas isso não impedia que também tivesse uma maravilhosa capacidade para a ternura e o enternecimento. Era uma delícia vê-lo com seu filho Peter, quando ele estava com cinco ou seis anos. Lembro-me de um dia em que Peter havia estado extremametne anti-social, difícil, destrutivo, na verdade, um comportamento de uma criança problema. Reich estava desconcertado e eu também. Repentinamente ele começou a rir: "Aqui estão o maior pedagogo do mundo e o maior psicólogo... e os dois não conseguem fazer nadinha em relação ao menino".

Reich sempre erguia uma barreira. Chamava seus colaboradores de Dr. X ou Dr. Y e eles também o tratavam de Dr. Reich. Acho que Ola Raknes, de Oslo, e eu éramos os únicos amigos que o tratavam simplesmente por Reich. Ele nunca me chamou de senhor. Eu o provocava por causa de sua atitude de manter-se à distância. Sua defesa era: "Neste trabalho, qualquer familiaridade em relação a mim o destruiria. Eles iriam passar dos limites emocionalmente comigo". "Mas, Reich", eu disse, "tenho sido simplesmente Neill para adultos e alunos por trinta e cinco anos e ninguém tirou vantagem por não ter que usar meu título". "Você é diferente", respondeu. "Não está mexendo com dinamite como eu. Estou atacando toda a couraça antivida do homem moderno e os homens me matariam se pudessem". No final, os homens fizeram isso.

Acho que se iludia quando reiterava seu desejo de não querer recomendações. Quando o seu livro *A Função do Orgasmo* foi publicado pela primeira vez, durante a guerra, ele me enviou, no mínimo, duas dúzias de exemplares. Cheio de entusiasmo, eu o enviei para pessoas que imaginei que se interessariam. Uma resposta foi a seguinte:

"Caro Neill,

Você me enviou uma lengalenga de impostores competitivos. Reich não merece outra definição... Não há nem uma gota de um novo conhecimento em tudo o que escreveu. Por favor, não me envie mais este tipo de material.

Sinceramente,

H. G. Wells"

É melhor que eu conte toda a história. Eu respondi:

"Caro Wells,

Não pude compreender porque você se sentiu ofendido por causa do livro. Eu o considerava como o homem de mente mais aberta da Inglaterra e, sinceramente, procurava esclarecimentos sobre um assunto de biologia que não me sentia capaz de julgar sozinho. O *Black Out* (cegueira temporária dos aviadores) de sua carta poderia ter sido escrito pelo Coronel Blimp. Esperava que você me desse sua opinião sobre bions e orgônios, se eram ou não uma nova descoberta, e tudo o que você me escreveu foi um discurso contra Reich. Você usou a palavra "impostor" para um homem que Freud considerava brilhante, um homem que passou anos trancado em seu laboratório em busca da verdade.

Concordo que mereci. Eu me intrometi. Peço desculpas e... como você é escocês... pagarei os selos que você gastou... Mas isto não é uma briga, e não voltarei a importuná-lo com Reich ou qualquer outra pessoa.

"Respeitosamente, etc."

"Caro Neill,

Não, agradeço mas não aceitarei os seus selos, contudo aquele negócio é puro charlatanismo. Você me chamou de Pão Duro, eu o chamo de Aproveitador. Deus o abençoe.

H. G. Wells"

Enviei o livro a cientistas que, geralmente, o rejeitavam como sendo bobagem. Tentei homens públicos. Os resultados foram negativos, e eu contei a Reich. Ele ficou bravo comigo: "Não quero que ninguém seja convidado a aprovar meu trabalho. Não quero que você tente fazer com que alguém se interesse por ele". Mas eu nunca soube por que ele me enviou tantos livros. Acho que ele teve algumas decepções com esta situação. Observei que quando alguma revista publicava elogios ele ficava muito contente. E por que ele tentou interessar Einstein no funcionalismo orgônico?

Nós tínhamos atitudes diferentes em relação à publicidade difamatória. Quando ele lutou furiosamente contra a difamação envenenadora, ataques cheios de ódio de jornalistas, eu costumava lhe dizer: "Mas para que lutar contra esses pequenos odiadores? Eles não significam nada. Para que gastar energia e tempo para refutar uma injúria sensacionalista? Por trinta anos fui alvo de artigos que me atacavam, mas ignorei a maioria".

Mas não, ele não iria agir assim. O inimigo tinha que ser atacado; a defesa era uma estratégia errada. Será que estava certo ou errado? Quem sabe? Só o que sabemos é que o ataque inimigo roubou deste grande homem a liberdade e, depois, a vida.

Uma importante questão que se impõe é a seguinte: por que os cientistas e psicólogos ortodoxos condenaram Reich? Por que o rejeitaram como sendo paranóico enquanto Raknes e o Dr. Hoppe, de Israel, e diversos cirurgiões e clínicos norte-americanos e eu achávamos que ele era o mais brilhante pensador de nosso tempo? A análise de Reich do fascismo nos pareceu brilhante; seu diagnóstico de uma humanidade doente e a cura que sugeriu pareciam para nós como algo vindo de um senso mais do que são, um dos mais sadios de que já havíamos ouvido em todas as nossas vidas. E por que é que ele tinha tantos inimigos? Muitos psicanalistas, médicos, pedagogos e, depois, os funcionários da Food and Drug Administration o odiavam. Por quê? Nenhuma pessoa sem importância é odiada e perseguida como Reich foi. Tenho a impressão que atrás da perseguição de Reich estava o simples fato dele ter sido o primeiro homem que afirmou que os adolescentes tinham o direito de vida sexual plena.

Freqüentemente, discutíamos sobre questões sexuais... "Neill", ele disse, quando o encontrei pela primeira vez na Noruega, "você está errado. Você *dulden* o sexo adolescente, quando deveria *bejahen*". "Dulden" significa tolerar, enquanto "bejahen" quer dizer uma aprovação franca. Argumentei que dirigia uma escola e ele não. Disse-lhe que permitir uma vida sexual plena para os adolescentes significaria o fim de minha escola se e quando o Governo ouvisse falar disso. Ele não se convenceu, mas um dia, ao dobrar uma esquina, ele sorriu e disse: "Acho que, se tivesse uma escola, eu também seria um covardão". "Reich, eu disse, você não poderia dirigir uma escola. Você é por demais impaciente e ditador". Estou certo que ele estava certo, assim como eu, de sua coragem, de sua disposição para arriscar tudo por aquilo em que acreditava. Ele chegou perto da filosofia de Brand do Tudo ou Nada na vida.

Devo responder à questão levantada freqüentemente por seus inimigos — sua sanidade. Em seu julgamento, foi dito que ele argumentou que o julgamento havia sido promovido pelos Fascistas Vermelhos de Moscou. Aparentemente, ele acreditava, sem as devidas provas, que discos voadores eram de outros mundos. Contudo, quando o juiz ordenou que ele fosse examinado por uma junta de psiquiatras, eles o consideraram sadio. Em uma de minhas últimas cartas a ele eu disse algo semelhante ao seguinte: "Se Dulles, Ike, Macmillan e Kruschev são todos sãos, então você é louco, e a loucura tem meu apoio". Diversas vezes ouvi Reich dizer que nossos hospícios estão cheios de pessoas que não podem viver em um mundo louco como este. Minha própria opinião de leigo é de que ele estava tão à frente de todos nós que sua personalidade não podia suportar as tensões de sua profunda compreensão da neurose do mundo. Ele ficou ligeiramente doente porque não podia lutar contra a doença universal e permanecer completamente normal.

Em 1947 e, novamente, em 1948, quando caminhávamos pelos bosques de Maine juntos, ele parava repentinamente e me fazia uma pergunta a queima-roupa: "...Você acha que sou louco Neill?" Minha resposta era sempre a mesma. "... Louco varrido!" Ainda posso ver seu afetuoso rosto em momentos como este e a memória visual me traz uma profunda tristeza. Não posso conceber que Reich tenha enlouquecido. Ele pode ter-se mostrado capaz de ilusões. Nós todos temos, em maior ou menor grau, fantasias paranóicas. Acreditar que um Tribunal Federal Norte-americano era instigado por Moscou não é mais estranho do que acreditar que o comunismo é bonzinho e doce, ou que os Estados Unidos morrem de amores pelo rei Saud por causa de seus lindos olhos escuros. Os difamadores de Little Rock são sadios ou loucos? Para mim, a sanidade de Reich surge como um farol em um mundo de ódio irracional (África do Sul e Little Rock), de crença irracional em uma ação do mal (Rússia na Hungria), de crença irracional de que o medo vai evitar uma terceira guerra mundial, que nos cega diante da verdade de que a guerra tem pouco a ver com pensamentos ou com a consciência racional. O caminho de Reich procurava a vida e a felicidade: o caminho atômico leva à morte pulverizadora, e Reich não tinha nenhuma ilusão quanto a este fato.

Reich estava muito à frente para que eu pudesse compreendê-lo, pois não sou um grande pensador. Uma vez, ele me disse: "Você não precisa ser, se puder sentir as verdades". Certamente sentia a verdade sua em luta para que a ciência não se divorciasse dos sentimentos, para que o tenso cientista neurótico pudesse enfim ver a verdade de seu trabalho científico. Conheço cientistas que são objetivos quando olham no microscópio e, no entanto, engolem qualquer coisa que o Kremlin diz ou faz, como se fossem verdades maravilhosas. *A Biopatia do Câncer* (The Cancer Biopathy) de Reich está cheia de novas idéias, mas me questiono se algum médico de uma Junta de Pesquisa de Câncer o leria sem preocupações. "Reich não é um cientista", disse um conhecido cientista, "é um psicólogo. Que cuide de seu campo". Imagino que esta reação ambígua em relação ao método científico é um dos aspectos do que Reich denominou de Peste Emocional. Para mim é possivelmente a parte mais importante de seu trabalho. Foi uma rigorosa exigência de verdades objetivas e subjetivas que fez com que tivesse tantos inimigos. Reich nunca falou de política. Para ele o político era o mal, mas não concordo quando dizia: "Quando preciso extrair meu apêndice ou consertar minha banheira chamo um especialista treinado, mas selecionamos políticos completamente sem treinamento para governar nossas vidas". Acho que não tenho tanta confiança nos especialistas. Até que ponto ele sustentaria essa opinião eu não sei... Ele não gostava de remédios e injeções e uma vez disse que a única droga que ele aceitaria era penicilina.

Não tinha um interesse especial pela nutrição. Discutia com ele sobre isso. Sua opinião era de que não importava muito o que se comesse, desde que se tivesse uma vida sexual orgasmática e se respirasse adequadamente. Eu respondia: "Mas se o acumulador orgônico realmente tem propriedades curativas, qual a vantagem de se sentar nesse aparelho para obter saúde, se você estiver comendo amido branco demais e muito poucas verduras — resumindo, se você estiver com uma carência vitamínica?". No final, ele concordou que a comida tinha um certo valor, embora secundário. E realmente um homem é capaz de se alimentar com uma dieta ideal com montanhas de verduras e frutas e mesmo assim ser antivida e um hipócrita moralista. Espero que a moral disto tudo seja a de que não existe uma panacéia para a saúde, somática ou psicológica. "Todos estão certos de alguma maneira."

Reich parecia não ter esperanças a curto prazo de que seus ensinamentos fossem largamente aceitos enquanto ainda estivesse vivo. "Levará ainda uns mil anos até que a humanidade compreenda que tomou o caminho errado. Crimes, guerras e câncer um dia ainda serão apontados pela humanidade como provas de uma forma errada de vida".

Ele era mais ou menos indiferente à sua aparência. Geralmente usava um casaco curto de lã xadrez (ele me comprou três que agradeci muito). Jeans azuis e uma camisa sem colarinho completavam seus trajes. Nunca o vi esquiando, mas imagino que fosse muito bom nisso. Também dançava bem. Nunca notei o menor traço de exibicionismo nele. Era muito caridoso, embora não tivesse muita paciência com pessoas enfadonhas. As pessoas presunçosas faziam com que ficasse fora de si e qualquer sinal de insinceridade ou mistificação fazia com que o sangue lhe subisse à cabeça.

Tentei neste curto artigo ser o mais objetivo possível. Tentei ser honesto ao avaliar este homem. Eu o amava e ele me amava. A notícia de sua morte trouxe tristeza, mas logo foi acompanhada pelo que poderia ser descrito como um tipo de alívio, alívio em saber que meu querido amigo estaria além das garras de seus inimigos, pois a prisão deve ter sido um inferno para ele. Um dos aspectos tristes de sua morte é o fato de seu caso estar sendo encaminhado a um juiz que iria julgar uma possível prisão domiciliar, duas semanas depois de sua morte. Ele estava doente há duas semanas e tentava disfarçar isso para o caso deste fato dificultar suas chances de livramento condicional. Não sabendo disso, achei que a morte lhe havia poupado mais um ano e meio de aflições, e me preocupava com seu futuro, quando fosse finalmente solto. Sem nenhum trabalho permitido pelo governo, com seus livros proibidos, com muitos de seus aparelhos científicos vendidos para pagar a pesada multa imposta. Não conseguia vislumbrar um futuro para ele nos Estados Unidos. E havia o fato patético de até o fim ele acreditar na justiça e na liberdade norte-americanas. Uma de minhas cartas condenando o expurgo, feito nos moldes soviéticos, do senador McCarthy, provocou uma resposta zangada por parte dele. Para ele, tão honesto intimamente, a estátua da Liberdade significava o que deveria significar.

Pobre Reich. Que falta irá fazer nas vidas de muitos de nós. Que experiência rica tê-lo conhecido intimamente por vinte anos. Agora sentimos saudade dele, mas amanhã enfrentaremos o perigo de seus seguidores fazerem o que os seguidores de grandes homens fizeram — brigar e discutir por causa do Mestre. Já tivemos mais de um exemplo — Wilde, Lawrence, Freud. Devemos nos lembrar da frase de Reich: "Não quero discípulos, apenas colaboradores". Nunca devemos trair seu trabalho, afirmando que só nós o compreendemos. Reich não precisa de interpretações; seus livros são explícitos para quem puder lê-los.

Estamos tão longe dos Estados Unidos que nunca seremos capazes de entender exatamente o que foi que aconteceu. Há evidências de que seu fazedor-de-chuva teve excelentes resultados no Maine e no deserto do Arizona. Imagino por que os agricultores norte-americanos não gritaram: "Se os orgônios são batata ou não, não importa, o que importa é que este homem é capaz de fazer chover. Devemos usar o seu método". Há dez anos atrás, em Maine, vi um pequeno motor funcionar depois de ser ligado a um acumulador orgônico. "A energia do futuro", dizia alegremente Reich. Mas, pelo que eu saiba, esta experiência não recebeu continuidade. Em resposta a uma indagação, Reich escreveu: "Meu trabalho é descobrir, deixo para os outros o desenvolvimento dos resultados".

Quando li sobre sputniks e foguetes, vi a enorme distância que havia entre Reich e os cientistas atômicos. Ele foi o primeiro a exigir que a ciência não deveria se divorciar do elemento humano; seu objetivo era dar à humanidade a liberdade e a felicidade e a capacidade de trabalhar sem neurose. A ciência atômica poderá abandonar no futuro o seu caminho de criadora da morte e nos dar a energia que irá iluminar os encargos da vida. Mas eletricidade gratuita e usinas de energia solar não irão conseguir libertar a humanidade da armadilha que Reich brilhantemente descreveu em seu *O Assassinato de Cristo*. Todos os aparelhos elétricos que facilitam o trabalho em uma cozinha norte-americana não adicionam nenhum item à felicidade da dona-de-casa.

Reich foi rotulado de louco pelos cientistas, não por causa de seu trabalho, pois não conheço nenhum deles que tenha testado seus métodos para descobrir se estavam certos ou errados; ele foi rotulado e caluniado porque gritou: a ciência não é o suficiente quando os cientistas (como o mundo dos homens) estão encouraçados contra a vida. Estando, eles próprios, mortos, apenas tratam da morte ou coisas mortais. Nunca comprovei se é verdade o que muitas vezes ouvi dizer que os pesquisadores de câncer só estudam células mortas em seus microscópios. Isso pode ser apenas simbolicamente. Sinto fortemente que a diferença entre Reich e todos os outros cientistas que já encontrei está em sua extrema vitalidade, sua disposição e seu humanismo, uma comparação chocante com as personalidades prosaicas, freqüentemente aborrecidas dos cientistas ortodoxos que precisam manter seus pés no chão porque não podem voar. Reich voou tão alto que, ai de mim! eu nunca poderia acompanhá-lo. Se os homens antivida responsáveis por nossas vidas não destruírem o mundo, é possível que as pessoas que ainda não nasceram compreendam o que Reich estava fazendo e descobrindo. Duvido que alguém desta geração possa levar adiante o seu trabalho.

BIBLIOGRAFIA

A. Livros de Wilhelm Reich

1. (i) *Der Triebhaffe Charakter* (Internationale Psychoanalystische Verlag, Viena, 1925; edição "pirata", em *offset*, 1968).
   (ii) *The Impulsive Character*, tradução de Barbara Goldenberg Koopman (*Journal of Orgonomy*, 1970-1972).
2. *Die Funktion des Orgasmus* (Internationale Psychoanalytische Verlag, Viena, 1927; edição "pirata", em *offset*, 1968).
3. (i) *Dialektischer Materialismus und Psychoanalyse* (1.ª ed., *Unter dem Banner des Marxismus*, 3, 1929).
   (ii) *Dialecticheskoi materialism i psicoanaliz* (1.ª ed., *Podznamienem marxism*, Moscou, 1929).
   (iii) *Materialisme Dialectique et Psychanalyse* (incluído em *La Crise Sexuelle*, Editions Sociales Internationales, Paris, 1934).
   (iv) *Dialectical Materialism and Psychoanalysis*, tradução de Anna Bostock (*Studies on the Left*, Vol. 6, n.º 4, 1966).
   (v) *Dialektischer Materialismus und Psychoanalyse. Politische-psychologische Schriftenreihe der Sexpol N.º 2* (2.ª ed., ampliada, Sexpolverlag, Copenhague, 1934; edição "pirata", 1968, traduzida para o sérvio).
   (vi) *Materialisme Dialectique et Psychanalyse* (tradução francesa da edição ampliada "pirata", 1970).
4. *Sexualerregung und Sexualbefriedigung* (Münster Verlag, Viena, 1929); edição "pirata", em *offset*, 1969; tradução para o húngaro, 1930).
5. (i) *Geschlechtsreife, Enthaltsamkeit, Ehemoral* (Münster Verlag, Viena, 1930).
   (ii) *La Crise Sexuelle* (Editions Sociales Internationales, Paris, 1934).
   (iii) *Die Sexualität im Kulturkampf* (2.ª ed., bastante ampliada, Sexpolverlag, Copenhague, 1936).
   (iv) *The Sexual Revolution*, tradução de Theodore P. Wolfe (Orgone Institute Press, Nova York, 1945; Vision Press, Londres, 1952; Farrar, Straus & Giroux, Nova York, 1962).
   (v) *Sexualiteit en Nieuwe Kultur*, tradução de Rene de Lang (Uitgeverij voor Sociale Psychologie, Rotterdam, 1939; 2.ª ed., s'Gravenhage, 1950).

- (vi) *La Rivoluzione Sessuale*, tradução de Vittorio di Giuro (Feltrinelli, Milão, 1963, 1966).
- (vii) *Die Sexuelle Revolution* (Europäische Verlagsanstalt, Frankfurt, 1966).
- (viii) *La Révolution Sexuelle* (Plon, Paris, 1968, 1970).

6.
- (i) *Die Sexuelle Kampf der Jugend* (Verlag für Sexualpolitik, Berlim, Viena, Leipzig, 1932).
- (ii) *Sexualni boj Mladeze* (Knihona leve fronty, Praga, 1933; também traduzido para o húngaro).
- (iii) *Sexuel Viden og Kamp* (*Medicinsk-sociale Skrifter I*, Copenhague, 1933; traduzido parcialmente para o dinamarquês).
- (iv) *La Lutte Sexuelle des Jeunes* (edição "pirata" anônima francesa, Paris, 1966).

7. *Der Einbruch der Sexualmoral* (1.ª ed., Verlag für Sexualpolitik, Berlim, 1932; 2.ª ed., ampliada, Sexpolverlag, Copenhague, 1935; edição "pirata" anônima, 1969).

8.
- (i) *Charakteranalyse* (1.ª ed., Im Selbstverlage des Verfassers, Viena, 1933; edição anônima em *offset*, 1968; edição espanhola, mimeografada).
- (ii) *Character Analysis* (2.ª ed., ampliada, Orgone Institute Press, Nova York, 1945).
- (iii) *Character Analysis*, tradução de Theodore P. Wolfe (3.ª ed., ampliada, Orgone Institute Press, Nova York, 1949; Vision Press, Londres, 1950; Farrar, Straus & Giroux, Nova York, 1961).
- (iv) *Análisis del Caracter* (Editorial Paidós, Buenos Aires, 1957).

9.
- (i) *Massenpsychologie des Faschismus* (1.ª ed., Verlag für Sexualpolitik, Copenhague, Praga, Zurique, 1933).
- (ii) *Massenpsychologie des Faschismus* (2.ª ed., ampliada, como acima, 1934; edição "pirata" em *offset*, 1968).
- (iii) *The Mass Psychology of Fascism*, tradução de Theodore P. Wolfe (3.ª ed., posteriormente ampliada, Orgone Institute Press, Nova York, 1946; edição "pirata" da Albion Press, E.U.A., 1970).
- (iv) *The Mass Psychology of Fascism*, tradução de Vincent Carfagno (4.ª ed., Farrar, Straus & Giroux, Nova York, 1970; Souvenir Press, Londres, 1972).

10.
- (i) *Der Orgasmus als Elektro-physiologische Entladung Abhandlungen zu personellen Sexualökonomie*, n.º 1 (Sexpol Verlag, Copenhague, 1934).
- (ii) *The orgasm as an electro-physiological discharge*, tradução de Joseph Gross e Barbara Koopman (*Journal of Orgonomy*, vol. 2, n.º 2, 1968).

11.
- (i) *Der Urgegensatz des Vegetatives Lebens. Abhandlungen zür personellen Sexualökonomie*, n.º 2 (Sexpol Verlag, Copenhague, 1934).
- (ii) *The Basic Antithesis of Vegetative Life*, tradução de Hella Bernays e Barbara Goldenberg (*Journal of Orgonomy*, vols. 1-2, 1967-8).

12.
- (i) *Was ist Klassenbewusstsein? Politisch-psychologische Schriftenreihe der Sexpol*, n.º 1 (Verlag für Sexualpolitik, Copenhague, Praga, Zurique, 1934).
- (ii) *Qu'est-ce que la conscience de classe?* (Paris, Lausanne, 1970).

13. *Psychischer Kontakt und Vegetative Stromung. Abhandlungen zür personallen Sexualökonomie,* n.º 3 (Sexpol Verlag, Copenhague, 1935; tradução inglesa em *Character Analysis,* 3.ª ed.).
14. (i) *Experimentelle Ergebnisse über die elektrische Funktion von Sexualität und Angst. Abhandlungen zür personellen Sexualökonomie,* n.º 4 (Sexpol Verlag, Copenhague, 1935).
    (ii) *La fonction bio-electrique de l'amour, du plaisir et l'angoisse,* tradução de Maryse Choisy (Psyche, Paris, 1950).
    (iii) *Experimental investigations into the electrical function of sexuality and anxiety,* tradução de Joseph Gross e Barbara Koopman (*Journal of Orgonomy,* vol. 3, 1969).
15. *Orgasmusreflex, Muskelhaltung und Korperausdruck. Abhandlungen zür personellen Sexualökonomie,* n.º 5 (Sexpol Verlag, Copenhague, 1937).
    Der Dialektische Materialismus in Lebensforschung. Klinische und experimentelle Berichte, n.º 5 (Sexpol Verlag, Copenhague, 1937).
16. *Die Natürliche Organisation der Arbeit in der Arbeitsdemokratie. Politischpsychologische Scriftenreihe der Sexpol,* n.º 4 (Sexpol Verlag, Copenhague, 1937: mimeografado).
17. (i) *Die Bione. Klinische und experimentelle Berichte,* n.º 6 (Sexpol Verlag, Oslo, 1938).
    (ii) *The Bions: on the origin of vegetative life,* tradução de Derek Eastmond, 1948; *offset* de datilografia, Ritter Press, 1970.
18. (i) *Bion experiments on the cancer problem and Drei Versuche am Statischen Elektroscop. Kliniche u. experimentelle Berichte,* n.º 7 (Sexpol Verlag, Oslo, Rotterdam, 1939).
    (ii) *Three Experiments with Rubber at the Electroscope* (1939), tradução de Myron Sharaf (*Orgone Energy Bulletin,* vol. 3, n.º 3, 1951).
19. *Weitere Probleme der Arbeitsdemokratie. Politisch-psychologische Schriftenreihe der Sexpol,* n.º 5 (Sexpol Verlag, Rotterdam, 1941; mimeografado).
20. (i) *The Discovery of the Orgone. Vol. 1: The Function of the Orgasm* (1.ª ed., Orgone Institute Press, Nova York, 1942; 2.ª ed., 1948, Farrar, Straus & Giroux, Nova York, 1961; Panther Books, Londres, 1966).
    (ii) *Det Levende, I del: Orgasme-Funktionen* (Sexualokonomische Meddelser, n.º 3, Copenhague, 1942).
    (iii) *La Fonction de l'Orgasme* (L'Arche, Paris, 1952, 1967).
    (iv) *Die Entdeckung des Kosmichen Lebensenergie Orgon* (Orgone Institute, Research Laboratories; Edition Olympia, Martin Feuchtwanger, Tel Aviv, Israel, 1953).
    (v) *La Función del Orgasmo* (Editorial Paidós, Buenos Aires, 1955).
    (vi) *Entdeckung des Orgones. Die Funktion des Orgasmus* (Kiepenhauer und Witsch, Colônia, 1968).
    (vii) *La Scoperta dell'Orgone: La Funzione dell'Orgasmo* (Sugar Editore, Milão, 1969).
21. *The Discovery of the Orgone, Vol. 2: The Cancer Biopathy* (Orgone Institute Press, Nova York, 1948), tradução de Theodore Wolfe.

22. *Listen, Little Man!* (Orgone Institute Press, Nova York, 1948; Farrar, Straus & Giroux, Nova York, 1965; Souvenir Press, Londres, 1972.

23. *Ether, God and Devil* (Orgone Institute Press, 1949, 1951 [caps. 1-4, tradução de Myron Sharaf]).

24. *The Orgone Energy Accumulator: Its Scientific and Medical Use* (Orgone Institute Press, 1951).

25. *Cosmic Superimposition* (Orgone Institute Press, 1951).

26. *The Oranur Experiment: First Report* (Orgone Institute Press, 1951).

27. *The Murder of Christ* (Orgone Institute Press, 1953; Farrar, Straus & Giroux, 1956, 1966).

28. *People in Trouble* (Orgone Institute Press, 1953).

29. *The Einstein Affair* (Orgone Institute Press, 1953).

30. *Conspiracy: an emotional chain reaction,* vols. I e II (Orgone Institute Press, 1955).

31. *Contact with Space: the second Oranur report* (Core Pilot Press, Nova York, 1957).

32. *Legal Writings* (Orgone Institute Press, 1957).

33. (i) *Wilhelm Reich: Selected Writings* (Farrar, Straus & Giroux, Nova York, 1960; Vision Press, Londres, 1961).

    (ii) *La Teoria dell'Orgasmo e altri saggi,* tradução de Luigi di Marchi (Editore Lerici, Milão, 1961, 1965).

B. Revistas dedicadas à bioenergética e à orgonomia

1. *Zeitschrifte für Politische Psychologie und Sexualökonomie.* Copenhague, 1934-1939, 5 vols. (Edição de Wilhelm Reich, sob o pseudônimo de Ernst Parell).

2. *Tidskrift for Seksualokonomi.* Copenhague, 1939, I vol. Edição de Tage Philipson.

3. *International Journal of Sex-Economy and Orgone Research.* Nova York, 1942-1945, 4 vols. Edição de Wilhelm Reich.

4. *Annals of the Orgone Institute.* Nova York, 1947-8, 2 números. Edição de Wilhelm Reich.

5. *Orgone Energy Bulletin.* Nova York, 1949-1953. 5 vols. Edição de Wilhelm Reich.

6. *Core.* Rangeley, Maine, 1954. 2 vols. Edição de Wilhelm Reich.

7. *Internationale Zeitschrift für Orgonomie.* Tel Aviv, Israel, 1950. 1 vol., 3 números. Edição de Walter Hoppe.

8. *Orgonomic Medicine.* Nova York, 1955-6, 2 vols. Edição de Elsworth Baker.

9. *Orgonomic Functionalism.* Ritter Press, Nottingham, Inglaterra, 1954-64. 10 vols. (mimeografado). Edição de Paul e Jean Ritter.

10. *The Creative Process.* Interscience Research Institute, Stamford, Connecticut, E.U.A., 5 vols. Edição de Charles R. Kelley. 1961-5.

11. *Bio-energetic Institute Monographs.* Nova York, anual, de 1963 em diante. Já publicado 8 vezes, prossegue. Textos de Alexander Lowen e John Pierrakos.

12. *The Journal of Orgonomy.* Orgonomic Publications, Inc., Nova York, 1967 em diante, 4 vols., prossegue. Edição de Elsworth Baker.
13. *Energy and Character.* Abbotsbury Publications, Abbotsbury, Dorset (Inglaterra). 1970 em diante, 3 vols., prossegue. Edição de David Boadella.
14. *Quaderni del Movimento Reichiano di Napoli.* Nápoles, 14 números, publicação eventual. Edição de Umberto Rostaing.

C. Bibliografias

1. *Bibliography on Orgonomy.* Orgone Institute Press, Rangeley, Maine, 1953. Compilação de Ilse Ollendorf, 137 pp.
2. *Bibliography on Orgonomy,* 1953-60. Primeiro suplemento. Ritter Press, Nottingham, 1960. Compilação de David Boadella, 144 pp.

D. Livros sobre bioenergética, orgonomia, Wilhelm Reich e assuntos correlatos

1. Leunbach, J. H. *Das Problem der Geburten-regelung* (Leipzig, 1930).
2. Jacobson, Jo. *Seksualreform* (Copenhague, 1932).
3. Teschitz, Karl. *Religion, Kirche, Religionstreit in Deutschland* (Copenhague, 1935).
4. Leunbach, J. H. *Straf eller Forebyggelse* (Copenhague, 1936).
5. Kessel, Irma. *Kinder Klagen An* (Copenhague, 1937).
6. Teschitz, Karl. *Religiose Ekstase* (Copenhague, 1937).
7. Constandse, A. L. *Sexualiteit en Levensleer* (Amsterdam, 1938).
8. Wolfe, Theodore. *Emotional Plague versus Orgone Biophysics* (Nova York, 1948).
9. Rakness, Ola. *Fri Vokster* (Oslo, 1948).
10. Philipson, Tage. *Kaerlighedslivet: natur eller unnatur* (Copenhague, 1952).
11. Raphael, Chester, e MacDonald, Hellen. *Orgonomic Diagnosis of the Cancer Biopathy* (Rangeley, 1952).
12. Neill, A. S. *The Free Child* (Londres, 1953).
13. Boadella, David. *The Spiral Flame* (Nottingham, 1956).
14. Lowen, Alexander. *Physical Dynamics of Character Structure* (Nova York, 1958. Edição brasileira: *O Corpo em Terapia,* São Paulo, Summus Editorial, 1977).
15. Ritter, Paul (org.) *Wilhelm Reich Memorial Volume* (Nottingham, 1958).
16. Ritter, Paul & Jean. *The Free Family* (Londres, 1959; 1972).
17. Eden, Jerome. *Suffer of Children* (Nova York, 1959).
18. Eden, Jerome. *Do not disturb: the emotional plague in education* (Valdez, Alaska, 1959).
19. Eden, Jerome. *Our Planet is in Trouble* (Valdez, Alaska, 1959).
20. Adams, F. *Possible Avenues of Expansion for Human Vegetative Life* (Sierra Madre, Calif., 1960).
21. Kelley, Charles. *A New Method of Weather Control,* (Stafford, Conn., 1961).

22. Kelley, Charles. *Wilhelm Reich and Orgone Energy* (Panorama City, Calif., 1965).
23. Kelley, Charles. *Orgonomy Since the Death of Reich* (Panorama City, Calif., 1965).
24. Lowen, Alexander. *Love and Orgasm* (Nova York e Londres, 1965).
25. Briehl, Walter. *Wilhelm Reich. Character Analysis. Psychoanalytic Pioneers* (Nova York, 1966).
26. Baker, Elsworth. *Man in the Trap*. (Nova York, 1967. Edição brasileira: *O Labirinto Humano*, São Paulo, Summus Editorial, 1980).
27. Higgins, Mary e Raphael Chester. *Reich Speaks of Freud* (Nova York, 1967; Souvenir Press, Londres, 1972).
28. Lowen, Alexander. *Betrayal of the Body* (Nova York, 1967. Edição Brasileira: *O Corpo Traído*, São Paulo, Summus Editorial, 1979).
29. Cattier, Michel. *La Vie et L'Oeuvre de Wilhelm Reich* (La Cité, Lausanne, 1969).
30. Ollendorff Reich, Ilse. *Wilhelm Reich: a Personal Biography* (Nova York e Londres, 1969).
31. Palmier, Jean-Michel. *Wilhelm Reich* (Paris, 1969).
32. Sinelnikov, Constantin. *L'Oeuvre de Wilhelm Reich* (Editions Maspero, Paris, 1970).
33. Lowen, Alexander. *Pleasure: A Creative Approach to Life* (Nova York, 1970. Edição brasileira: São Paulo, Summus Editorial, 1984).
34. Raknes, Ola. *Wilhelm Reich and Orgonomy* (Oslo e Nova York, 1970).
35. Raphael, Chester e outros. *Wilhelm Reich, Misesteemed, Misconstrued* (Nova York, 1970).
36. Rycroftí Charles. *Wilhelm Reich* (Fontana, Collins, 1971).

E. Endereços de organizações

1. *The American College of Orgonomy*. 515 East 88th Street, Nova York, NY, 10028.
2. *The Institute for Bio-energy*. BM/Box 750, Londres, WC 1.
3. *The International Institute for Bioenergetic Analysis*. 144 East 36th Street, Nova York, NY 10016.
4. *The Interscience Research Institute*. 1611 Montana Avenue, P.O. Box 3218, Santa Monica, Calif., 90403.
5. *Movimento Reichiano*. Via Medina 5, 80133, Nápoles.
6. *Orgonomic Publications Inc*. P.O. Box 476, Ansonia Station, Nova York, NY 10023.
7. *Orgonomic Research Foundation*. Box 104, Red Hill Road, Ottsville, Pennsylvania, 18942.
8. *The Planned Environment and Educreation Research Institute*. 76 Brookton Highway, Kelmscott, West Australia.
9. *The Western Institute for Bio-energetic Analysis*. 1645 Virginia, Berkeley, California.
10. *The Wilhelm Reich Institute for Orgonomic Studies*, 84-37 Daniels Street, Jamaica, Nova York.
11. *The Wilhelm Reich Infant Trust Fund*. 382 Burns Street, Forest Hills, NY, 11375.

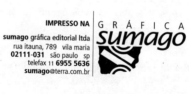

IMPRESSO NA
sumago gráfica editorial ltda
rua itauna, 789 vila maria
02111-031 são paulo sp
telefax 11 **6955 5636**
sumago@terra.com.br

GRÁFICA
sumago